国家级继续医学教育项目教材

中国基层医疗机构
心身相关障碍诊治手册

主　审　吴爱勤

主　编　袁勇贵　王玉平

中华医学会组织编写

中华医学电子音像出版社
CHINESE MEDICAL MULTIMEDIA PRESS

北　京

图书在版编目（CIP）数据

中国基层医疗机构心身相关障碍诊治手册 / 袁勇贵，王玉平主编；中华医学会组织编写. —北京：中华医学电子音像出版社，2023.12

ISBN 978-7-83005-412-0

Ⅰ. ①中⋯　Ⅱ. ①袁⋯ ②王⋯ ③中⋯　Ⅲ. ①心身障碍－诊疗－手册　Ⅳ. ①R749.92

中国国家版本馆CIP数据核字（2023）第256266号

中国基层医疗机构心身相关障碍诊治手册
ZHONGGUO JICENG YILIAO JIGOU XINSHEN XIANGGUAN ZHANG'AI ZHENZHI SHOUCE

主　　编：	袁勇贵　王玉平
策划编辑：	刘圣洁
责任编辑：	刘　溪
校　　对：	张　娟
责任印刷：	李振坤
出版发行：	中华医学电子音像出版社
通信地址：	北京市西城区东河沿街69号中华医学会610室
邮　　编：	100052
E-Mail：	cma-cmc@cma.org.cn
购书热线：	010-51322635
经　　销：	新华书店
印　　刷：	廊坊市祥丰印刷有限公司
开　　本：	889mm×1194mm　1/32
印　　张：	13.375
字　　数：	345千字
版　　次：	2023年12月第1版　2023年12月第1次印刷
定　　价：	78.00元

内容提要

心身相关障碍是介于躯体疾病和精神障碍之间的一类疾病，其发生、发展、转归及防治都与心理社会因素密切相关，已经成为影响人们健康和生活质量的重要问题。在基层医疗机构，由于资源有限、专业知识不足，心身相关障碍的诊断和治疗往往面临诸多挑战。为此，中华医学会心身医学分会组织国内心身医学领域的60余位专家，为基层医务人员量身定制一本"口袋书"，系统介绍心身相关障碍的理论基础、诊治技术及研究进展，旨在提高基层医师对心身相关障碍的诊治水平。

全书分上部和下部两部分。上部为总论，概述心身医学的理论基础，介绍心身相关障碍的问诊、评估、诊断及治疗，探讨医患沟通技巧及相关法律与伦理问题，针对心身相关障碍中常见的精神问题进行识别和处理；下部为各论，分别讨论心内及心胸外科、消化科、神经科、风湿科、皮肤科、肿瘤科、妇产科、内分泌科和儿科常见心身相关障碍的诊治策略。本书凝聚了众多专家的智慧及其宝贵的临床经验，具有较强的权威性、科学性、指导性和实用性，适合基层医疗机构及其他从事心身医学领域的医务人员阅读。

编 委 会

邹　涛　贵州医科大学附属医院

邹韶红　新疆维吾尔自治区人民医院

况　利　重庆医科大学附属第一医院

沈鑫华　湖州市第三人民医院

张松筠　河北医科大学第二医院

张桂青　石河子大学第一附属医院

张海萍　首都医科大学宣武医院

陆　峥　同济大学附属同济医院

陈　珏　上海市精神卫生中心

陈胜良　上海交通大学医学院附属仁济医院

周　波　四川省医学科学院·四川省人民
　　　　医院

赵　中　苏州市立医院

段慧君　山西白求恩医院

姜荣环　中国人民解放军总医院第一医学
　　　　中心

袁丽霞　郑州市第七人民医院

袁勇贵　东南大学附属中大医院

郭蓉娟　北京中医药大学东方医院

陶　红　首都医科大学附属北京安贞医院

梅　妍　天津市中医药研究院附属医院

曹　音　南京医科大学附属常州第二人民
　　　　医院

梁　霞　芜湖市第四人民医院

梁东风　中国人民解放军总医院第一医学中心

谌红献　中南大学湘雅二医院

熊　鹏　昆明医科大学第一附属医院

樊国珍　吉林省神经精神病医院

潘集阳　暨南大学附属第一医院

参编人员（按姓氏笔画排序）

王梦雨　中国人民解放军总医院第一医学中心

尹营营　东南大学附属中大医院

甘　窈　重庆医科大学附属第一医院

田亚萍　吉林大学第一医院

任艳玲　常州市第一人民医院

刘振花　山东省精神卫生中心

闫静怡　北京市通州区精神病医院

李　珊　昆明医科大学第一附属医院

李翠鸾　山东省精神卫生中心

吴　珩　同济大学附属同济医院

张　琪　重庆医科大学附属第一医院

张乔阳　南京医科大学附属常州第二人民医院

陈　静　贵州医科大学附属医院

周　华　苏州市立医院

庞晓文　空军特色医学中心

赵岚岚　河北医科大学第二医院

赵荣佳　北京回龙观医院

柏冰雪　哈尔滨医科大学附属第二医院

施　为　中南大学湘雅医院

徐　治　东南大学附属中大医院

徐晓龑　东南大学附属中大医院

黄秋平　湖南中医药大学

盛　鑫　华中科技大学同济医学院附属同济医院

董一漩　北京师范大学

董凯强　北京中医药大学东方医院

董越华　保定市第一中心医院

谢志强　北京大学第三医院

简　佳　山东省精神卫生中心

蔡启霞　吉林省神经精神病医院

学术秘书　黄　河　东南大学附属中大医院

前　言

　　心身医学属于跨学科领域，是一门涉及调节健康与疾病之间平衡的生物、心理和社会因素及其相互作用的新兴学科，它比精神病学更接近临床各专科，是临床医学的重要组成部分。大力发展心身医学是我国医疗卫生事业及建设健康中国的重要发展方向，是推动医学模式转变的重要内容，是非精神科医师开展心身相关障碍诊治的重要途径。同时，心身医学是保障和促进人类健康的关键学科之一。在当今社会，心身相关障碍已经成为影响人们健康和生活质量的重要问题，特别是在基层医疗机构，由于资源有限、专业知识不足，心身相关障碍的诊断和治疗常面临诸多挑战。

　　为了更好地应对这一现状，中华医学会心身医学分会邀请全国37家三甲医院心身医学领域的60余位专家，积极编撰《中国基层医疗机构心身相关障碍诊治手册》，为基层医务人员量身定制一本"口袋书"，本书系统地介绍心身相关障碍的理论、诊治技术和研究进展，旨在提高基层医师对心身相关障碍的诊治水平。经过多轮线上、线下沟通，多次专家讨论和分工协作，秉承"出精品"的精神，历经数月，高质量地完成了本书的出版工作。本书凝聚了众多专家的智慧和宝贵的临床经验，并得到中华医学会和中华医学电子音像出版社的大力支持。

　　本书分为上部和下部两部分。上部为总论，共6章，第1章概述了心身医学的理论，以及心理学、神经病学基础和应激机制等方面的内容；第2、3章介绍了心身相关障碍的问诊、评估和诊断；第4章详细介绍了心身相关障碍的治疗，包括中西医药物治疗、物理治疗，以及心理咨询与心理治疗；第5章探讨了医患沟通技巧及相关法律与伦理问题；第6章针对心身相关障碍中常见的精神问题进行识别与处理。下部为各论，共9章，分不同科室阐述心身相关障碍的诊治，分别讨论了心内及心胸外科、消化科、神经科、风湿科、皮肤科、肿瘤科、妇产科、内分泌科和儿科常见心身相关障碍的诊治策略，每个章节都以实际临床需求为出发点，提供了针对各科室心身相关障碍的诊断和治疗方法，以期帮助基层医务人员在不同科室中应对心身相关障碍。

最后，感谢各位参与本书撰写的专家和学者们的倾力支持。希望本书的出版能够帮助基层医务人员提高心身相关障碍的规范化诊治水平，为中国心身医学事业的发展贡献一份力量！当然，本书并非一本详尽无遗的著作，在实际工作中，仍需根据具体情况进行判断和调整。同时，我们也鼓励基层医务人员不断学习和更新知识，与专业团队保持沟通，以提高自身诊治水平，为提高全民心身健康水平做出贡献。

中华医学会心身医学分会主任委员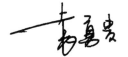

2023年9月

出版说明

医疗卫生事业发展是提高人民健康水平的必然要求，医药卫生人才队伍建设是推进医药卫生事业改革发展、维护人民健康的重要保障。继续医学教育作为医学终身教育体系的重要组成部分，是实施人才强卫战略和卫生人力资源开发的主要途径和重要手段。

《国家级继续医学教育项目教材》系列于2006年经全国继续医学教育委员会批准，由中华医学会组织编写，具有以下特点：一是权威性，由全国众多在本学科领域内有较深造诣和较大影响力的专家撰写；二是时效性，反映了经过实践验证的最新学术成果和研究进展；三是实用性、指导性和可操作性，能够直接应用于临床；四是全面性和系统性，以综述为主，代表了相关学科的学术共识。

纵观《国家级继续医学教育项目教材》系列，自2006年出版以来，每一分册都是众多知名专家智慧的结晶，其科学、实用的内容得到了广大医务工作者的欢迎和肯定，被全国继续医学教育委员会和中华医学会共同列为国家继续医学教育推荐教材，同时连续被列入"十一五""十二五""十三五"国家重点出版物出版规划。

本套教材的编辑与出版得到了全国继续医学教育委员会、国家卫生健康委员会科教司、中华医学会及其各专科分会与众多专家的支持和关爱，在此一并表示感谢！

限于编写时间紧迫、经验不足，本套教材会有很多不足之处，真诚希望广大读者谅解并提出宝贵意见，我们将在再版时加以改正。

《国家级继续医学教育项目教材》编委会

目 录

上部 总 论

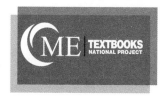

上　部

总　　论

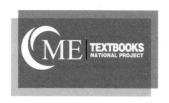 心身医学理论基础

第1章

第一节 心身医学概述

一、心身医学相关概念

1818年德国学者Johann Christian Heinroth首次使用"psycho-somatic"一词，用以讨论失眠症的病因。1922年，Felix Deutsch正式提出"psychosomatic medicine（心身医学）"一词。此后，经过近200年的发展，心身医学已成为一个广泛的跨学科医学领域，它关注生物、心理和社会因素在调节健康与疾病平衡过程中的相互作用。心身医学提供了这样的概念框架：①关于心理社会因素对个人任何疾病的易感性、病程及结局的影响；②从个性化和整体化的角度将心理社会评估添加至标准的医学检查中；③心理治疗在疾病的预防、治疗及康复中的整合应用；④多学科的医疗保健组织形式消弭了传统的人为的医学专业界限。在过去几十年里，心身医学的应用产生了许多子学科，如心理肿瘤学、心理肾病学、心理神经内分泌学、心理神经胃肠病学、行为心脏病学、心理免疫学、心理皮肤病学等。

总之，心身医学是一门研究躯体、心理和社会之间相互作用机制及其对健康和疾病过程的影响，并应用综合性方法促进整体健康和疾病康复的学科。

有学者曾经将心身疾病分为3类：①心身反应（psychosomatic reaction），指精神性刺激引起的生理反应，当去除刺激后，反应就会恢复；②心身障碍（psychosomatic disorder），指精神刺激引起的功能障碍，但无器质性的变化；③心身疾病（psychosomatic disease），指精神刺激引起的器质性病变。但是，一般情况下都将心身疾病和心身障碍混用，因为二者之间的区分在理论上易于理解，但在实践中难以明确界定。自国际疾病分类（international classification of disease，ICD）-10建议用"disorder"取代"disease"以来，上述分类就缺乏了实际意义。其实，心身反应、心身障碍和心身疾病是一种连续谱的关系，三者之间可以单项转化，心身反应、心身障碍可以单独诊断，也可以与心身疾病共病。

由此来看，心身相关障碍的概念不仅包含上文提及的心身反应、心身障碍和心身疾病，还包含心理因素相关生理障碍（进食障碍、睡眠障碍、性功能障碍）、应激相关心身障碍（急性应激障碍、创伤后应激障碍、适应障碍、ICU综合征、癌症相关心身障碍、尿毒症相关心身障碍、职业心身耗竭）、躯体症状及相关障碍、与心身医学密切相关的精神障碍（抑郁障碍、焦虑障碍、强迫及相关障碍）、躯体疾病所致精神障碍及心身综合征。心身相关障碍概念的提出极大地扩大了心身医学的内涵和服务范围，为心身医学的发展带来了新的机遇。

二、心身相关障碍与精神障碍的关系

心身相关障碍是介于躯体疾病和精神障碍之间的一类疾病，

其发生、发展、转归及防治都与心理社会因素密切相关。单从临床症状来看，心身相关障碍主要表现为烦、忧、恐、疑、想，精神障碍主要表现为疯、烦、忧、呆、怪，其中"烦"和"忧"是二者相同的表现，而"恐""疑""想"多见于心身相关障碍，"疯""呆""怪"多见于精神障碍（表1-1-1）。

表1-1-1　心身相关障碍与精神障碍的症状比较

分类	烦	忧	恐	疑	想	疯	呆	怪
心身相关障碍"五大"临床症状	焦虑症状：警觉性高、易激惹、运动不安等	抑郁症状：三低、三自、三无	恐怖症状：回避、害怕	疑病症状：过分担心疾病、过度就医	不安全、不放心、不确定、思虑过度	—	—	—
精神障碍"五大"临床症状	焦虑障碍：神经症性障碍、躯体形式障碍	抑郁障碍：心因、体因、内因、双相、恶劣心境等	—	—	—	精神病性障碍：幻觉、妄想、谵妄等	痴呆、假性痴呆	人格障碍、性心理障碍、心理生理障碍

注：—.无内容。

目前国内常用的3个精神障碍诊断系统分别是ICD-10、《美国精神障碍诊断与统计手册》（第五版）（DSM-5）和《中国精神障碍分类与诊断标准》（第三版）（CCMD-3）。这3个精神障碍诊断系统均未提及"心身疾病"或"心身相关障碍"的概念，但均列入部分心身相关障碍的诊断条目。心身相关障碍与精神障碍之间有很多重叠（图1-1-1），其中应激相关心身障碍、躯体症状及相关障碍、与心身医学密切相关的精神障碍、躯体疾病所致精神障碍既属于心身相关障碍，又属于精神障碍。

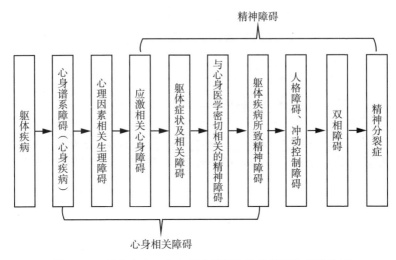

图 1-1-1　躯体疾病、心身相关障碍及精神障碍之间的关系

三、中国心身相关障碍的分类

我国学术界常用的精神障碍分类与诊断标准有ICD-10、DSM-5，以及我国的CCMD-3。近年来，CCMD-3已逐渐退出历史舞台，ICD-10也即将被ICD-11取代。我国于1982年在"中华医学会精神病分类"中首次将"心身疾病"作为最后一类精神性疾病纳入诊断。在1989年制定的CCMD-2中的10类精神性疾病中，第6类为"心理生理障碍、神经症及心因性精神障碍"，其与第1类"内脏疾病伴发的精神障碍"均应属于心身相关障碍的范畴。其后，CCMD-3中的第6类"心理因素相关的生理障碍"和第1类"器质性精神障碍"也属于心身相关障碍的范畴。2017年，中华医学会心身医学分会提出了具有中国特色的心身相关障碍的分类体系，即《中国心身相关障碍分类》（第一版）（CCMP-1），它将心身相关障碍分为5类，分别为心身反

应、心身症状障碍、心理因素相关生理障碍（包括进食障碍、睡眠障碍、性功能障碍）、心身疾病和躯体疾病伴发心身症状。在这一版分类中，"心身反应"原则上还不能称为一种疾病，它只是一种"反应"，是指暂时的心理生理反应，可以将病程较短（＜1周）的患者归为此类。此外，该版分类创新性地提出了心身症状障碍，其是指一组与急/慢性心理社会因素密切相关的综合征，患者具有一定的人格基础，主要表现为情绪反应、生理反应、行为反应等症状中的一种或几种。这些症状没有可证实的器质性病变作为基础，或者虽然存在一定的躯体疾病，但疾病的严重程度与患者症状的严重程度不相称，患者感到痛苦和无能为力，自知力完整。上述症状与严重程度不符合现有的精神障碍诊断标准。心身症状障碍可与躯体疾病伴发。

2019年2月在江苏省无锡市召开的中华医学会心身医学分会第六届委员会2019年第一次常委会上，对CCPM-1做了进一步修订，即《中国心身相关障碍分类》（第二版）（CCMP-2）。2019年2月，中华医学会心身医学分会在结合国际心身医学研究小组于2017年修订的多个心身医学综合征诊断标准的基础上，提出了中国心身相关障碍的分类，包括：①心身反应障碍；②心身症状障碍（心身障碍）（包括纤维肌痛、肠易激综合征、通气过度综合征、不典型胸痛等）；③心身疾病；④心理因素相关生理障碍（进食障碍、睡眠障碍、性功能障碍）；⑤应激相关心身障碍（急性应激障碍、创伤后应激障碍、适应障碍、ICU综合征、癌症后心身障碍、尿毒症后心身障碍、职业心身耗竭）；⑥躯体症状及相关障碍；⑦与心身医学密切相关的精神障碍（抑郁障碍、焦虑障碍、强迫及相关障碍）；⑧躯体疾病所致精神障碍；⑨心身综合征。新的分类有六大创新点：①将心身反应改为心身反应障碍，并给出了明确的诊断标准；②明确了心身症状障碍等同于传统的心身障碍，并首次将心身反应障碍、心身症状障碍和心身疾病统称为心身谱系障碍；③单列应激相关心身障碍，在这一分类中除包括应激相关精神障碍中的急性应激障碍、创伤后应激障碍和适应障碍外，新增了ICU综合征、癌症相关心身障碍、尿毒症相关心身障碍和职业心身耗竭4个诊断分类；④纳入与心身医学密切相关的精神障碍（包括抑郁障碍、焦虑障碍、强迫及相关障碍）；⑤纳入躯体疾病所致精神障碍，并将其分为2个亚型，一是躯体疾病所致的精神症状（如躯体疾病伴发谵妄、卒中后抑郁症状等），二是躯体疾病和精神障碍共病（如卒中后抑郁症）；⑥首次将三大类18个心身综合征全部纳入。

　　2021年，中国心身医学专家组再次对CCMP-2进行了修订，一方面对部分诊断的具体条目进行了修订，另一方面在焦虑障碍下增加2个新的诊断，即健康焦虑障碍和考试焦虑障碍。此为《中国心身相关障碍分类》（第二版修订版）（CCPM-2-R）（图1-1-2）。

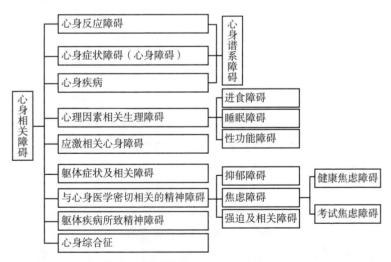

图1-1-2　中国心身相关障碍分类（第二版修订版）（CCMP-2-R）

　　目前关于心身相关障碍的概念、相关综合征的内涵和外延、病理机制、特异性治疗方法、特定的转归等诸多问题，业内尚未达成统一，对有些问题也尚未完全了解，在对特异性的疾病分类上仍困难重重。

四、心身相关障碍的流行病学

黄悦勤等通过对社区人群的调查发现：中国焦虑障碍的患病率最高，其次为抑郁障碍；焦虑障碍的终身患病率达7.6%，其中惊恐发作为0.5%，广场恐惧不伴惊恐障碍为0.4%，特殊恐惧为2.6%，社交恐惧为0.6%，强迫障碍为2.4%，创伤后应激障碍为0.3%，广泛性焦虑障碍为0.3%，物质所致的焦虑障碍＜0.1%，躯体疾病所致的焦虑障碍为0.1%，其他未特定的焦虑障碍为1.0%；抑郁障碍的终身患病率为6.8%，其中抑郁症为3.4%，恶劣心境为1.4%，其他未特定的抑郁障碍为3.2%。曾庆枝等调查了8487例综合医院门诊就诊者，发现抑郁障碍的患病率最高（12.0%），焦虑障碍的患病率为8.6%，焦虑抑郁共病的患病率为4.1%，有其中任一诊断的患病率为16.5%；对患者按照科室划分，以上4种疾病/情况在神经内科患者中的患病率分别为11.72%、15.57%、5.64%、21.61%，在消化内科患者中的患病率分别为9.42%、14.39%、4.66%、19.20%，在心内科患者中的患病率分别为7.77%、10.55%、4.05%、14.27%，在妇科患者中的患病率分别为5.40%、7.86%、2.12%、11.10%。由此可见，抑郁障碍、焦虑障碍患者可见于临床各科。

躯体疾病也可导致抑郁障碍、焦虑障碍的发生风险增加。有调查发现，在心血管疾病中，冠心病患者焦虑障碍的发生风险较正常人高26%，心肌梗死患者处于高焦虑水平（9.4%）。对于糖尿病患者而言，加拿大的一项社区健康调查发现，广泛性焦虑障碍的患病率为4.7%；在初级保健机构患者中，焦虑抑郁症状问卷的阳性率为18%。中国台湾地区健康保险数据显示，非特定的焦虑障碍的患病率为12.88%。有研究人员调查了1型和2型糖尿病患者各100例，发现42.5%的患者至少有1种精神障碍，其中广泛性焦虑障碍的患病率为21.0%，恶劣心境为15.0%，社交恐惧为7.0%，当前抑郁障碍为5.5%，终身抑郁障碍为3.5%，惊恐障碍为2.5%，自杀风险为2.0%。在慢性阻塞性肺疾病患者中，有临床意义的焦虑障碍的患病率为10%～55%，广泛性焦虑障碍为3%～33%，惊恐障碍为0～41%，特殊恐惧为10%～27%，社交恐惧为5%～11%。美国一项对全国10 409例55岁以上退役军人的调查发现，在关节炎患者中，任何一种焦虑障碍的患病率为3.92%。而中国的调查显示，在200例关节炎患者中，这一数据为12%。另有研究调查了不同疾病患者抑郁障碍的估计患病率，其中肿瘤患者为15%～25%，冠心病患者为15%～23%，糖尿病患者为12%～18%，慢性肾脏病患者为20%～50%，慢性疼痛患者为25%～60%。

五、基层医师需要掌握的基本心身医学理念

医疗行为从单一的生物学考量转变为用系统的视角对疾病相关的生物、心理和社会子系统及其相互作用进行全面的了解和评估。在系统性思维中，相互作用取代了因果关系的还原论概念，同时关注良好医患关系的建立，用心身同治的综合策略诊断和治疗患者。

基层医师医患沟通的技巧包括学习以医师为中心和以患者为中心的面谈技巧。在面谈开始时让患者有时间说话，不打断患者。多做开放性的提问，用言语和非言语鼓励患者，用自己的话总结，反映情绪。结合具体情况对患者提出改变生活方式的建议

很重要，但这一点很容易被忽视。这些建议如下：①生活有规律，养成良好的睡眠习惯，避免过劳；②多到室外活动，进行适当的体育运动；③定期进食，在没有禁忌证的前提下，多采用地中海饮食；④培养自己的兴趣，如园艺、瑜伽、文艺活动等；⑤正确认识焦虑/抑郁及各种躯体症状；⑥学会减压，练习缓慢地呼吸；⑦减少酒精、咖啡因、尼古丁的摄入等。

如果基层医师有心理治疗的受训背景，可以整合或选择一种心理学方法，如心理动力学、认知行为治疗、系统性家庭治疗等。合理应用沟通技巧，基于同理心，无条件地积极关注和接纳，打下良好的心理治疗基础。可以使用认知行为模型理解和干预焦虑障碍的心身交互作用，理解抑郁障碍患者的消极思维和回避行为等。在躯体形式障碍患者的治疗中，可以让患者从专注于生理原因逐渐扩大到更广的范围，引导患者将注意力集中于潜在的心理社会压力上。

此外，基层医师还需要与精神卫生专家和精神卫生服务机构合作。基层医师必须决定对患者基本的心身医学处理是否足够，是否应请求专家的协助，必要时应告知患者需要更强化的心理治疗和/或精神药理学治疗，并激励他/她接受这样的提议，同时应将他/她转介给适当的医师或机构。如果基层医师接受了一定时长的精神科培训，即获得了处方精神科药物的权利，可以在患者需要时为其开具处方。较常使用的药物包括抗抑郁药、抗焦虑药，有时也可使用抗精神病药、心境稳定剂和益智药。基层医师必须先掌握基本的焦虑障碍、抑郁障碍的病理生理，掌握基本的精神药理学知识及具体的药物特性，在此前提下，能根据患者的症状、身体状况、既往用药史（包括药物疗效、不良反应）、已有药物潜在的相互作用及患者的意愿等因素制定个体化药物治疗方案。

（沈鑫华　袁勇贵）

第二节 心身相关障碍的心理学基础

一、"心"与"身"的相互作用

心身医学是一门研究躯体、心理和社会之间相互作用机制及其对健康和疾病过程的影响，并应用综合性的方法促进整体健康和疾病康复的学科。

从"生物-心理-社会"医学模式来讲，"心"与"身"相互影响，密不可分。首先，影响心身相关障碍的心理社会因素主要包括个体情绪、人格特征、心理防御机制、述情障碍、潜意识获益、社会支持系统，以及个体所面临的家庭环境、负性生活事件、社会文化因素等。其中，个体不良的人格特征（如幼稚、敏感、自我中心、易焦虑等）构成心身相关障碍的易感因素，生活事件所引起的负性情绪（如愤怒、恐惧、悲哀等）则是心身相关障碍的诱发因素，而社会支持系统（如良好的人际关系、家庭支持等）对心身相关障碍可以起重要的缓冲作用。相反，心理活动由于依赖大脑，因而是脑的功能及对外部世界的反应。

心理应激作为一种信息，经过人体相应的感受器的传入神经到达大脑，在大脑加工和储存，并产生一定的情绪反应和生理变化。当二者相互作用时，通过反馈，又可以作为新的刺激，进一步使中枢神经活动发生变化。躯体疾病出现后也会导致心理方面的变化，例如，若患者患有某些重大的疾病（如癌症或其他慢性病），通常会因为心理压力大而出现焦虑、抑郁、失眠等情况。因此，医师的任务不仅是识别疾病中的器质性成分，还要理解心理因素在其中的重要作用。

二、心身相关障碍的发病机制

心身相关障碍的发病机制较为复杂，业内对其认知也在不断更新中。其中的心理学机制主要包括心理动力学理论、心理行为学理论、心理认知理论等。

1. 心理动力学理论 该理论重视潜意识里被压抑的心理冲突在心身相关障碍发生中的作用，认为个体特异的潜意识特征决定了心理冲突引起的特定的心身相关障碍。例如，心理冲突在迷走神经功能亢进的基础上可造成哮喘发作、溃疡等。

2. 心理行为学理论 该理论认为某些社会环境刺激引发了个体的习得性心理和生理反应，表现为情绪紧张、呼吸加快、血压增高等。由于个体素质方面的问题，或者环境因素的强化，或者通过泛化作用，可导致这些习得性心理和生理反应被固定，最终演变为症状和疾病。

3. 心理认知理论 该理论认为事物本身的意义在于个体对它的认知和评价，同时也是情绪产生的必要条件。"述情障碍"常用于难以体验和表达感情的患者，它的产生与心理社会因素密切相关，主要包括童年期的不良经历和负性体验、家庭环境、社会文化因素等。这些通常都与个体对情感和情感的认知相关。

认知神经心理学结合脑成像技术［如功能磁共振成像（functional magnetic resonance imaging，fMRI）等）］对高级心理活动的脑功能机制进行研究的趋势也增进了临床心理学家对心身相关障碍的理解和认知。除此之外，临床心理学领域进行了不同的心理学研究范式的研究。例如，对个体注意偏向进行研究的眼动跟踪、点探测范式、情绪Stroop范式等，除能考查被试者的注意偏向外，还可以通过对参加研究的患者造成实验性应激状态来测量其生理指标的变化，并观察和了解患者的生理反应特征。

三、心理学的相关理论

心理学是研究人的心理和行为的科学。了解基本的心理学概念能更好地理解心理因素在心身相关障碍发生发展过程中的作用。

1. 精神分析理论 经典精神分析（classic psychoanalysis）理论是19世纪末奥地利的精神病学家弗洛伊德在长期治疗癔症与神经症患者的过程中创立的一系列对心理功能、心理发展及异常心理的概念与设想，包括潜意识理论、人格结构理论、性心理发展阶段理论、焦虑及自我防御机制理论和释梦理论。而现代精神分析（neo-psychoanalysis）学派给予自我更重要的地位，强调社会文化因素、童年经历和家庭环境对人格发展和疾病发生的影响，其中比较有影响的理论是客体关系理论和自体心理学理论。

2. 行为学习理论 行为学习理论来源于经典条件反射理论、操作性条件反射理论和社会学习理论。其主要观点是把发展视为以奖励、惩罚和模仿为基础的学习。现代行为主义心理学家斯金纳等将"行为"理解为个体内在的和外在的各种形式的运动，也包括主观体验、意识等心理活动和内脏活动。

3. 认知理论 认知理论的重点在于帮助患者改变对人、对物的看法及态度，增加其对疾病的认知，从而影响他们的诊疗行为，提高其依从性。

4. 人本主义心理学理论 人本主义心理学理论强调研究人性，如人的成长、潜能与自我实现倾向、人的存在与意义等，包括马斯洛的需求层次理论、罗杰斯的"以人为中心疗法"，以及超个人心理学（transpersonal psychology）和积极心理学（positive psychology）。

5. 心理生物学理论 心理生物学理论利用生物理论和方法探索心身相互关系的规律和生理机制，包括情绪丘脑假说、应激学说等。随着现代科学技术尤其是医学基础学科（如神经生化、病理和内分泌学等）的发展，人们对脑的结构和功能及人类的心理与行为活动有了更为直观和精细的认识。

6. 发展心理学理论 广义的心理发展包含心理的种系发展、种族发展和个体心理发展；狭义的心理发展研究人生全过程的各个年龄阶段的心理发展特点。发展心理学的应用价值在于促进个体的积极变化，同时预防消极变化，以达到优化发展的目的。例如，目前关注较多的儿童心理障碍（如精神发育迟缓、分离焦虑障碍、注意缺陷多动障碍、孤独症等）可能源于神经系统发育的迟滞或早期亲子教育的缺失。

7. 社会心理学理论 社会心理学是研究如何看待他人、影响他人及人们之间如何相互关联的学科，特别关注社会环境如何塑造人的心理与行为、人如何创造和改变社会环境，以及个人和所属群体在各种环境中如何行动。对个体心理社会因素层面的合理训练和引导可以帮助心身相关障碍患者改善相应的症状。

四、心理学的临床应用

现代心理学研究试图揭示大脑、心理、行为、环境的功能及其相互联系。常用的探索技术包括行为学方法、脑成像技术、神经调控技术和心理测量。与单独应用某种技术相比，新近多种技术的联合应用可促进研究者们更全面地探索和研究脑功能及脑结构的生理机制，辅助临床医师诊疗患者。

1. 行为学方法 通过测量个体的行为来推测其认知过程。心理物理学研究环境中的物理事件与观察者对这些事件的心理体验之间的关系，探索感觉感受器与相应的大脑皮质之间的信息传递过程。眼动追踪技术利用固定位置的光源和摄像机实时追踪瞳孔位置的变化，并估算视线方向，已被广泛应用于阅读分析、场景知觉等领域中。

2. 脑成像技术 通过记录大脑活动来揭示心理过程中的神经机制。心理社会因素的负性刺激可引起特定脑区脑电图的规律性和特异性变化。fMRI 是认知研究中最重要的成像手段，而且推动了学者们对认知障碍病理机制的理解。功能红外热成像是一种被广泛使用的用于检查内分泌生理学的非接触方式。

3. 神经调控技术 可通过非侵入调节改变大脑的神经活动，其与脑成像技术相结合，可验证神经活动与行为之间是否存在因果关系。经颅磁刺激（transcranial magnetic stimulation，TMS）主要用于运动、认知、情感等功能障碍的治疗。经颅电刺激（transcranial electrical stimulation，tES）可通过电流流经大脑的刺激靶区域使大脑皮质极化，调节大脑神经元的兴奋性，促进神经重塑和修复，有效地辅助药物治疗。

4. 心理测量 主要通过人们的外显行为来推论其内在的心理活动，这种推论没有绝对的标准，只是与多数人的表现进行比较，因此具有相对性。心理测量被广泛应用于临床，至今学者们已制定了多种评定量表，用于心理问题和精神障碍的早期发现、辅助诊断及治疗效果的评价。评定量表多数以实用性为目的，简便、易操作，包括被评估者根据量表的题目和内容自行选择答案并做出判定的自评量表（如90项症状自评量表、抑郁自评量表等），以及需要评估者对被评估者的行为进行观察或访谈而加以量化的他评量表（如汉密尔顿抑郁量表等）。

心理学的临床应用十分广泛，涉及心理测量、心理病理学、心理治疗的研究和应用等。运用心理学知识可以对心身相关障碍患者进行评估，帮助他们调整自身的心理与行为问题，并通过心理治疗来培养其健全的人格。

由于心身相关障碍的发病过程有明显的心理社会因素的参与，心理治疗就显得尤为重要。心理治疗是由受过专业训练的治疗者在一定的程序和设置中通过与患者的不断交流，在构成良好治疗关系的基础上，运用心理治疗的有关理论和技术，使其产生心理、行为甚至生理上的变化，促进其人格的发展和成熟，消除或缓解其心身症状的心理干预过程。心理治疗包括2个方面，首先，通过帮助患者消除致病的心理因素以减轻疾病症状，改变疾病的发展过程，并促进患者康复，如对紧张性头痛患者可以采用认知疗法加以矫正；其次，直接针对疾病的病理过程采取心理矫正措施，如对高血压患者进行的放松训练等。精神分析疗法、认知行为治疗、森田治疗、家庭治疗、团体治疗、正念训练、催眠、音乐治疗等心理治疗方法在心身相关障碍的治疗及康复过程中较为常用。

（陆　峥　吴　珩）

第三节　心身相关障碍的神经科学基础

心身相关障碍的发生、发展和演变与生物、心理、社会因素紧密相关，这3种因素如何相互影响而产生致病作用尚未明确。神经生物学理论认为心身相关障碍的发生、发展、转归主要是受自主神经系统、神经-内分泌系统和神经-免疫系统的中介影响，使易感个体的器官或系统发生病变或功能障碍。但近10年以来，大量跨学科的动物与人体研究资料证实，这三者是一个整体。1992年Chrousos及Gold提出，自主神经系统和神经内分泌系统构成了应激综合征的"效应器"，即应激系统（stress system），而心身相关障碍的发病机制是个体对应激源经过认知评价，察觉到威胁或挑战的存在后，大脑边缘系统唤醒应激系统，并影响包括免疫系统在内的各种内脏活动。

一、中枢神经系统作用

神经心理学的研究表明，一切心理活动都离不开以大脑皮质为中心的中枢神经系统。各种心理、社会因素作为信息（刺激）传入，首先被大脑皮质觉察并进行认知评价，从而产生一定的情绪，而情绪对机体的生理功能产生影响。如果反应强烈而持久，就可能引起相应的病理改变。

情绪是大脑皮质和皮质下中枢（边缘系统、下丘脑、脑干网状结构）协调活动的产物，即情绪不但受大脑皮质的调节，而且直接与边缘系统和下丘脑有关。情绪的直接中枢在边缘系统，而边缘系统与下丘脑之间有广泛的神经联系，因此，神经内分泌紊乱与情绪之间存在正、反向联系。

二、自主神经系统作用

自主神经系统由交感神经和副交感神经组成，交感神经和副交感神经纤维遍布全身内脏组织，对内脏细胞代谢与行为具有双向调节作用。自主神经（图1-3-1）支配内脏器官（如消化道、心血管、呼吸道及膀胱等）及内分泌腺、汗腺的活动和分泌，并参与调节葡萄糖、脂肪、水及电解质的代谢，调节体温、睡眠、血压等。当交感神经功能降低或副交感神经功能亢进时，表现为瞳孔缩小、唾液分泌增加、心率减慢、血管扩张、血压降低、胃肠蠕动和消化腺分泌增加、肝糖原储存增加以增加吸收功能、膀胱和直肠收缩以促进废物的排出等。当副交感神经功能降低或交感神经功能亢进时，则表现为瞳孔扩大、眼裂增宽、眼球突出、心率增快、内脏和皮肤血管功能收缩、血压升高、呼吸加快、支气管扩张、胃肠道蠕动分泌功能受抑制、血糖升高及周围血容量增加等。

因此，自主神经功能紊乱时，临床表现可涉及全身多个系统，如心血管系统、呼吸系统、消化系统、内分泌系统、代谢系统、泌尿生殖系统等。患者自觉症状繁多，例如，可出现胸闷、憋气、心悸、濒死感等心脏神经症，胃痛、胃胀、呕吐、腹泻等胃肠神经症。有的患者表现为头痛、头晕，视物模糊，失眠，健忘，皮肤发麻，皮肤发痒，周身发紧、僵硬不适，四肢麻木，手心、足心发热，周身皮肤发热，但体温正常，全身阵热、阵汗，或全身有游走性疼痛、游走性异常感觉，女性可出现月经不调、痛经，男性可出现遗精、勃起功能障碍等。患者常伴焦虑、紧张、抑郁等情绪变化。

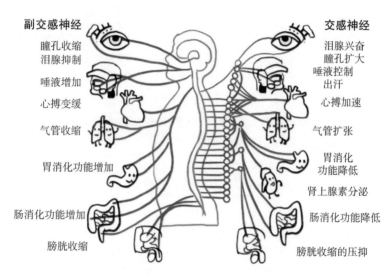

图1-3-1 自主神经系统的作用
（东南大学附属中大医院吴其璐绘制）

三、神经内分泌作用

情绪活动与神经内分泌有密切的联系。长期持续的不良情绪体验和心理困扰是通过2条途径来产生各种躯体反应的，其中下丘脑起重要的作用。

1. 大脑边缘系统－下丘脑－自主神经通路（交感－肾上腺髓质系统）的效应作用 情绪的直接中枢在边缘系统，而边缘系统与下丘脑之间有广泛的神经联系。长期的不良情绪可使下丘脑兴奋交感－肾上腺髓质机制，引起大量儿茶酚胺〔如肾上腺素、去甲肾上腺素（norepinephrine，NE）〕的释放，导致生理反应的发生，如血液循环加快以增加心、脑、骨骼肌的血液供应，外周血管收缩，血压升高，呼吸加快等。

2. 大脑边缘系统－下丘脑－垂体前叶－肾上腺皮质通路 下丘脑可分泌多种神经激素，如其分泌的促肾上腺皮质激素释放激素可作为一种化学信息兴奋垂体前叶－肾上腺皮质机制，使垂体前叶分泌促肾上腺皮质激素（adrenocorticotropic hormone，ACTH），进而促进肾上腺皮质激素特别是糖皮质激素（如氢化可的松）的合成与分泌，有利于机体产生相应的生理、行为变化。

通过神经内分泌机制，心理社会因素引起的情绪反应经上述2条途径转变为躯体的生理反应。

四、免疫系统作用

近代免疫学研究已证实，免疫功能受中枢神经系统特别是下丘脑的调节。紧张刺激或情绪可通过下丘脑及由下丘脑控制分泌的激素影响免疫功能，例如，产生胸腺退化，影响T细胞成熟，使细胞免疫功能降低。皮质类固醇的升高对巨噬细胞有抑制作用，可减弱其吞噬功能，使病原迅速扩散，影响B细胞产生抗体，降低机体的抵抗力而导致疾病的出现。免疫功能的变化是发生心身相关障碍的重要机制。几乎所有典型的心身相关障碍都有不同程度、不同方面的免疫功能的变化，不少自身免疫性疾病就是典型的心身相关障碍。在心身相关障碍应激的心理-神经免疫机制方面，短暂或低强度的应激不影响或略增强免疫功能，中度应激可增强免疫应答，而强烈应激通常降低免疫功能。早在1936年，Selye等就发现应激（如缺氧、冷冻、感染、失血、中毒及情绪紧张等）可引起肾上腺皮质肥大、胸腺萎缩、外周血淋巴细胞减少等变化。长期的强烈应激会使抗体反应受抑制，巨噬细胞的活动能力下降，嗜酸性粒细胞数量减少，阻滞中性粒细胞向炎症部位移动，从而造成免疫功能抑制，降低机体对抗感染、变态反应及自身免疫的能力。目前的观点认为，神经内分泌系统与免疫系统之间存在一个双向反馈调节的网络，即兴奋性刺激传导至大脑时，通过神经系统将信息传导至下丘脑，引起下丘脑-垂体-肾上腺轴（hypothalamic-pituitary-adrenal axis，HPA）兴奋，从而分泌肾上腺皮质激素，抑制免疫系统，同时反馈性地抑制下丘脑和垂体。此外，这种兴奋性刺激还使脑干蓝斑兴奋，继而兴奋交感神经系统、分泌NE，从而抑制免疫系统的功能。另外，免疫系统分泌的白细胞介素-1和白细胞介素-6也可兴奋HPA、交感神经系统、下丘脑-垂体-性腺轴/甲状腺轴等。

五、心理-神经-免疫交互整合

现代有学者提出心理-神经-免疫交互整合的新观点，主要包括脑免疫交互、心脑交互等。机体的免疫状态会对心理、感染、创伤等产生不同程度的影响，且因消耗5-羟色胺（5-hydroxytryptamin，5-HT）及多巴胺而导致焦虑，引发自主神经相关的伤害修复，并在此基础上介导抑郁相关的神经疾病的出现。大脑与免疫系统之间存在密切的关系。相关研究发现，大脑可基于HPA对免疫系统进行调节，免疫系统则基于各种因子影响脑内NE及5-HT的表达水平，进而影响情绪状态。

HPA的活动与细胞因子之间存在密切的交互关系。研究发现，在促炎性细胞因子的刺激作用下，ACTH的表达水平升高，而糖皮质激素可降低促炎性细胞因子的表达。实验研究还发现，糖皮质激素还可以间接地促使下丘脑分泌特定的调节激素。应激激素可诱导促肾上腺皮质激素释放激素的表达，而这种激素会促使炎症的产生和发展。自适应系统的功能异常会导致个体的行为特征、睡眠、学习、记忆等活动的异常，心血管状态也会受到影响，并据此诱发系统性抗炎反馈及特定区域的高炎症反应。这些过程与心身相关障碍的病理过程密切相关，且直接影响病情的严重性及预后。

心身相关障碍的病理过程很复杂，涉及各方面因素的影响，其发病过程可划分为2个阶段，分别为心理应激和心身反应。心理应激对身心的影响机制很复杂，研究发现，主要的影响途径包括自主神经系统、神经免疫系统及神经内分泌系统。机体的各种脏器活动均通过自主神经系统进行调节，脑干对特定的躯体活动也会产生明显的调节作用，同时皮质对下级神经元的联系也会影响脑干的机制。目前与此相关的研究已经有很多，且已取得重要的成果。总之，神经系统、内分泌系统及免疫系统通过多种途径相互作用、相互影响，这些复杂且微妙的变化共同应对外界的应激，同时也参与了多种与应激相关的心身相关障碍的发生和发展过程。

（余　斌）

第四节　心身相关障碍的应激机制

应激理论是疾病发生机制的重要学说之一。应激是任何破坏或威胁人的稳态平衡的刺激。应激反应是一种机制，有利于恢复稳态。

应激具有以下特性：①普遍性与非特异性。应激无处不在、无时不在。人类的进化史可以说就是不断地与应激源斗争与调适的过程。应激是机体在各种内、外环境因素及社会心理因素刺激时所出现的全身性非特异性适应反应。②防御性与损伤性并存，而且可以相互转化。防御性是机体适应变化、保护自身的重要组成部分，可提高机体的准备状态，有利于机体的战斗或逃跑。损伤性是指过强或持续时间过长的应激源可对机体造成功能障碍，甚至导致应激性疾病的发生。③应激源需要有一定的强度与时间。一个因素要成为应激源，必须有一定的强度和时间，但作用于不同个体的强度和时间可有明显的不同。

疾病的发生是应激源超过机体的适应能力时，个体所发生的一系列反应的过程。（单一的）应激反应过程通常包括应激源、中介因素、应激反应和应激结果4个环节。

心身医学模式下，既重视心理社会因素可以作为重要的应激因素从而诱发或加重应激的心身反应，也会关注应激的心理、行为、社会方面的反应结果，并进行相应的评估与应对，以削弱一次应激反应残留的心理生理问题成为下一次疾病发生的风险因素，这是医学的进步。

一、应　激　源

应激源是指对个体生理、心理适应能力提出挑战，能够引起个体产生应激反应的因素。应激源可有多种不同的分类方法：①按照来源，应激源可分为躯体性、心理性、社会性、文化性等不同属性的应激源。②按照性质，应激源可分为正性和负性应激源。应激源性质的确定一方面与事物自身的性质密切相关，另一方面也受个体认知评价的影响。③按照作用时间，应激源可分为急性突发性和慢性持久性应激源。此外，还可按照主观与客观、内源性与外源性等方法进行分类。

一个事件是否构成应激源，是依据不同个体的中介系统来决定的。应激源引发的应激反应的表现是生理、心理、行为等多方面的，具有一因多果的特点。例如，新型冠状病毒感染虽然是生物源性的，但其引发的反应却可以有躯体、心理、社会甚至人生观念等多方面的表现，只是某个时期哪一方面是主要矛盾的差别而已。

二、中介因素

中介因素是介于应激源与应激反应中间的因素，这些因素的综合作用决定着应激反应的发生及结果。这些因素包括身体素质、遗传倾向、认知评价、社会支持、个性特征、应对方式、环境因素等要素。认知评价在应激反应的发生中发挥重要的作用。当个体经认知评价察觉到应激源的威胁后，就会引起心理与生理上的变化。美国心理学家理查德·拉扎勒斯认为，应激是在存在着使人承受重负的要求或超出人的调整应变能力的要求时被体验到的。换言之，只有当个体认为自己不能对环境做出适当的反应，而且认为不满足环境要求将会给自己带来严重后果时，才会出现应激反应。

三、应激反应

应激反应是刺激物同个体自身的身心特性交互作用的结果，其不仅由刺激物引起，还与个体对应激源的认识及个体处理应激事件的经验等有关。应激反应包括生理反应和心理反应2个方面。生理反应表现为神经 - 内分泌 - 免疫等一系列非特异性反应，心理反应包括认知、情绪、躯体、行为等多维度的表现。

（一）生理反应

1. 神经内分泌反应 神经内分泌反应主要有2条通路系统。

（1）蓝斑-交感-肾上腺髓质系统：应激源作用于该系统，会产生积极和消极两方面的效应。一是儿茶酚胺分泌增多，产生积极的防御作用，增强心功能，改善供血，使血液重新分布，以保证心、脑的血供，扩张支气管，增加摄氧量，升高血糖，提高中枢兴奋性，促进其他激素的分泌；二是交感神经活动过强，可以产生消极影响，包括胃、肠及肾的缺血性损伤，使能量消耗增加，出现心血管应激性损伤等，同时也会引起兴奋、警觉、紧张、焦虑的情绪反应。

（2）下丘脑-垂体-肾上腺轴（HPA）：HPA是维持人体应对应激、求得稳态的关键调节途径。HPA通过快速释放皮质醇来应对应激，以增加能量存储，通过促进糖原生成和抑制胰岛素的产生，结合血管收缩，辅助向肌肉和大脑输送血液。皮质醇还有促炎作用，可导致机体对感染的反应增强。皮质醇能促进决策和警觉性，刺激认知功能。长期暴露于应激下会导致有益效应的逆转，使机体变得适应不良，从而导致广泛的症状和疾病状态，包括代谢综合征、肥胖、癌症、精神健康障碍、心血管疾病及感染的易感性增加。

2. 免疫反应 免疫反应主要体现在应激蛋白（热激蛋白）增多以发挥细胞免疫的作用，以及急性期反应蛋白的血浆浓度升高，其意义是对机体发挥保护系统的作用，体现在感染损伤时避免对组织的过度损伤、排出异物和坏死组织等，还可以抗感染、抗损伤、促进细胞修复及发挥结合与运输功能，同时还会产生不利的影响，尤其是慢性应激会出现抑制炎症反应，出现代谢紊乱、贫血、生长发育迟缓等。

3. 应激时功能代谢的变化 这些变化包括高代谢率、糖原分解、肌肉蛋白质分解、脂肪分解、糖异生增加等，同时心血管、消化、血液、泌尿生殖等系统也会产生相应的变化。强烈或持久的应激容易出现高血压、冠心病、心律失常、消化性溃疡、贫血、月经紊乱等各种心身障碍。

一般认为，应激反应的广度和强度受主体对应激源的主观感受强度和延续时间的影响。若主观感受强且持续时间足够长，则可引起机体所有组织、系统的反应，特别是神经系统、内分泌系统和免疫系统及与其相联系的器官和组织的反应。例如，对应激状态下动物体内分泌水平的研究发现，其分解代谢类激素（如皮质类激素、甲状腺素等）的分泌水平提升，而合成代谢类激素（如胰岛素、睾酮等）的分泌水平减弱。这种反应实际上是为机体应对应激提供了生物能量。但若主观感受过于强烈又持续较长时间，机体可能进入衰竭状态，出现生理和心理功能的紊乱，甚至造成心身相关障碍的发生。

（二）心理反应

应激的心理机制通过认知、情感、行为等过程得以完成。应激的心理反应按性质可分为2类，一类是积极的心理反应，另一类是消极的心理反应。积极的心理反应是指适度的皮质唤醒水平和情绪唤起、注意力集中、积极的思维及动机的调整。这种反应有利于机体对传入信息进行正确的认知和评价，对应对策略进行抉择并发挥应对能力。消极的心理反应是指过度唤醒（焦虑）、紧张，过分的情绪唤起（激动）或低落（抑郁），认知能力降低，自我概念不清等。这种反应可妨碍个体正确地评价现实情境、选择应对策略及平常应对能力的发挥。应激的心理反应按照发生的时相顺序可分为不同的阶段，包括惊叫、否认、侵入、不断修正、结束等过程。①惊叫期：常发生于受到未曾预料的事件信息的突然冲击时，可表现为哭泣、尖叫或昏倒；②否认期：为情绪麻木、概念回避及行为束缚相结合的时相；③侵入期：为应激性事件的直接或信号性行为及自发的观念性或情感性折磨的再现，包括有关应激事件的梦魇、反复的自发印象，或者由其他事件派生的吃惊反应；④不断修正期：为机体动员应对机制的适应过程，若应对成功便会结束，若受阻或未获成功则可能转入病态。

一切应激反应都是为了维持、恢复或重建机体的动态平衡。应激的生理反应与心理反应之间是交互影响、交互作用的复杂过程。应激反应的阶段性结果又可作为新的应激源参与应激反应的过程并循环往复，直至达到某种稳态为止。

四、应激结果

应激对健康的影响是双向的。适度的应激有助于机体各种功能（如机体体能、心理储备、认知提升、人格完善、情绪反应、解决问题的能力、适应能力等）的激活和完善，对心身健康起到积极的促进作用；而持久、频繁、强烈或特殊类型的应激会使人的适应机制失衡、失效，平衡和负荷状态被打破，导致人的心身功能出现障碍或导致心身疾病的发生。

总之，应激理论及其机制的研究为理解生物、心理、社会、环境等因素与健康及疾病之间的关系提供了一定的科学依据。应激反应的系统性观点为预防、治疗、康复心身障碍患者提供了启发。系统中的各要素也会成为干预心身问题的靶点与途径。例如，通过心理咨询或治疗可以改变个体对应激的认知与评价，调整个体的情绪反应与应对模式，提高个体解决问题的能力，促进个体人格的完善；通过药物治疗可以较快地控制心身症状；通过宣传和呼吁社会系统的制度及保障系统的不断完善，可以为应激的社会支持系统提供保障。

（梅　妍）

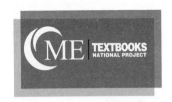

心身相关障碍的问诊与评估

第2章

心身医学关注心（精神心理、社会等引起的情绪变化）与身（躯体症状的发生、发展）之间的关系。心身障碍的问诊作为病史采集的主要手段，不仅需要通过系统的问诊来获取病史资料，经综合分析而做出临床判断，而且是一种专科问诊。与一般的躯体疾病史相比，心身医学的问诊通过对患者幼年、少年、青年时期的回溯，以及对教育、就业、人际关系、婚育等重要事件的询问，可以全面了解个体的心理发展及人格形成的成长环境，以及生活事件的矛盾与冲突，关注并强调从生物-心理-社会医学模式来理解心身障碍。

第一节　心身相关障碍的问诊

一、问诊前准备

（一）对环境的要求

在问诊开始前，要保证安静、安全的环境，保持良好的照明、通风，关闭诊室门，在诊室门口设置勿扰标志，避免突如其来的干扰，提高患者的参与度和注意力。对于有特殊要求的患者，给予必要的辅助设备，如助听器、眼镜等。为应对可能突发的血压升高、呼吸急促等情况，应配备基本的血压监测、血氧饱和度监测等仪器，并确保周围环境中配备能在短时间内获取患者躯体状况并进行紧急处理的所需仪器及药物。注意安全风险问题，包括潜在的危险物品（如刀具等锐器）。尊重患者隐私，避免无关人士在场。在临床实践中，在涉及隐私问题时，患者家属或相关人员可能被要求离开，必要时拉上窗帘，以保护患者的隐私。但患者也可能合理地要求家属或相关人员参与病情的陈述，或者因表述不清而需要家属或相关人员补充内容，应根据具体临床情况进行处理。如观察到患者提及隐私问题时面露难色，可通过小声询问、写字询问等方式了解下一步的时间、地点安排，让患者感受到自己被充分尊重和理解。

（二）医师的准备

心身医学医师应具备各学科的专业知识，包括内科学、神经病学、精神病学等医学学科专科知识，以及心理学、社会学等人文科学知识。应具备良好的言语沟通能力，能够倾听、共情、表达肯定，能掌握一定的问诊技巧，能采用询问、鼓励、澄清等方式，灵活运用开放式提问及封闭式提问的技巧。同时，还应具有组织协调能力和应急处置能力。

在接触患者前，医师要保持整洁的形象和友好的态度。简单的问候（包括自我介绍）有助于与初次接触的患者建立信任感。在问诊开始时，首先要主动表达对患者的姓名、职业、联系方式等基本信息及诊疗过程的绝对保密，向患者保证绝不把获得的隐私资料泄露给第三方（除法律准许不能保密的特殊情况外）。尊重患者的人格、权利和隐私，在尊重、平等的关系下建立医患关系。

　　心身医学医师一般从开放性问题开始，向患者传达想要充分了解其来意的意愿。通常，开放性问题不能用简单的"是"或"否"来回答，这样可以不受医师思考范围和思维方式的限制，有利于采集到医师尚未考虑到的一些问题。此阶段更多以患者为中心，医师常扮演倾听者的角色，但并非被动的，而是通过言语信号（如"嗯""是的""好的"等）和非言语信号（如点头、注视等）表达正在跟随患者的陈述。有时候，医师也会通过重复患者说过的内容及流露的情绪给予患者很好的支持。当患者不知道该如何表达时，或者谈论内容过于发散时，结合封闭性问题能够帮助医师更准确地获取信息。必要时可以运用结构化的技巧，例如，当预期患者需要抉择治疗方案时，医师可提出观点性问题——"您如何看待服药这件事？"

　　此外，对于一些容易在医院或诊所出现"白大衣高血压"的患者，医师可以通过一些让患者感到舒适、轻松的简短性生活对话来减轻患者的紧张感。

二、问诊内容

　　心身相关障碍的发生、发展及转归受生物、心理、社会等多重因素的影响，因此，在临床诊察过程中，要更完整、更全面地从不同的途径收集患者的病情资料（图2-1-1）。

（一）采集病史

　　完整的问询应包括如下内容。

　　1. 一般资料　一般资料包括姓名、性别、年龄、民族、籍贯、婚姻、职业、文化程度等个人基本信息，以及病史提供者的信息及其对病史资料可靠性的确认。

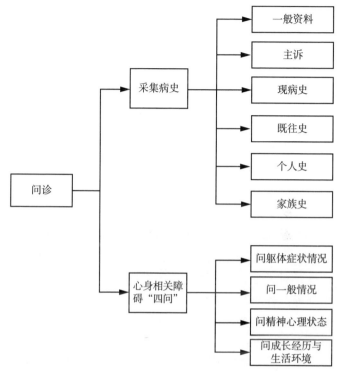

图2-1-1 问诊流程图

2. 主诉 促使患者本次就诊的主要症状及症状持续时间。

3. 现病史 患者本次的发病情况、发病频率、持续时间、症状严重程度、病情演变、诊疗经过等方面可作为病史的主要部分。同时应询问患者的睡眠、饮食、体重、大小便等一般情况，以及与鉴别诊断有关的阳性或阴性症状。值得注意的是，让患者回顾病程中有无消极观念及自伤、自杀、冲动等行为是重要的环节，可辅助做出早期的风险评估。

4. 既往史 询问患者既往是否有发热、抽搐、昏迷等病史，有无感染、中毒及其他躯体疾病史。重视躯体疾病与精神障碍之间是否存在先后关系及因果关系。询问患者是否有吸毒、酗酒、性病、自杀史及其他精神疾病史。当涉及隐秘的病史时，如发现患者眼神游离、避开询问者的直视，或者声音突然变小，或者拒绝透露时，应给予患者足够的隐私保密的保证，或者请陪同人员暂离诊室，以便获取更真实、准确的信息。

5. 个人史　个人史是从母亲妊娠到发病前的整个生活经历，也包括健康状况、人格特点、社会地位等内容。对于儿童及青少年，应询问母亲妊娠时的健康状况及分娩史，出生时是否足月、顺产，生长发育是否符合规律，有无神经系统疾病史等，询问其家庭教育情况及其与父母及其他家人的关系等；询问患者受教育的经历，学习成绩，学习能力有无改变，生活中有无特殊事件的发生，是否遭遇过重大的精神刺激，在学校与同学、老师的关系等。此外，对于患者个体而言，应了解其性格特点、兴趣爱好、宗教信仰等，有助于评估并比较疾病前后的状况。应询问患者的居住环境（如居住条件、共同居住者等）、本人及家庭的经济状况，了解患者既往有无犯罪记录。在婚育方面，应了解患者的婚姻状况，配偶的个性特点，夫妻居住情况及相处模式等。对于女性患者，还应询问既往是否有妊娠史、流产史等，因月经期、妊娠期、分娩期、绝经期容易引起情绪症状的发生，同时还应完整地询问其月经史、月经周期间的心理生理变化。

6. 家族史　家族史的询问内容包括三代以内的家族人群中是否有精神障碍者、情绪障碍者、人格障碍者、物质依赖者、精神发育迟滞者、自杀者，以及有无近亲婚配者，家族史阳性说明患者可能有遗传倾向。应了解患者父母的年龄、职业、人格特征，如双亲中有亡故者，应尽可能地了解其死亡年龄及死因。患者的家庭结构、社会地位、经济状况、家庭成员间的关系特别是父母的婚姻情感关系，以及家庭中发生过的重大生活事件等，均会对患者的人格形成及疾病的发生、发展造成重要的影响。

（二）心身相关障碍"四问"

在心身相关障碍中，以躯体症状为主诉的患者，常因各种原因忽略或弱化对情绪症状的主动暴露，甚至会回避相关的询问。因此，对此类患者的问诊可以遵循以下流程，即询问躯体症状—询问一般情况—询问精神心理状态—询问成长经历与生活环境。

1. 问躯体症状情况 患者的躯体主诉可能仅涉及一个系统，也可能广泛覆盖多个系统，常见的躯体症状包括胃痛、背痛、肢体及关节疼痛、头痛、头晕、胸痛、心悸、呼吸急促、腹泻、便秘、恶心、疲惫感等，需要详尽、有序地依次询问，逐一明确患者是否有躯体疾病的证据及是否需进一步检查。根据症状的轻重、持续时间、对个体的影响程度等因素向患者确定最想解决的问题，明确治疗目标，同时增强患者对询问者的信任感和依从性。

2. 问一般情况 在结束躯体症状的问诊后，应对患者的饮食、睡眠等一般情况进行询问，有助于进一步评估其基本的生理情况。其中，不同形式的睡眠症状也有一定的诊断价值，例如，早醒常见于抑郁障碍患者，而睡眠需要量减少常见于躁狂症患者。在心身相关障碍中，无论是心理因素为先还是躯体因素为先，睡眠症状常作为伴随症状出现。躯体疾病的加重或恶化与失眠互为因果关系，例如，失眠可能引起清晨血压升高，而血压持续增高可能会加重患者的心理负担，从而引发失眠。针对睡眠症状，一般会询问患者以下问题：①"您是否有入睡困难？从上床到入睡，一般需要多长时间？"②"您是否有早醒？一般比平时提前多久醒来？"③"您是否睡眠浅，睡眠中容易惊醒？惊醒几次？"④"您每晚实际睡眠时间是多长？"⑤"您是否做梦？家人是否发现您有梦游或夜间腿部不停活动？睡眠过程中有无打鼾？是否打鼾过程中有呼吸暂停？"⑥"您白天是否感到困倦或精力不足？是否影响白天的生活、工作、学习？"⑦"以上情况持续多久了？"

3. 问精神心理状态　此时，可以顺其自然地过渡到对精神心理症状的问诊，注意问诊时的态度要保持客观、中立、冷静。部分患者可能比较敏感，用语言或非语言的方式表达不满及攻击，甚至拒绝下一步的访谈。此时，询问者应接受患者的处境，强调患者的任何担心（躯体症状和精神心理症状）都能被理解和考虑，要了解患者的精神心理症状和躯体症状的先后顺序及可能的交互影响，切勿强行说服患者接受精神心理与躯体症状之间的联系，要不加评价地澄清这是采集病史的需求，从而推动问诊和诊断的进程。有时，询问患者的精神心理症状及躯体症状这一过程的行为，有助于患者更好地理清自己的病情转归。心身疾病患者主要的临床类型包括焦虑状态、抑郁状态、疑病状态、强迫状态、分离转换状态及人格解体状态。其中，情绪症状的问诊主要聚焦于对焦虑和抑郁症状的评估。

用2个简单的问题可以帮助医师初步识别焦虑症状：①"您是否被担心、紧张及大多数时间都存在的焦虑所困扰？"②"您是否经常紧张、坐立不安，有睡眠问题？"而对于抑郁症状可以通过4个问题来进行简单的询问：①"过去2周您是否感到无精打采、伤感，或对生活的乐趣减少？"②"除不开心外，您是否比平时更悲观或更想哭？"③"您经常有早醒吗？"④"您近来是否经常想到活着没有意思？"

4. 问成长经历与生活环境　心身障碍的发生与心理社会因素密切相关，个体化的询问对医师理解患者的症状有重要的价值。应注意收集患者心理社会方面的资料，包括心理发展情况、健康状况、人格特点、行为特点、生活事件、人际关系及社会支持等方面，以从中获取与心身相关障碍有关的因素。对于成年患者，应了解其职业情况、恋爱婚育史、家庭成员关系等。对于儿童、青少年患者，应询问其成长环境、不同阶段的照料者及家庭经济状况，关注其家庭结构、性格特征及相互关系，关注其成长过程中是否遭遇过重大的生活事件，询问儿童、青少年的学习成绩及其与同伴或老师之间的关系。

（况 利 甘 窈 张 琪）

第二节 心身相关障碍的评估

一、躯体评估

（一）病因学评估

区别于其他精神障碍，心身相关障碍强调评估躯体症状的发生及演化过程，对器质性疾病本身除收集患者的病史资料外，还应进行详尽、完整的体格检查，尤其是神经系统的检查，以及完善血生化、放射学、脑电图等检查，以评估躯体疾病的性质、严重程度及其与精神心理状况之间的关系。例如，躯体感染导致的精神障碍患者，对其器质性病因的评估应放在首位，主要评估患者的感染来源、部位及类型，监测其生命体征尤其是体温，评估其基本的代谢状况，同时寻找有无影响中枢神经系统的因素。对患者进行体格检查时，应注意其皮肤、黏膜、毛发、指甲的外观、营养状态，汗液分泌情况及瞳孔反射等。对于有自主神经功能紊乱的患者，可通过竖毛试验、皮肤划痕试验、眼心反射等方式进行检查，具体检查内容参见下文"心理生理评估"中的"自主神经功能检查"部分。

（二）躯体相关精神症状评估

在评估精神症状时，应尽可能地建立在良好医患沟通的基础上，遵守尊重、保密、综合性原则。对于合作患者进行精神症状检查时，应按照一般情况、认知活动、情感活动、意志与行为活动依次进行；而对于不合作的患者进行精神症状检查时，应从意识状态、定向力、言语、面部表情与情感反应、动作与行为、日常活动等方面着手。

通常情况下，器质性精神障碍表现为意识障碍、认知障碍、精神病性症状、情感症状、神经症样症状、人格改变或以上症状的混合状态。精神障碍与躯体疾病的发生、发展常有先后关系，而严重程度通常呈平行关系。一般来说，急性躯体疾病常引起意识障碍，而慢性躯体疾病常引起智能障碍及人格改变。在躯体疾病的不同时期，可叠加精神病性症状、情感症状及神经症症状等。因此，重点评估患者在全病程中的精神状况，包括意识状况、记忆力、智能及人格，有助于明确"心身"的演变关系。

意识障碍包括意识内容、意识范围及意识清晰度的改变。对于能够简单对话的患者，可重点检查其定向力和注意力。可以通过3个简单的问题来检查时间、地点、人物及自我定向力：①"今天是几月几号？星期几？白天还是晚上？如果是白天，是上午还是下午？"②"我们现在在哪里呢？"③"您叫什么名字？您旁边站着的人是谁？"同时，通过观察患者在交谈中的表现以明确其是否存在注意涣散、注意减弱、注意狭窄等问题，注意障碍通常与意识状况密切相关。

认知功能障碍包括记忆障碍、智能障碍等。在器质性精神障碍患者中，记忆障碍主要包括记忆减退、遗忘、虚构及错构。智能检查涉及计算力、理解判断力、抽象思维能力等，大多数器质性精神障碍患者可出现其中一种或多种能力的困难或减退，可采用简易精神状态检查量表（mini-mental state examination, MMSE）进行筛查。如需进一步对记忆力进行检查，可结合临床记忆量表、数字识记法、关联词组法来评估，也可参考下文"能力检测量表"的相关内容。

正常情况下，老年人随着大脑皮质功能的衰退，可逐渐出现敏感多疑、易激惹、固执等性格上的变化。人格改变的临床表现不尽相同，一旦出现，应警惕脑外伤、癫痫、脑肿瘤、酒精性脑病及其他脑变性疾病。例如，患者在发生脑外伤后可表现为异常暴躁、易怒、轻佻、执拗、鲁莽、草率、幼稚等，生活也变得单调、刻板、缺乏兴趣，与周围环境格格不入等。

（三）心理生理评估

心理生理评估是指给患者情境性心理刺激，通过生理学方法检测其血压、心率、呼吸、腺体分泌及脑电等指标，以明确心身关系，主要包括自主神经功能检查、生理功能学检查、病理学检查等。

1. 自主神经功能检查

（1）排汗功能评价试验：常见温度调节发汗试验（thermoregulatory sweat test，TST）、定量泌汗运动神经轴突反射试验（quantitative sudomotor axon reflex test，QSART）、定量直接和间接轴突反射试验（quantitative direct and indirect reflex test，QDIRT）及皮肤交感反应（sympathetic skin response，SSR）等。TST是定性评估由体温升高引起的局部发汗功能，QSART是通过乙酰胆碱诱发出汗来定量评估节后泌汗神经纤维的功能，QDIRT用于定量检测支配汗腺的C类促泌汗神经纤维功能，而SSR用于检测交感神经节后C类纤维的功能。其中，TST的实施是简单易行的，可通过红外线致热原加温受试者头部，调节空气湿度、皮温即可检查，对实验条件的要求较低。而QSART需要通过电离子渗透方法将胆碱能激动剂用于受试者皮内以测定轴突反射介导的泌汗反应。临床上，常结合TST和QSART的结果做出病变定位。一般来说，若TST的结果异常，而QSART的结果正常，通常提示节前病变；若TST和QSART的结果均异常则提示节后病变的可能。

（2）心脏迷走神经功能试验：心脏副交感神经，即起源于疑核腹外侧的迷走神经纤维，主要受窦房结自主心律的支配。一般来说，吸气时抑制迷走神经输出，引起心动过速；而呼气时刺激迷走神经输出，导致心动过缓。Valsalva试验是常用的测定方式，主要测量深呼吸时心率的变化及站立即刻的心率变化。Valsalva试验是一种增加胸腔压力的特殊呼吸方式，深吸气后屏气，保持这个姿势一段时间（约10 s），然后用力、快速呼气。Valsalva动作可激活迷走神经而终止部分心动过速，也可通过Valsalva动作鉴别心脏杂音。进行深呼吸时心率的变化试验时，受试者应取坐位，在1 min内深呼吸6次，每次深吸气和深呼气各5 s，同时连续记录心电图，计算呼吸周期（10 s）中最大心率和最小心率的差数，将6个周期心率差数的均值算作每分钟深呼吸的心率变化值。测量站立即刻的心率变化是通过记录受试者从卧位改为立位后约35个心动周期的心电图，以第15个心搏附近的最快心率除以第30个心搏附近的最慢心率。以上3种检验中若有1项结果异常，为早期迷走神经损害；若有2项或2项以上检查结果异常，可认为有迷走神经的损害。

（3）交感神经功能评价：皮肤电反应检查作为人交感神经兴奋性变化的直接指标，具备稳定、灵敏度高的特点。当机体受到感官刺激或情绪变化时，皮肤内的血管会因为个体受到情绪刺激而产生收缩和舒张反应，机体的汗腺分泌等也会发生变化，会引起皮肤电阻的变化，从而形成皮肤电反应。皮肤电导水平反映阶段性情绪唤醒水平的指标，其变化趋势反映持续的情感体验。皮肤电导基础水平的高低与个性特征相关。外向、开朗、自信者往往基础水平较低；相反，内向、紧张、情绪不稳定者的基本水平相对更高。此外，卧位起立心电图试验、血浆去甲肾上腺素浓度的测定等方式也可作为交感神经功能的评估方式。

（4）其他试验

1）心率变异性（heart rate variability，HRV）：指逐次心跳周期差异的变化情况，它反映自主神经系统的活性，可定量评估心交感神经和迷走神经的张力、均衡性及相关的病理状态。

2）皮肤划痕试验：在两侧胸腹壁皮肤处，用钝棉签适度加压并画一条线，经数秒后，若出现白线条，稍后变成红条纹，则为正常反应；若画线后白线条持续5 min以上，说明交感神经兴奋性增强；若红条纹持续数小时，呈现明显的增宽或隆起，则提示副交感神经兴奋性增强，或者交感神经麻痹。

3）竖毛试验：竖毛肌由交感神经支配，可根据竖毛反射障碍的部位评估和判断交感神经功能障碍的范围。将冰块置于颈后，一般在数秒后竖毛肌收缩，若毛囊处有隆起（如鸡皮），则为阳性。

4）眼心反射：通过示指、中指压迫眼球两侧，记录心率及脉搏的变化。正常情况下，眼球加压后可刺激迷走神经，脉搏可减少10 ~ 12次/分。若超过12次/分，提示迷走神经功能增强。如压迫后脉搏反而加速，则提示交感神经功能亢进。

5）血压和脉搏的卧立位试验：测量卧位和直立时的血压和脉搏，连续测定5 ~ 10 min，1次/分。如直立时收缩压下降达50 mmHg左右并出现休克症状者，且无其他引起血压下降的条件，可作为直立性低血压的证据。若由卧位到立位，脉搏增加10 ~ 12次/分，则为交感神经兴奋性增强。

2. 多导睡眠图（polysomnography，PSG） PSG是监测睡眠最有效且最常见的手段，通过脑电、眼电、下颌肌电、口鼻气流、胸腹式呼吸动度、血氧、心电、鼾声、肢动、体位等多个参数进行记录。PSG的主要作用：①记录和分析睡眠情况，包括肢体异常活动等；②发现睡眠呼吸障碍，包括睡眠呼吸暂停综合征、良性鼾症等，并可作为国际公认的睡眠呼吸暂停综合征诊断"金标准"；③确诊某些神经系统病变，如发作性睡病、周期性肢体运动障碍、不宁腿综合征，以及夜游症、夜惊症等。便携式记录盒及床垫式多导睡眠监测系统的研发使多导睡眠图监测在患者更自然、舒适的睡眠条件下实施成为可能。

3. 脑电图（electroencephalogram，EEG） EEG是通过精密的电子仪器，从头皮上将脑部的自发性生物电位放大记录后获得的图形，是通过电极记录下来的脑神经细胞的自发性、节律性电活动。脑电图的种类有常规脑电图、动态脑电图、视频脑电图、立体定向脑电图等。脑电图是诊断癫痫最重要的辅助检查，用以确定癫痫发作类型，同时可协助了解全身疾病及疑有脑损害者是否有脑受累。在监测睡眠时，脑电图仍可作为睡眠分期的主要依据。

4. 肌电图（electromyogram，EMG） EMG主要研究肌肉静息和随意收缩及周围神经受刺激时的各种电特性，根据神经解剖原理及神经电生理特性对周围神经功能状态进行评估和分析。广义上，EMG包括神经传导检查和针电极肌电图检查，可用于诊断单神经或多发性周围神经、神经根、神经丛的损害，或者提示神经肌肉连接部位的损害及肌肉本身的问题，还可用于区别神经源性和肌源性损害。

5. 功能性磁共振成像（functional magnetic resonance imaging，fMRI） fMRI是一种新兴的神经影像学研究技术，主要依靠血氧水平依赖（blood oxygenation level dependent，BOLD）效应，用以探索大脑不同区域的功能和活动状态，主要用于人和动物的脑或脊髓的研究。

6. 正电子发射体层成像（positron emission tomography，PET） PET是一种实用的功能成像检查手段，通过对某种物质（如葡萄糖、蛋白质、核酸、脂肪酸等）在代谢中的聚集，显示体内脏器或病变组织的生化和代谢信息，从而得出诊断。临床上PET通常与计算机体层成像（computed tomograph，CT）组合在一起，这一套影像学检查系统的英文缩写为"PET-CT"。目前在临床上，PET-CT主要应用于疾病早期尚未产生解剖结构变化之前，可发现其他影像学不易发现的微小病灶，主要适用于肿瘤患者、神经精神系统疾病患者及心血管疾病患者。

二、心理评估

心身障碍的心理评估包括晤谈和心理测量。其中，晤谈在病史采集中已详细阐述。心理测量是临床心理工作中必不可少的一部分。

（一）定式精神检查

定式精神检查可参照《美国精神障碍诊断与统计手册》（第四版）中的"定式临床检查患者版"做出评估。此外，对于有心身症状患者的筛查和评估最常使用的量表包括9项患者健康问卷（patient health questionnaire-9，PHQ-9）（附录一）、7项广泛性焦虑障碍量表（7-tiem generalized anxiety disorder scale，GAD-7）（附录二）、患者健康问卷躯体症状群量表（patient health questionaire-15，PHQ-15）及心身症状评估量表（psychosomatic symptom scale，PSSS）（附录三），内容详见下文"心理评估量表"部分。

（二）心理评估量表

评定量表（rrating scales）是根据一定的原则，将标准化检查所获得的资料用数字表示，是一种量化观察中所得印象的测量工具。目前，量表的种类按评定者的性质可分为自评量表和他评量表；按内容可分为一般性心理卫生评定量表（用于一般人群，由心理相关工作者评定）和精神科症状量表（由经过培训的精神科医师评定）；按量表项目的编排方式可分为数字化评定量表［如90项症状自评量表（symptom checklist 90，SCL-90）］、描述性评定量表等。常用的心理评估量表如下。

1. 能力检测量表　该量表主要用于不同年龄人群认知活动（如智能状况、记忆能力等）的评定。常用的量表包括临床记忆量表、儿童韦氏智力量表、简易精神状态检查量表等。

2. 人格测试量表　主要包括以下几种。

（1）明尼苏达多相人格调查表（Minnesota multiphasic personality inventory，MMPI）：世界上应用最为广泛的心理测验，适用于年满16岁、有小学以上文化水平者，共有566道自我报告形式的题目。其中，前399道题目用于精神病的临床诊断，包含14个因子量表（10个精神病性量表、4个效度量表），分别为疑病（Hs）、抑郁（D）、癔症（Hy）、病态人格（Pd）、男性/女性化倾向（Mf）、妄想（Pa）、精神衰弱（Pt）、精神分裂症（Sc）、轻躁狂（Ma）、社会内向（Si）、Q（疑问量表）、L（说谎量表）、F（诈病量表）、K（校正量表），可用于精神疾病的诊断及对个性特征的了解。其评分采用T分形式，如分量表T分在70分以上（美国常模）或60分以上（中国常模），则说明受评者可能存在某种心理偏离或病理性异常现象。

（2）艾森克人格问卷（Eysenck personality questionnaire，EPQ）：由英国伦敦大学艾森克教授编制的自陈量表，是目前医学、心理咨询、司法、教育等领域应用最为广泛的问卷之一。其成人版问卷适用于16岁以上，幼年版问卷适用于7～15岁青少年儿童。该问卷主要研究决定人格的3个基本因素，即内外向性（E）、神经质（又称"情绪性"；N）和精神质（又称"倔强""讲求实际"；P）。这3个方面的不同倾向和不同表现程度组成了不同的人格特征，分别是外向稳定、外向不稳定、内向稳定及内向不稳定。评分采用T分形式，根据分数高低判断受试者的人格倾向和特征。

（3）卡特尔16项人格因素问卷（Cattell sixteen personality factors questionnaire，16PF）：由卡特尔教授编制的一种精确的测验，适用于相当于初三以上文化程度者。该问卷从乐群性、敏锐性、稳定性、影响性、活泼性、规范性、交际性、情感性、怀疑性、想象性、隐秘性、自虑性、变革性、独立性、自律性、紧张性16个相对独立的人格维度进行人格测评。

3. 精神症状评定量表　精神症状评定量表用于评定疾病症状的严重程度。根据量表评定的操作方法可分为自评和他评。在心身相关障碍中，经常被使用的评定量表如表2-2-1所示。

表2-2-1　常见精神症状评定量表

量表名称	测评用途	量表评定	测评方式
90项症状自评量表（symptoms checklist 90，SCL-90）	最广泛应用的临床精神及心理症状量表，用以全面评定受评者的精神状态，如思维、情感、行为、精神病性症状、人际及习惯等	量表包括90个项目，有10个因子，即躯体化、强迫症状、人际关系敏感、抑郁、焦虑、敌对、恐怖、偏执、精神病性因子及其他。量表采用5级评分，评定1周以来的情况。全国常模总分超过160分，或阳性项目超过43项，或任一因子分超过2分，可考虑阳性	自评

量表名称	测评用途	量表评定	测评方式
汉密尔顿抑郁量表（Hamilton depression scale, HAMD）	临床上评定抑郁状态时应用最普遍的量表，用于抑郁症、双相障碍、神经症等疾病患者的抑郁症状的评定	总分主要反映患者病情的严重程度，也可作为心理或药物干预前后对病情的评估。对于17项版本，总分超过24分可能为严重抑郁；总分超过17分，可能为轻度或中度抑郁；总分少于7分，则无抑郁。对于24项版本，严重抑郁、轻度或中度抑郁、无抑郁的分界值分别为35分、20分和8分	他评
汉密尔顿焦虑量表（Hamilton anxiety scale, HAMA）	用以评定神经症及焦虑症状的严重程度	共14个项目，总分反映患者病情的严重程度。严重焦虑、明显焦虑、肯定有焦虑、可能有焦虑、无焦虑的分界值分别为29分、21分、14分、7分	他评
抑郁自评量表（self-rating depression scale, SDS）	用以评估抑郁患者的主观感受及其在治疗中的变化	共20个项目，分为4级评分。按照中国常模，该量表标准分的分界值为53分，其中53～62分为轻度抑郁，63～72分为中度抑郁，73分及以上为重度抑郁	自评

量表名称	测评用途	量表评定	测评方式
焦虑自评量表（self-rating anxiety scale，SAS）	用以评定患者焦虑的主观感受及其在治疗中的变化	共20个项目，分为4级评分。按照中国常模结果，该量表标准差的分界值为50分，其中50～59分为轻度焦虑，60～69分为中度焦虑，70分及以上为重度焦虑	自评
9项患者健康问卷（patient health questionnaire-9，PHQ-9）	临床常用于筛查抑郁症	总分范围为0～27分，用以评估抑郁症状的严重程度。0～4分代表没有抑郁（建议注意自我保健），5～9分代表可能有轻微抑郁（建议咨询心理医师或心理医学工作者），10～14分代表可能有中度抑郁（最好咨询心理医师或心理医学工作者），15～19分代表可能有中重度抑郁（建议咨询心理医师或精神科医师），20～27分代表可能有重度抑郁（一定要看心理医师或精神科医师）。该问卷在基层卫生中心的使用较为普遍	自评

量表名称	测评用途	量表评定	测评方式
7项广泛性焦虑障碍量表（7-tiem generalized anxiety disorder scale，GAD-7）	用以筛查焦虑障碍	总分范围为0～21分，用以评估患者在过去2周内的焦虑状况。0～4分代表无焦虑，5～9分代表轻微焦虑，10～14分代表中度焦虑，15～21分代表重度焦虑	自评
患者健康问卷躯体症状群量表（patient health questionaire-15，PHQ-15）	用以评估患者的躯体化症状	总分范围为0～30分。0～4分代表无躯体化症状，5～9分代表轻度躯体化症状，10～14分代表中度躯体化症状，15～30分代表重度躯体化症状	自评
心身症状评估量表（psychosomatic symptom scale，PSSS）	用以评估患者近1个月以来心身症状的发生情况	共26个条目，2个因子（心理和躯体因子）。总分＞10分，可考虑受评者存在心身症状	自评

（三）风险评估

心身互为因果，形成恶性循环，可能导致自伤、自杀甚至死亡等严重后果。一般通过访谈、行为观察及心理测量以评估自伤、自杀的风险。

风险评估主要基于对患者全面的精神状况的评估，识别与自杀相关的高危因素（包括遗传及社会心理等远期危险因素），以及负性生活事件、精神疾病、酒精或药物滥用、自杀意念、自杀未遂史及绝望感等近期危险因素，了解个体的人格特征、应对方式等心理特征。询问患者的自杀意念、计划和行为，以及非自杀性自伤（如"有没有觉得活着没有意思？有没有死了才好的想法？有没有经常想到死？"）是必要的，还要注意同时询问患者身上发生的社会心理及生物学背景、频率、程度、时间等。对于有强烈的自杀意念、自杀计划的患者，应进一步询问以确定其自杀动机，了解自杀计划实施的具体方式，评估自杀的致命性及可获得性。对于已发生过自杀未遂及非自伤性自杀者，应询问其诱因、发生时间、曾经采用的方式、造成的后果及实施自伤自杀行为前后试图寻求的支持。通常，从相关人员处可了解更多的线索，如患者通过书信或语言曾流露出消极、悲观、绝望的情绪，甚至是自杀的意愿，或者反复打听自杀的方法，或者拒绝谈论自杀相关的问题等。

对于自杀行为的评估，可以采用相应的评估量表，如Beck自杀意念量表、自杀企图量表、自杀态度问卷等。目前广泛使用的9项患者健康问卷（patient health questionnaire-9，PHQ-9）中的第9条可用于自杀意念的筛查，主要询问受评者过去2周的状况，以评估其是否存在"有不如死掉或用某种方式伤害自己的念头"的状况及频率。自杀风险综合评估护理量表（nurses global assessment of suicide risk，NGASR）中文版常应用于住院抑郁障碍及其他精神障碍患者。该量表简易可行，共15个条目，总分为25分，0～5分为低风险，6～8分为中风险，9～11分为中高风险，≥12分为非常高的风险。患者在入院后4 h内可使用该量表完成自杀风险评估，第1周每天评估，1周后根据评估结果明确后续的评估频率。中高风险患者每天评估1次，低风险患者每周评估1次，无风险患者每个月评估1次，应根据患者的病情变化进行动态评估。渥太华自伤调查表（Ottawa self-injury inventory，OSI）、自伤功能评定量表（functional assessment of self-mutilation，FASM）、青少年非自杀性自伤行为评定问卷（adolescent self-harm behavior questionnaire，ASHBQ）等可用以评估自伤行为。需要注意的是，量表不能代替临床评估。

三、社会环境评估

很多心身相关障碍与社会环境因素密切相关。由于现代化、都市化等社会文化的变迁，生态环境的改变，以及人际关系的复杂化，重大的生活事件等因素正在人们的生活中潜移默化地影响人们的心理和躯体健康，而且常与心身相关障碍的发生、发展有一定的关系。积极的社会支持有利于及时减少负性因素的影响，维持身心健康。针对社会环境因素对个体的影响，可采用以下量表进行评估。

（一）生活事件量表

生活事件量表（life event scale，LES）是在20世纪80年代初引进的社会再适应评定量表（social readjustment rating scale，SRRS）基础上根据我国实际情况修订而成的。LES强调个体对生活事件的主观感受，目的是对应激源进行定性和定量评估，适用于16岁以上的成年人，属于自评量表。该量表共有48条在我国较常见的生活事件，包括家庭生活、工作、学习、社交及其他方面，另设2条空白项目，供填写受评者已经历但表中未列出的某些事件。LES总分越高，反映个体承受的精神压力越大。95%的正常人1年内的LES总分不超过20分，99%的正常人不超过32分。负性生活事件的分值越高，对身心健康的影响越大，而正性生活事件分值的意义仍有待进一步研究来明确。

（二）社会支持评定量表

社会支持评定量表（social support revalued scale，SSRS）由肖水源于1996年编制，用以了解受评者社会支持的状况。SSRS

共10个条目，包括客观支持、主观支持和对社会支持的利用度3个维度。总分越高，社会支持度越高。若总分不低于20分，代表受评者的社会支持正常；若总分为30～40分，代表受评者具有满意的社会支持度。

（况　利　甘　窈　张　琪）

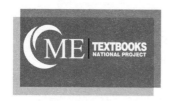

心身相关障碍的诊断

第3章

临床上的心身相关障碍很常见，其与精神障碍的症状之间既有区别又有联系，虽然心身相关障碍未达到精神障碍的诊断标准，却显著影响患者的生活质量及疾病的转归和预后，且其发病率较精神障碍更高。然而，心身相关障碍的发病机制和临床症状特征与精神障碍不同，若采用精神障碍分类诊断标准，会导致大量达不到诊断标准却存在社会心理易感因素或躯体化症状的患者难以得到有效的关注。可以说采用这种诊断模式几乎无法对当前心身医学的临床实践产生实质性的帮助。而且在科研方面，研究者常采用不同的诊断工具，这就使研究结果的同质性较差，同时这种分类诊断模式也不利于研究者之间的交流。

一、诊断原则

1. 多轴诊断　心身医学采用生物-心理-社会医学模式，要求临床医师不仅要了解患者的症状，还要去发现患者的阳性体征，探索更多的社会心理或环境诱因，关注患者的人格特征，从而调整诊断思路。因此，多轴诊断系统对全面理解心身相关障碍的发生背景，了解其对心理和躯体影响的范围和程度，以及患者的人格特征、社会功能受损程度等相关内容是有必要的。

心身相关障碍的临床多轴诊断系统包括：①轴-1，即心理症状和综合征，如与严重程度相关的抑郁状态和影响预后的焦虑；②轴-2，即人格个性类型，如冲动个体、综合征和发育问题（边缘人格、强迫个性和智力低下）；③轴-3，即临床通科医疗情况和神经精神疾病（糖尿病、脑卒中）；④轴-4，即童年早期、最近及当前的应激源；⑤轴-5，即心理社会资源（智能和应对技巧）和总体心理社会功能评定。

2. 等级诊断　等级原则是指临床诊断中按疾病严重性和治疗迫切性对可能存在的多种疾病按主次或先后顺序进行诊断排序。按疾病的严重性排序可构成一个"金字塔"，从"塔顶"到"塔底"依次为器质性疾病、精神障碍、心身疾病、心身障碍（心身反应障碍、心身症状障碍）。根据治疗需要或迫切性，应优先诊断需要治疗或迫切处理的障碍。对于心身相关障碍患者，在同时符合2种或多种诊断标准的情况下应遵循此原则，如患者同时存在抑郁障碍和糖尿病，而糖尿病的病情稳定，导致患者本次就诊的疾病是抑郁障碍，则应把抑郁障碍作为主要诊断，同时注明糖尿病为其他次要诊断。

3. 共病诊断　在传统的医学模式中多为单一诊断、单一治疗，而"共病"概念的提出改变了这一模式，强调对患者进行多重诊断并对诊断进行排序，以帮助临床医师更全面地了解患者，从而有助于治疗的开展。共病是指一段时间内个体同时存在2种疾病。复杂的生物-心理-社会病因的交叉机制产生了大量的各种类型的躯体疾病与心身相关障碍共病的现象。早期识别共病，能帮助患者尽早改善病痛。

二、诊断方法

心身相关障碍的诊断方法包括详细的病史采集、精神检查、体格检查、心理行为学检查和心理生理学检查。心身相关障碍的诊断还要注意鉴别躯体疾病和精神疾病。

在做病史采集时，除躯体方面外，还应了解患者起病前心理应激的来源、性质、程度，以及患者对此的反应，注意了解患者心理社会方面的有关资料（如经济社会发展情况、个性和行为特点、人际关系状况、家庭和社会支持资源、个体的认知评价模式等），分析这些心理社会因素与心身疾病发生、发展之间的关系。在精神检查方面，要进行精神症状的收集、整理和分析，通过与患者的交谈可直接观察并全面了解患者精神活动各方面的情况。体格检查对心身相关障碍的诊断与鉴别诊断非常重要，也是拟订治疗计划和具体治疗措施的依据。在进行体格检查时要注意观察患者对此的情绪反应及合作态度，恰当地判断患者心理素质的特点。在做心理行为检查时，临床上为了判定精神症状的严重程度及存在与否，常使用症状量表，如自评症状问卷、自评抑郁量表、自评焦虑量表等。患者的性格特点和行为模式也是心身相关障碍的易感素质，常用测量方法有明尼苏达多相人格调查表、艾森克人格问卷等。对于初步疑为心身相关障碍者，应结合病史资料，采用晤谈、行为观察、心理测量等方法，甚至采用医学心理生理检查，对其进行较系统的医学心理学检查，以评估患者的情绪、认知、性格等。根据在以上程序中收集的材料，结合心身相关障碍的基本理论，对患者是否存在心身相关障碍、存在何种心身相关障碍、由哪些心理社会相关因素在其中起主要作用及可能的作用机制等问题做出恰当的分析，提出假设，通过排除法、归因法做出判断，并检验假说，最终得出结论。

三、诊断要点

心身相关障碍的诊断要点：①存在明确的心身症状群。②心理社会因素在时间上与心身症状群或躯体疾病的发生、发展及康复之间有明确的关系；③关注心身相关障碍的特征，如病前人格特征、同一个体可以有几种疾病同时存在或交替发生、常有相同或类似的家族史、疾病常有缓解和复发倾向等。

四、诊断流程

心身相关障碍的诊断要求临床医师具有整体观，能将疾病与患者的心理、生理、社会、环境因素相关联，其诊断流程如下（图3-0-1）。

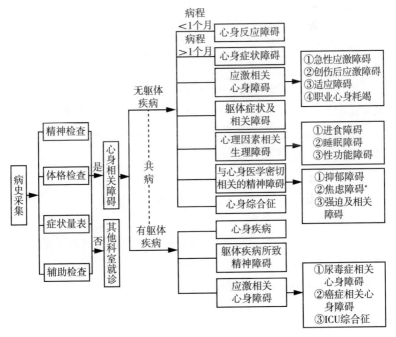

图3-0-1　心身相关障碍诊断流程图

注：*.包括考试焦虑障碍；ICU.重症监护病房。

（袁勇贵　尹营营　徐　治　王玉平）

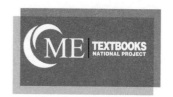

心身相关障碍的治疗

第4章

第一节 治疗原则

心身相关障碍的治疗，应该从心身整体观出发，在生物-心理-社会医学模式和整体医学模式的指导下，综合生物、心理、社会多层次进行考虑，倡导心身同治。心身相关障碍的治疗原则如下。

一、心身统一的治疗原则

心身统一的治疗原则是把患者看作一个躯体和精神的统一体。治疗时，既要强调对患者躯体疾病或躯体症状的治疗，也要重视对患者精神心理问题的治疗，两者并举，不可偏废。这是心身相关障碍治疗中最基本的治疗原则。对于急性发病且躯体症状严重的心身疾病患者，应以躯体对症治疗为主，辅以对精神心理问题的干预，例如，冠心病患者急性心肌梗死发作时，综合的生物性救助措施是解决问题的关键，同时也应对伴随的焦虑、抑郁或恐惧情绪积极地给予干预。对于以精神心理症状为主伴有躯体症状的心身相关障碍患者，或者以躯体症状为主但病程趋于慢性的心身疾病患者，可在对其实施常规躯体对症治疗的同时，重点进行精神心理问题的干预，例如，对于慢性消化性溃疡和高血压患者，除了给予适当的针对溃疡和高血压的躯体治疗外，还应重点做好对伴随出现的抑郁、焦虑等不良情绪或其他精神心理问题的干预。

二、综合性治疗原则

由于心身相关障碍的病因和临床特点的特殊性，在治疗方面应遵循综合性的治疗原则。综合治疗措施包括药物治疗、心理治疗、物理治疗及中医治疗等。如何将这些治疗措施灵活运用、相得益彰，是提高治疗效果的关键。在心身障碍的不同发展阶段，侧重点不同，因此，在整个治疗阶段都要定期评估患者的躯体和精神心理状况，调整治疗策略。例如，对于处于急性焦虑或重度抑郁状态的心身相关障碍患者，要先使用药物治疗合并物理治疗，待患者症状得到部分缓解后，再给予心理治疗和中医治疗。

三、个体化治疗原则

心身相关障碍患者的躯体状况、心理素质、性格特点各不相同，个体之间存在很大的差异。由于这些差异的存在，采用同一种治疗措施治疗同一种心身相关障碍的不同患者，其反应也会有很大的差异。因此，心身相关障碍的治疗应根据患者的年龄、性别、躯体状况、精神心理状况、性格特点、既往治疗经验、经济情况及治疗态度等因素，进行综合评估和考虑，制定个性化的心身综合治疗方案。

四、基于医患联盟的治疗原则

生物-心理-社会医学模式在心身相关障碍治疗过程中的一个重要体现是医患联盟的建立，体现了医患之间相互理解、相互合作、共同诊治的治疗原则。心身相关障碍在许多情况下需要医患双方共同由"疑难杂症""久治不愈"的现状中以最简单、最和谐的方法达到躯体和精神心理问题的自我认识，全新评价并建立新的统一和平衡，因此，心身相关障碍的治疗要充分考虑医师和患者双方对这种治疗形式的接受性。医师需要共情和接纳患者，正视患者的主观理解，主动吸收和组织自己的知识和技能，对每一个患者采取创造性的治疗方案；而患者应主动发现自己，积极挖掘自身潜能，发现自己生理和心理上的特点和缺欠。医患双方主动配合、建立联盟是心身相关障碍的基本治疗原则，有助于使医患之间的治疗关系发挥最佳作用，提升治疗效果。

（米国琳）

第二节　药物治疗

心身相关障碍的药物治疗涉及对患者的躯体疾病和躯体症状的治疗，以及对患者精神症状的治疗。本节主要侧重于介绍精神症状的药物治疗。常用的精神科药物有抗抑郁药、抗焦虑药、抗精神病药、心境稳定剂等。

一、抗抑郁药

抗抑郁药既能缓解心身相关障碍患者的躯体不适症状，又能改善患者伴随的抑郁、焦虑、恐惧等情绪问题。目前已作为心身相关障碍的一线用药，广泛应用于临床。

（一）常用抗抑郁药的分类

1. 选择性5-羟色胺再摄取抑制剂（selective serotonin reuptake inhibitor，SSRI） SSRI可选择性地抑制突触前膜5-羟色胺（5-hydroxytryptamin，5-HT）转运体，阻滞5-HT的回收，提高突触间隙5-HT的浓度，如氟西汀、舍曲林、帕罗西汀、氟伏沙明、西酞普兰、艾司西酞普兰等。

2. 5-羟色胺和去甲肾上腺素再摄取抑制剂（serotonin norepinephrine reuptake inhibitor，SNRI） SNRI为双通道阻滞剂，同时抑制突触前膜5-HT和去甲肾上腺素（NE）转运体，提高突触间隙5-HT和NE的浓度，如文拉法辛、度洛西汀、米那普仑等。

3. 多巴胺和去甲肾上腺素再摄取抑制剂（dopamine norepinephrine reuptake inhibitor，DNRI） DNRI可抑制突触前膜的多巴胺（dopamine，DA）和NE转运体，减少DA和NE的再摄取，提高突触间隙DA和NE的浓度，如安非他酮等。

4. 选择性去甲肾上腺素再摄取抑制剂（norepinephrine reuptake inhibitor，NRI） NRI可抑制突触前膜NE再摄取，增强中枢神经系统NE的功能，如瑞波西汀等。

5. 去甲肾上腺素和特异性5-羟色胺拮抗剂（noradrenergic and specific serotonergic antidepressant，NaSSA） NaSSA可拮抗中枢突触前肾上腺素α_2受体和突触后的5-HT_2及5-HT_3受体，增加NE和5-HT的释放，如米氮平等。

6. 5-羟色胺拮抗和再摄取抑制剂（serotion antagonist/reuptake inhibitor，SARI） SARI可拮抗突触后膜5-HT_{2A}受体，抑制突触前膜5-HT转运体发挥作用，如曲唑酮等。

7. 褪黑素能抗抑郁药（melatonergic antidepressant） 该药可作用于褪黑素受体，激动MT_1和MT_2受体，增加前额叶NE和

DA的浓度，如阿戈美拉汀等。

8. 三环类抗抑郁药（tricyclic antidepressant，TCA）和四环类抗抑郁药（tetracyclic antidepressant，TeCA） TCA和TeCA可通过抑制突触前膜的5-HT/NE转运体，减少5-HT/NE，提高突触间隙5-HT/NE的水平，如阿米替林、多塞平、氯米帕明、马普替林等。

9. 单胺氧化酶抑制剂（monoamine oxidase inhibitor，MAOI） MAOI可通过抑制单胺氧化酶，减少单胺分解，提高突触间隙的单胺水平，如苯乙肼、吗氯贝胺、反苯环丙胺等。

在选择抗抑郁药治疗时，应综合考虑患者的症状特点、躯体情况、药物自身特点、既往药物使用情况、是否合用其他药物等因素。临床常用抗抑郁药的剂量及注意事项如表4-2-1所示。

表4-2-1　常用抗抑郁药的剂量及注意事项

药物	起始剂量/（mg·d⁻¹）	推荐剂量/（mg·d⁻¹）	注意事项
氟西汀	20.0	20～60	与地高辛及环孢素相互作用
舍曲林	50.0	50～200	禁与MAOI合用
帕罗西汀	20.0	20～60	能增强华法林及强心苷的药效；停药太快易导致撤药反应，撤药应缓慢进行
氟伏沙明	50.0	100～300	与茶碱、氨茶碱、苯二氮䓬类药物、西沙必利、普萘洛尔等相互作用
西酞普兰	10.0	20～60	禁与MAOI合用
艾司西酞普兰	10.0	10～20	禁与MAOI合用
文拉法辛	50.0	75～225	可升高血压；禁与MAOI合用；西咪替丁、茚地那韦能减少文拉法辛的清除，增加其毒性

续表

药物	起始剂量/ （mg·d⁻¹）	推荐剂量/ （mg·d⁻¹）	注意事项
度洛西汀	30.0	60～120	可升高血压；与MAOI相互作用有潜在的致死风险；与茶碱、华法林、可待因、β受体阻滞剂相互作用
米那普仑	12.5	50～100	可升高血压；禁与MAOI合用
安非他酮	75.0	300～450	与抗肿瘤药及肌肉松弛药相互作用
曲唑酮	50.0	50～400	与唑类抗真菌药物、红霉素类药物、华法林等相互作用
米氮平	15.0	15～45	增加酒精及苯二氮䓬类药物的毒性作用
阿戈美拉汀	25.0	25～50	禁与氟伏沙明联合使用；禁用于肝功能损害患者、乙肝病毒携带者/患者、丙肝病毒携带者/患者

注：MAOI. 单胺氧化酶抑制剂。

（二）常见不良反应及处理

1. 心血管系统不良反应

（1）高血压：SNRI类药物、安非他酮可能导致高血压，在使用相关药物时要密切监测患者的血压。若出现血压升高的情况应酌情减药，必要时给予抗高血压药处理。

（2）心律失常：使用TCA时，患者容易出现心动过速或心脏传导阻滞的表现，可给予β受体阻滞剂以对症处理心动过速，注意心功能不稳定或心肌缺血者慎用。

（3）直立性低血压：使用TCA类药物、MAOI类药物和曲唑酮时，患者可能出现直立性低血压，可建议患者增加食盐摄入，改变体位时减缓动作，必要时减药或换药治疗。

2. 消化系统不良反应

（1）食欲缺乏、恶心、呕吐：使用SSRI、SNRI类药物及安非他酮治疗时易出现，可通过餐后服药或分次服用来改善不良反应，必要时给予维生素B_6等止吐药物对症处理。

（2）便秘：为常见的不良反应，可建议患者通过运动增加胃肠蠕动、多饮水、多进食粗纤维食物、使用通便药物来改善。

（3）口干：为常见的不良反应，尤其是使用TCA、SNRI类药物及安非他酮治疗时易出现，可建议患者通过嚼无糖口香糖或糖果来改善。

3. 神经精神系统不良反应

（1）静坐不能：使用SSRI、SNRI类药物治疗时易出现，建议患者加用β受体阻滞剂或苯二氮䓬类（benzodiazepines，BDZ）药物进行对症处理。

（2）失眠：使用SSRI、SNRI类药物及安非他酮治疗时易出现，建议患者调整服药时间（白天服用）或睡前加用镇静催眠药。

4. 泌尿生殖系统不良反应　主要不良反应为性功能障碍，在使用SSRI、SNRI、TCA类药物治疗时易出现，可加用西地那非、他达拉非、丁螺环酮或曲唑酮、安非他酮等药物进行对症处理，必要时减药或换药。

5. 5-羟色胺综合征　临床上5-羟色胺综合征可表现为静止震颤、过度紧张、肌阵挛及自主神经症状。常见于多个5-HT能药物联合应用时，MAOI与5-HT能药物合用时最常见、最严重。治疗措施包括停用所有5-HT能药物、给予患者支持治疗、使用抗5-HT能药物等。

（三）特殊人群用药

1. 妊娠期女性　妊娠期使用抗抑郁药不能完全规避风险，在妊娠前 3 个月应尽量避免使用抗抑郁药。对于抑郁情绪严重或复发风险高的女性，应考虑使用低风险药物，并使用最低有效剂量维持治疗，要避免使用致畸作用风险高的药物（如帕罗西汀等）。

2. 儿童、青少年　儿童、青少年使用抗抑郁药一直是有争议的，目前舍曲林已被证明对儿童、青少年的社交焦虑障碍有效，而氟西汀在减轻儿童、青少年抑郁障碍方面有良好的疗效。儿童、青少年的抑郁情绪若不能得到及时的治疗会有不可预测的风险，因此，在对该类人群使用任何抗抑郁药时均应密切监测、综合管理。

3. 老年人　老年人常伴有各种躯体疾病，需要长期服用治疗躯体疾病的药物，因此，合理选择抗抑郁药、保证用药安全尤为重要。治疗前应全面评估老年人的躯体状况及情绪状态，充分考虑药物间的相互作用，尽量选择单一抗抑郁药治疗，从低于常规起始剂量开始，缓慢增加至最低有效剂量，治疗过程中做到严密监测。

二、抗焦虑药

（一）常用抗焦虑药的分类

抗焦虑药在心身相关障碍中的应用非常广泛，此类药物主要用于减轻心身相关障碍患者伴随的焦虑、紧张、恐惧等情绪及睡眠问题。目前应用比较广泛的是 BDZ 和新一代抗焦虑药［阿扎哌隆类（azaperone）］。

1. 苯二氮䓬类药物 苯二氮䓬类（BDZ）药物既有抗焦虑作用，也有镇静催眠作用，还有抗惊厥、松弛骨骼肌的作用。BDZ不仅可以缓解心身相关障碍患者常见的焦虑、恐惧等情绪，同时对该类疾病伴发的失眠问题也有效果。

常用的BDZ药物有地西泮、劳拉西泮、阿普唑仑等，具体选药可以根据患者的焦虑性质、药物的药代动力学特征等因素来确定。一般而言，高效和半衰期短（＜12 h）的药物较易产生依赖和戒断症状，半衰期长的药物虽然不用每天多次用药，突然停药后的戒断症状也较轻，却能引起过度镇静，且容易在体内蓄积。常用药物及剂量详见表4-2-2。

表4-2-2 苯二氮䓬类抗焦虑药的适应证及常用剂量

药物	半衰期/h	适应证	常用剂量/（mg·d⁻¹）
地西泮	30～60	抗焦虑、催眠、抗癫痫、酒替代	5.0～15.0
氟西泮	50～100	催眠	15.0～30.0
硝西泮	18～34	催眠、抗癫痫	5.0～10.0
氯硝西泮	20～40	抗癫痫、抗躁狂、催眠	2.0～8.0
阿普唑仑	6～20	抗焦虑、抗抑郁、催眠	0.8～2.4
艾司唑仑	10～24	抗焦虑、催眠、抗癫痫	2.0～6.0
劳拉西泮	10～20	抗焦虑、抗躁狂、催眠	1.0～6.0
奥沙西泮	6～24	抗焦虑、催眠	30.0～90.0
咪达唑仑	2～5	快速催眠、诱导麻醉	15.0～30.0

资料来源：郝伟，陆林.精神病学［M］.8版.北京：人民卫生出版社，2018.

出现以下情况的患者，应慎用BDZ：①严重的急性酒精中毒，可加重中枢神经系统的抑制作用；②肝肾功能损害者能延长本药的清除半衰期；③癫痫患者突然停药可引起癫痫持续状态；④严重的抑郁可加重病情，甚至产生自杀倾向，应采取预防措施；⑤严重的慢性阻塞性肺疾病可加重呼吸衰竭；⑥外科或长期卧床患者，咳嗽反射可受到抑制；⑦低蛋白血症时，易导致嗜睡；⑧多动症者可有反常反应；⑨重度重症肌无力者，病情可能被加重；⑩可加重闭角型青光眼的病情；⑪有药物滥用和成瘾史者。

对成年人来说，超剂量的BDZ不至于引起生命危险，但与酒精或其他精神药物同时服用时危险性将大幅度提高。患者过量服用后，多表现为深睡眠，可在 2 ～ 48 h 后醒来，也可表现为震颤、步态不稳、心动过缓、严重乏力等。药物未完全吸收时可及时洗胃，其间主要针对呼吸和循环功能给予支持性治疗，可使用拮抗剂氟马西尼。因该药的血浆蛋白结合度高，透析的疗效并不明显。另外，还应注意BDZ与其他药物之间的相互作用，该类药物可以加强麻醉药、巴比妥类药物和酒精的抑制作用。

2. 阿扎哌隆类药物　阿扎哌隆类药物是新一代抗焦虑药，包括丁螺环酮、坦度螺酮等。

（1）丁螺环酮：丁螺环酮的抗焦虑机制主要是作用于海马部位的 $5-HT_{1A}$ 受体及多巴胺受体，而不是作用于BDZ受体，无镇静、松弛肌肉和抗惊厥的作用。另外，该药还具有较弱的抗DA能作用。该药可用于治疗广泛性焦虑障碍，对伴有抑郁、强迫、酒精滥用或依赖、吸烟、冲动攻击行为症状的焦虑障碍也有效。该药的优点是镇静作用少，运动障碍轻，对记忆的影响小，且无交叉耐受性和滥用问题，也无呼吸抑制作用。

丁螺环酮的用法用量：口服，开始时每次 5 mg，2 ～ 3 次/天。第 2 周可加至每次 10 mg，2 ～ 3 次/天。常用治疗剂量为 20 ～ 40 mg/d。

丁螺环酮的不良反应和注意事项：不良反应较少，耐受性好，但与MAOI类药物合用可导致高血压。该药起效慢，作用弱于BDZ，可作为BDZ的替代品，但最好在BDZ撤药前2周就开始服用，可改善BDZ的撤药症状。

（2）坦度螺酮：坦度螺酮为5-HT$_{1A}$受体激动剂，通过选择性激动突触后膜的5-HT$_{1A}$受体，抑制亢进的5-HT神经活动，使5-HT与突触后膜的5-HT$_{1A}$和5-HT$_{2A}$受体的结合恢复平衡状态，从而发挥抗焦虑作用。坦度螺酮可用于各种原因所致的焦虑状态，以及原发性高血压、消化性溃疡等各种心身疾病伴发的焦虑状态，也可治疗食欲过盛的饮食紊乱等症状。

坦度螺酮的用法用量：成年人的通常应用剂量为每次10 mg，3次/天，口服。根据患者的年龄、症状等适当增减剂量，但每天用量不得超过60 mg。

坦度螺酮的不良反应和注意事项：不良反应较轻，可能引起嗜睡或眩晕，服药期间不得从事高空作业、驾驶汽车等危险性作业。

3. 其他具有抗焦虑作用的药物

（1）抗抑郁药：临床使用的抗抑郁药几乎都有抗焦虑作用。在目前国内获批适应证的抗抑郁药中，文拉法辛和度洛西汀可用于治疗广泛性焦虑障碍；帕罗西汀和艾司西酞普兰可用于治疗惊恐障碍。焦虑严重时，可合并BDZ等抗焦虑药。与BDZ相比，抗抑郁药对精神性焦虑的效果更佳，BDZ可更多改善躯体性焦虑症状。

（2）抗精神病药：非典型抗精神病药联合抗抑郁药，可有效减轻患者的焦虑。许多慢性焦虑患者的躯体症状较明显，长期存在的躯体症状使患者产生超价观念，使用抗精神病药可缓解精神症状，起到增效作用。

（3）抗癫痫药：抗癫痫药可通过调节γ-氨基丁酸（γ-aminobutyric acid，GABA）和谷氨酸水平，恢复这2种神经递质之间的动态平衡，降低神经元的过度兴奋，从而发挥抗焦虑作用。对于丙戊酸盐、普瑞巴林、卡马西平、拉莫三嗪、加巴喷丁、托吡酯等药物，均有相关研究证明其对社交焦虑障碍、惊恐障碍、广泛性焦虑障碍、创伤后应激障碍、强迫症等焦虑障碍有效。

（4）β受体阻滞剂：β受体阻滞剂普萘洛尔可通过降低心率、减轻肌肉颤动来缓解由于焦虑引起的心脏不适，使部分患者获得心理上的平静。

（二）常见不良反应及处理

BDZ的常见不良反应为镇静、困倦、嗜睡、头晕，对高空作业、驾驶汽车等高风险操作人群有潜在危险。呼吸功能不全的患者（如慢性阻塞性肺疾病、睡眠呼吸暂停综合征）慎用。大剂量服用可引起共济失调，使跌倒风险增加，导致口齿不清和意识障碍，严重者可致昏迷，尤其容易发生于老年人、肝肾功能损害，以及与其他镇静药联用时。长期服用可导致短期认知功能的下降，同时与长期认知功能下降和痴呆的发展相关。

长期大量使用该类药物可导致药物依赖，主要表现为药物耐受性增加、戒断症状和心理依赖，因此，宜短期单独使用（建议不超过6周），或者与其他无成瘾性的抗焦虑药联合使用，一旦后者开始起效便可逐渐减、停该类药物。

（三）特殊人群用药

1. 妊娠期及哺乳期女性

（1）在妊娠前3个月内，BDZ有增加胎儿畸形的危险，妊娠期长期服用可成瘾，使新生儿呈现撤药症状，如激惹、震颤、呕吐、腹泻等。妊娠后期用药可影响新生儿中枢神经活动。分娩前及分娩时用药可导致新生儿肌张力较弱，应禁用。

（2）BDZ可随乳汁分泌，哺乳期女性应避免使用。

2. 儿童 幼儿中枢神经系统对BDZ异常敏感，应谨慎给药。

3. 老年人 老年人对BDZ较敏感，用量应酌减。

三、抗精神病药

心身障碍患者的谵妄、幻觉、妄想、先占观念等症状常需联合使用抗精神病药。抗精神病药可作为增效剂联用抗抑郁药或抗焦虑药，联用时要充分评估药物潜在的不良反应及其与躯体疾病治疗药物的协同或禁忌作用。

（一）常用抗精神病药的分类

1. 典型抗精神病药

（1）奋乃静：幻觉、妄想症状明显的患者可考虑使用，常用剂量为20～60 mg/d。肝肾不良反应较小，易导致锥体外系不良反应。

（2）氟哌啶醇：对幻觉、妄想症状的效果明显，口服有效剂量为10～20 mg/d，兴奋激越及谵妄患者可使用肌内注射剂，常用剂量为每次2.5～5.0 mg。本药对心血管及肝脏的不良反应较小，但锥体外系不良反应的发生率高达80%，以急性肌张力障碍、静坐不能最为常见。

（3）舒必利：镇静催眠作用小，小剂量（100～200 mg/d）使用时具有抗抑郁、抗焦虑作用，治疗剂量（600～1200 mg/d）对木僵、幻觉、妄想等症状的效果较好。常见不良反应为失眠、催乳素水平升高、月经失调及体重增加等，可引起心电图T波改变。

2. 非典型抗精神病药

（1）奥氮平：作为治疗心身相关障碍的增效药物时较为常用，治疗剂量为5～20 mg/d。奥氮平很少引起锥体外系不良反应，代谢综合征的发生率最高，以体重增加较为常见。可通过控制饮食、体育锻炼等方法干预患者的生活方式，改善代谢异常，并定期监测血糖。低血压、心脑血管病、肝功能损害及癫痫患者需谨慎使用。

（2）利培酮：对激越和攻击行为起效快，可用于儿童期的心身障碍，锥体外系不良反应与剂量相关，片剂或口服液的常用剂量为4～6 mg/d，剂量超过6 mg/d可出现急性肌张力障碍和静坐不能，还可引起催乳素升高、失眠、焦虑、直立性低血压及心动过速等不良反应。可口服抗胆碱能药苯海索，肌内注射氢溴酸东莨菪碱进行处理。静坐不能也可以选择口服β受体阻滞剂普萘洛尔。合用氯硝西泮或劳拉西泮等苯二氮䓬类药物可以缓解焦虑、失眠等不良反应。

（3）喹硫平：为治疗心身相关障碍的常用增效药物，很少引起抗胆碱能的不良反应。对伴有精神行为症状的老年患者有明显的疗效，可改善其认知功能。治疗剂量为150～750 mg/d。常见不良反应为嗜睡、直立性低血压等。

（4）氨磺必利：小剂量使用具有抗抑郁、抗焦虑的作用，使用中等剂量（400～800 mg/d）时具有改善精神病性症状的效果。治疗剂量为200～1200 mg/d。不良反应主要有催乳素水平升高、QT间期延长等。锥体外系不良反应的发生率与剂量相关。

（5）阿立哌唑：常用于心身相关障碍的增效治疗，有治疗精神病性症状、抗焦虑及抗抑郁的效果。常用剂量为10～30 mg/d。阿立哌唑较少引起锥体外系不良反应，极少引起催乳素水平的升高。

（6）齐拉西酮：可改善精神病性症状及焦虑、抑郁等症状，锥体外系不良反应的发生率较低，对催乳素、体重的影响较小。口服制剂推荐在两次进餐时服用，推荐剂量为80～160 mg/d。肌内注射剂对兴奋激越症状有效，常用剂量为40 mg/d。常见不良反应为QT间期延长，使用前需先评估心电图，监测血钾及血镁浓度，并定期复查心电图。该药不宜用于失代偿性心力衰竭患者。此外，镇静、便秘、头晕等不良反应较为常见。

（二）常见不良反应及处理

1. 锥体外系不良反应 锥体外系不良反应包括急性肌张力障碍、类帕金森综合征、静坐不能及迟发性运动障碍。急性肌张力障碍表现为肌张力高、伸舌、斜颈及呛咳。类帕金森综合征表现为面容呆板、肌肉震颤及动作迟缓。静坐不能表现为坐立不安。迟发性运动障碍表现为不自主吸吮、舔舌、咀嚼等，即"口–舌–颊"三联征。可换用锥体外系不良反应少的抗精神病药，或者口服抗胆碱能药苯海索、肌内注射氢溴酸东莨菪碱等进行对症处理。对于静坐不能的患者，还可选择口服β受体阻滞剂普萘洛尔加以缓解。对迟发性运动障碍者，可加用维生素E、维生素B_6、异丙嗪等治疗。

2. 代谢综合征 抗精神病药可引起体重增加、血糖增高及高脂血症。对于肥胖、存在糖脂代谢风险的患者，应优先选择或换为代谢风险小的药物。另外，可通过运动、调整饮食结构，或者使用降糖药、降脂药对症处理。

3. 内分泌紊乱 抗精神病药可引起催乳素升高、月经紊乱、性功能异常等，因此，青春期少女、育龄女性应尽量选择风险较低的药物。月经紊乱可使用中药对症治疗，也可行人工周期调整。

4. 心血管系统不良反应 心血管系统不良反应包括直立性低血压、心动过速、心动过缓、心电图改变等。预防直立性低血压应从小剂量开始，缓慢加量，变换体位时动作要缓慢。发生直立性低血压后，应让患者平卧，采取头低位，测量血压，静脉注射葡萄糖。注意禁用肾上腺素升压，因为肾上腺素可激活α和β受体，而α效应可被抗精神病药阻断，表现为β效应，结果可使血压更为降低，应使用主要激动α受体的NE等。如果QT间期＞

450 ms或延长超过60 ms时，应考虑换用对QT间期影响小的药物。若QT间期超过500 ms，发生扭转性室性心律失常的风险增加，表现为阿-斯综合征，此时患者猝死的风险很高，应停药观察。

5. 恶性综合征　恶性综合征是严重的不良反应，表现为高热、肌张力增高、自主神经功能紊乱、意识障碍等，出现肌酸磷酸激酶升高，可危及生命。几乎所有抗精神病药都有引起恶性综合征的可能。药物加量过快、快速减药、多药联用及合并脑病、物质依赖、精神发育迟滞、激越、脱水及躯体疾病是可能的危险因素。需停用抗精神病药，同时进行补液、降温及预防感染等对症支持治疗。

（三）注意事项（合并躯体疾病的药物选择）

如果有躯体疾病伴发心身障碍，需谨慎选择抗精神病药，同时需治疗躯体疾病。选择抗精神病药需关注药物相互作用：①闭角型青光眼患者禁用奥氮平等可诱发青光眼的抗精神病药；②奥氮平、氯氮平等抗精神病药可降低癫痫发作阈值，因此，癫痫患者应避免使用；③氯丙嗪、氯氮平及利培酮等与降压药合用可能增加高血压患者发生直立性低血压的风险；④阿奇霉素、罗红霉素等可能增加感染患者氯氮平的血药浓度，增加药物不良反应的发生率；⑤重度肝损害患者可使用主要经肾脏代谢的抗精神病药（如帕利哌酮、氨磺必利等）；⑥合并糖尿病、高脂血症的患者应避免使用奥氮平等明显影响糖脂代谢的药物；⑦银屑病患者使用氯氮平可能诱发脓疱型银屑病，应避免使用。

（四）特殊人群用药

1. 妊娠期女性　妊娠期女性使用抗精神病药时应慎重，尤其是前3个月会对胎儿造成风险。尚有部分抗精神病药缺乏等级推荐证据，且分级不详。常用抗精神病药的分类可参考表4-2-3。

表4-2-3　妊娠期女性用药等级推荐

推荐等级	非典型抗精神病药	典型抗精神病药
A级	无	无
B级	氯氮平	无
C级	奥氮平、帕利哌酮、利培酮、喹硫平、齐拉西酮、阿立哌唑	氯丙嗪、奋乃静、氟哌啶醇
分级不详	氨磺必利	舒必利

注：A级为未证明；B级为动物试验未对胎儿造成风险，但无人体对照试验；C级为动物实验会对胎儿造成不良影响，但无充足的人体对照试验。

2. 儿童、青少年　儿童、青少年期，中枢神经系统尚处于持续发育过程中，对抗精神病药的反应（包括疗效及不良反应）较为敏感。儿童、青少年患者对心理治疗的效果不理想或出现伤害自身或伤害他人的风险且明显影响社会功能时可联用抗精神病药。选择药物时应充分考虑药物的使用年龄范围。美国食品药品管理局（FDA）批准阿立哌唑、利培酮、奥氮平、喹硫平治疗心境障碍的使用年龄为≥10岁，治疗精神分裂症的使用年龄为≥13岁。具体剂量参见表4-2-4。

表4-2-4　儿童、青少年期常用抗精神病药剂量参考

分类	药物	剂量/mg	剂量调整范围
非典型	阿立哌唑	2	可加量至5～15 mg/d
	氯氮平	6.25～12.50	依据血药浓度
	奥氮平	2.5～5.0	依据血药浓度
	喹硫平	25	150～200 mg/d
	利培酮	0.25～2.00	根据疗效不良反应调整剂量
典型	氟哌啶醇	0.5～1.0	>4 mg无有效证据

3. 老年人 老年患者的药物代谢可发生重要的变化，且常因伴有多种躯体疾病，合并内科用药的数量增多，用药不良反应的风险也随之增高。老年人用药的初始剂量为成年人的1/4～1/2，且针对一种症状尽量单一用药。抗精神病药所致抗胆碱能不良反应可能会导致尿潴留、精神错乱、便秘、肠梗阻，高脂血症可导致心血管疾病的风险增加，高催乳素血症可增加骨质疏松症的发生风险。

四、心境稳定剂

心境稳定剂可分为经典心境稳定剂和非典型心境稳定剂，可用来治疗原发和继发的心境障碍，以及头痛、慢性疼痛等心身症状。经典心境稳定剂包括碳酸锂及抗惊厥药丙戊酸盐和卡马西平。其他抗惊厥药（如拉莫三嗪、托吡酯、加巴喷丁）及第二代抗精神病药也具有心境稳定的作用，为非典型心境稳定剂。经典心境稳定剂的作用机制可能与调节神经递质系统的功能、调控离子通道及细胞内信号传递等作用有关。

（一）经典心境稳定剂

1. 碳酸锂 锂盐是双相情感障碍的基础治疗药物，是治疗躁狂发作的首选药物，对双相抑郁也有效。其对难治性抑郁有增效作用，并且对躁狂和抑郁的复发还可起到预防作用。此外，碳酸锂可降低双相情感障碍维持期治疗阶段的自杀行为。抑郁症患者如果有明显的精神运动性迟滞、食欲减退及体重减轻时，碳酸锂的有效性更高。

碳酸锂常见的不良反应有口干、烦渴、多饮、多尿、便秘、腹泻、恶心、呕吐、上腹痛等。神经系统不良反应有双手细震颤、萎靡、无力、嗜睡、视物模糊、腱反射亢进等。碳酸锂可引起白细胞计数增多。早期中毒表现为不良反应加重，如频发的呕吐和腹泻、无力、淡漠、肢体震颤由细小变得粗大、腱反射亢进等。严重中毒表现为意识模糊、共济失调、吐字不清、癫痫发作，乃至昏迷、休克、肾功能损害，可危及生命。另外，长期服用锂盐可能引起甲状腺功能减退。

碳酸锂的用法和注意事项：抗躁狂的治疗剂量一般为 1000 ～ 2000 mg/d，分 2 ～ 3 次服用，为减轻药物对胃的刺激，宜在饭后服用。应从小剂量开始，逐渐增加剂量，并在治疗前 3 周参照血锂浓度调整剂量以达到有效的血锂浓度。维持剂量一般为 1000 ～ 1500 mg/d，老年体弱者可酌减用量，并密切观察不良反应。作为重度抑郁的增效剂时，碳酸锂的使用剂量及血药浓度相对较低，剂量为 600 ～ 1200 mg/d，血锂浓度在 0.5 ～ 0.8 mmol/L 时有效。12 岁以下儿童、妊娠期前 3 个月禁用。哺乳期女性使用本品期间应停止母乳喂养。脑器质性疾病、严重躯体疾病和低钠血症患者应慎用本品。服用本品期间不可用低盐饮食。肾功能不全者、严重心脏疾病患者禁用。

碳酸锂的治疗剂量和中毒剂量比较接近，应在监测血锂浓度的前提下，调节治疗剂量及维持剂量，避免出现急性中毒。急性期治疗的血锂浓度为 0.6 ～ 1.2 mmol/L，维持治疗的血锂浓度为 0.4 ～ 0.8 mmol/L，有效浓度的上限为 1.4 mmol/L，超过此值容易出现锂中毒。老年患者的治疗血锂浓度以不超过 1.0 mmol/L 为宜。对于锂盐过量或中毒的患者，应立即停用锂盐，积极采取补钠、利尿或透析等措施，以促进锂盐的排泄，同时应迅速处理可能存在的脑水肿、低血压、抽搐等问题。

2. 丙戊酸盐 主要的丙戊酸盐为丙戊酸钠（sodium valproate）和丙戊酸镁（magnesium valproate），可用于治疗双相情感障碍的躁狂发作，特别是对快速循环发作及混合性发作的效果较好，也可预防双相情感障碍的复发。对碳酸锂反应不佳或不能耐受的患者可将丙戊酸盐作为替代药物。

丙戊酸盐的常见不良反应有恶心、呕吐、厌食、腹泻、体重增加等。少数患者可出现嗜睡、震颤、共济失调、脱发、血小板减少症或因血小板聚集抑制而引起异常出血或瘀斑、白细胞计数减少、中毒性肝损害等。极少数患者发生急性胰腺炎。药物过量的早期表现为恶心、呕吐、腹泻、厌食等消化道症状，继而出现肌无力、四肢震颤、共济失调、嗜睡、意识模糊或昏迷等症状。另外，丙戊酸盐的致畸作用及其可致多囊卵巢综合征的作用也应引起特别的关注。

丙戊酸盐空腹时吸收良好，2 h可达峰浓度，饭后服药会明显延迟吸收。半衰期为5～20 h。抗躁狂治疗应从小剂量开始，最高剂量不超过1.8 g/d，可参考血药浓度调整剂量，有效治疗血药浓度为50～100 μg/ml。白细胞计数减少与严重肝脏疾病者禁用。肝肾功能不全者应减量。治疗期间应定期检测肝功能及白细胞计数。用药期间不宜驾驶车辆、操作机械或高空作业。妊娠期女性禁用。哺乳期女性在使用本品期间应停止哺乳。老年患者应酌情减量。

3. 卡马西平　卡马西平用于急性躁狂发作的治疗，适用于碳酸锂治疗无效，或者快速循环发作或混合性发作的患者。也可与碳酸锂合用，但剂量要相应地减少。

卡马西平治疗初期的常见不良反应有复视、视物模糊、眩晕、头痛、嗜睡和共济失调。少见的不良反应有口干、恶心、呕吐、腹痛、皮疹等。偶见白细胞计数减少、血小板计数减少、再生障碍性贫血、肝肾功能异常、黄疸等。大剂量中毒可引起精神错乱、谵妄甚至昏迷。

卡马西平的治疗剂量为600～1200 mg/d，分2～3次口服，治疗血药浓度为6～12 μg/ml。维持剂量为300～600 mg/d，血药浓度为6 μg/ml。突然停药可诱发癫痫发作，因此，应逐渐减量停药。长期使用时应定期检查肝功能、血常规及尿常规。妊娠期、哺乳期女性，以及有骨髓抑制病史及心、肝、肾功能损害者禁用。青光眼及老年患者慎用。

（二）非典型心境稳定剂

1. 拉莫三嗪 拉莫三嗪可以治疗双相快速循环发作及双相抑郁发作，可预防双相抑郁的复发，也可作为难治性抑郁的增效剂。治疗剂量为 50～500 mg/d，分2次服用。口服易吸收，2.5 h 血药浓度达峰值，半衰期约为24 h。主要不良反应有皮疹、共济失调、抑郁、复视、困倦、无力、呕吐及眼球震颤。一旦出现Stevens-Johnson综合征的严重皮肤不良反应，后果往往十分严重，甚至危及生命，此时应立即停药（包括停用可能合用的丙戊酸盐），停药越早，皮疹的预后越好。

2. 非典型精神病药物 利培酮、奥氮平、喹硫平、齐拉西酮和阿立哌唑具有抗躁狂的疗效。在双相障碍躁狂发作的急性期治疗阶段，这些药物可作为补充或辅助治疗措施与经典心境稳定剂联合使用。喹硫平、奥氮平等药物对双相情感障碍的抑郁发作也是有效的。

（米国琳　李翠鸾　简　佳　刘振花）

第三节　物理治疗

心身医学重视心身互动关系对人体系统的影响。心理活动的物质基础是大脑的高级神经活动，调整大脑的高级神经活动是治疗心身疾病的重要思路。大脑是一个电化学器官，神经元传递信息是通过电刺激（去极化）从树突经过细胞体传递到突触而实现的。通过物理方法调整大脑神经元的信息传递是治疗心身疾病生物学方面的主要手段之一。

目前国内广泛应用于临床的物理治疗方法有无抽搐电休克治疗（non-convulsive electroconvulsive therapy）、重复经颅磁刺激（repetitive transcranial magnetic stimulation，rTMS）、深部磁刺激（deep transcranial magnetic stimulation，dTMS）、生物反馈治疗（biological feedback therapy）、经颅直流电刺激（transcranial direct current stimulation，tDCS）。逐渐从实验室走向临床的物理治疗有经颅交流电刺激（transcranial alternating current stimulation，tACS）、脑深部刺激（deep brain stimulation，DBS）、迷走神经刺激术（vagus nerve stimulation，VNS）、硬膜外皮质刺激（epidural cortical stimulation，EpCS）、磁休克治疗（magnetic seizure therapy，MST）等。

一、无抽搐电休克治疗

电休克治疗（electroconvulsive therapy，ECT）是精神相关疾病的一种经典物理治疗方法，也称"电抽搐治疗""电痉挛治疗"。ECT由意大利神经精神病学家 Ugo Cerletti 和 Lucio Bini 于1938年发明，并早已应用于治疗严重性精神疾病，包括具有自杀行为的抑郁症、躁狂症、精神分裂症等。ECT用短暂适量的电流通过患者头部，引发大脑皮质细胞广泛放电，进而调整脑细胞的生理功能，达到治疗疾病的目的。进行ECT治疗时，患者会出现暂时性的意识丧失，并伴随全身抽搐，可能造成骨折等不良反应。后来因麻醉药和肌肉松弛药的使用，ECT发展成为改良电休克治疗（modified electro-convulsive therapy，MECT），又称"无抽搐电休克治疗（non-convulsive electroconvulsive therapy）"。该治疗方法去除了全身抽搐引发骨折的风险，在治疗形式上也显得很温和，去除了患者和家属的顾虑。

MECT的主要适应证：①抑郁障碍患者，有强烈自伤、自杀行为或企图，或者有明显自责、自罪；②精神分裂症患者，有明显冲动、自伤、自杀行为或企图，或者抗精神病药疗效不佳，或者有明显的拒食、违拗、紧张性木僵；③躁狂发作患者，有明显的兴奋、躁动、易激惹，无法配合治疗；④顽固性疼痛患者，如躯体化障碍、幻肢痛等；⑤其他精神障碍患者，药物治疗无效或无法耐受的严重精神障碍患者，如焦虑障碍、严重强迫症、人格解体综合征、冲动行为突出的反社会人格障碍等。在MECT治疗期间，最好适当地减少丙戊酸钠、氯硝西泮等有抗癫痫作用药物的用量，以免影响治疗效果。同时要注意联合药物治疗，以为将来巩固维持期的治疗做好准备。

　　MECT没有绝对禁忌证，但某些疾病可能增加治疗的危险性：①心血管系统疾病，如心肌梗死、心脏支架及起搏器置入术后、冠心病、未控制的高血压等；②中枢神经系统疾病，如颅内占位、颅内高压等；③内分泌系统疾病，如糖尿病、嗜铬细胞瘤未控制等；④血管性疾病，如脑血管畸形、颅内动脉瘤、有脑血管意外史、腹主动脉瘤等；⑤对静脉诱导麻醉、肌肉松弛药过敏；⑥其他原因造成的麻醉相关风险高等情况。

二、重复经颅磁刺激和导航经颅磁刺激

　　经颅磁刺激（transcranial magnetic stimulation，TMS）利用法拉第电磁感应原理，即脉冲电流通过置于头皮表面的线圈时会产生瞬时磁场，磁场无明显衰减地穿过头皮、颅骨，刺激大脑皮质或远隔大脑皮质产生感应电流，使大脑皮质神经细胞发生去极化或超极化，从而改变神经元细胞的兴奋性。重复经颅磁刺激（rTMS）是经颅磁刺激的一种常见刺激模式，可以长期改变皮质兴奋性、大脑神经元可塑性，并调节神经营养因子、多巴胺等神经递质的功能，从而起到治疗疾病的作用。高频rTMS

（10～20 Hz）可易化局部神经元电活动，增加皮质兴奋性；低频rTMS（1～5 Hz）可抑制局部神经元活动，降低皮质兴奋性。

同时，rTMS是一种非侵入性的神经治疗技术，因其具备无创、安全、经济、操作简单等优点，目前已被广泛应用于精神神经疾病的临床和科研领域。有研究认为，rTMS和MECT对难治性抑郁症的疗效相当，rTMS对认知功能的改善作用优于MECT，rTMS有望成为替代ECT的有效治疗方法，且具有广泛的应用前景。

rTMS的适应证为抑郁障碍、焦虑障碍、精神分裂症、双相情感障碍、睡眠障碍、认知障碍、物质依赖、帕金森病、癫痫等精神神经疾病。治疗抑郁障碍的主要位点是左背外侧前额叶皮质高频rTMS或右背外侧前额叶皮质低频rTMS。目前尚未发现两者在疗效上存在显著性差异。治疗广泛性焦虑障碍的主要位点是右顶叶低频rTMS。rTMS外侧额叶皮质可以改善精神分裂症患者的阴性症状。还有研究证明，rTMS能改善长期住院精神分裂症患者的社会功能康复及生活质量。改善帕金森病运动症状的最佳参数可能定位于初级运动皮质的多次高频rTMS，而低频rTMS可有效改善帕金森病患者的自主神经功能障碍。一般认为，具有抗癫痫作用的是低频rTMS。

为了更精准地定位 rTMS 刺激位点，得到最佳的刺激疗效，目前已有部分TMS配有光学导航定位系统，以实现TMS的可视化。光学导航定位系统的操作主要集中于导航定位软件上，一般通过磁共振图像信息，用被试者的磁共振头部扫描图像重建患者头部的三维模型，然后用光学导航实时跟踪TMS刺激线圈。在导航系统的指引下，操作者可以清楚地了解线圈与被试者头脑内相对位置的变化，从而实现TMS定位。另外，为了消除TMS使用过程中由于手持线圈引起的操作误差，有的TMS刺激器还配备机械臂定位系统，以达到经颅磁精准刺激的需求。

　　rTMS的禁忌证是靠近线圈的作用部位有金属或电子仪器
（如有脉冲发生器、颅内埋置电极、电子耳蜗、医疗泵等体内植
入金属），以及严重的脑部疾病，如脑肿瘤、脑外伤、脑炎、脑
血管疾病、脑代谢性疾病患者。rTMS慎用于癫痫发作阈值降低、
睡眠剥夺、时差未恢复、醉酒及过度疲劳者，以及严重躯体疾病
者（如心力衰竭、心肌梗死等）。

　　rTMS的不良反应是可能会诱发癫痫发作、头部疼痛不适，
以及听觉受影响等。

三、深部磁刺激治疗

　　rTMS只能刺激到1.5～2.0 cm的浅层大脑皮质区域，但是
与精神疾病密切相关的前额叶皮质部分位于头皮下3.0～4.0 cm，
而其他一些相关的脑组织结构（如伏隔核、杏仁核、腹侧被盖
区等）更是位于大脑深部，因而浅层刺激难以达到预期的刺激
效果。

　　深部磁刺激（dTMS）应运而生。dTMS可以在不增加刺激
强度的同时满足对大脑深部结构的刺激，还可减少对表层皮质的
损伤。dTMS的H线圈复杂多样，多个线圈元素定向与头皮表面
相切，使不相切的线圈元素尽量减少，进而可减弱头皮-空气界
面的积累电荷产生的静电场对脉冲磁场产生的感应电场的影响。
不同结构的H线圈可在脑深部不同区域和大脑通路产生足够强的
感应电场，同时在头皮及浅层皮质产生较弱的感应电场，从而达
到治疗特定疾病的目的。不同H线圈的设计对应不同的刺激目标
区域及相应的适应证。

四、生物反馈治疗

生物反馈治疗是借助电子仪器把采集到的内脏器官活动信息加以处理并及时转换成人们熟悉的视觉和听觉信号并显示出来，让人们"感觉"到自己内脏器官的活动情况。通过学习和训练，被治疗者可逐步建立操作性条件反射，学会在一定范围内对部分内脏器官的活动（如心率、血压、肌肉紧张度、脑电波活动、皮肤表面温度、皮肤导电量等）进行控制，校正偏离正常范围的内脏器官活动，恢复内环境稳态，从而达到治疗目的。

大多数心身疾病都能通过生物反馈得到治疗或缓解。生物反馈治疗对自主神经功能紊乱所致疾病的疗效更好，如原发性高血压、冠心病、心律失常、消化性溃疡、支气管哮喘、偏头痛、紧张性头痛、癫痫、更年期综合征、焦虑障碍、抑郁障碍、面神经麻痹、周围神经损伤、痉挛性斜颈、书写痉挛、类风湿关节炎、糖尿病等。另外，生物反馈治疗还可应用于孕产妇围生期的健康教育及培训，有助于分娩。

五、经颅直流电刺激

经颅直流电刺激（tDCS）是一种通过对放置于头皮的一对电极片（分别为阳极和阴极）施加恒定的微电流，在一定程度上改变大脑皮质兴奋性和神经可塑性，从而调控大脑功能的非侵入性脑刺激方法。近年来，tDCS在治疗慢性疼痛、神经疾病、精神疾病（如物质成瘾/渴求、耳鸣、精神分裂症、强迫症、创伤后应激障碍、孤独症、注意缺陷多动障碍等）中表现出极具潜力的价值。

通常，tDCS的治疗靶点以背外侧前额叶皮质、颞叶新皮质、顶叶皮质为主。电极的位置决定电流的空间分布和电流方向，从而在很大程度上决定tDCS的疗效。一对电极片中的某一电极位置发生改变，也会产生不同的疗效。对于不同疾病类型及临床状态的患者，应选择不同的刺激靶点。tDCS作为治疗抑郁障碍的B级证据也逐渐应用于临床，但研究人员发现，使用tDCS干预抑郁障碍后患者有一定的转躁风险。经颅交流电刺激（tACS）是另一种常见的经颅电刺激方法。

六、经颅交流电刺激

tACS是一种在头皮施加交流电流的非侵入性神经电刺激技术，通过对大脑皮质交流电活动的同步化和去同步化直接调节大脑皮质兴奋性，对大脑全局属性产生影响。tACS具备无创、易操作、低成本、较安全及长效性等特点，因而目前正处于研究和验证阶段，其在相关的医疗领域具有巨大的发展潜力。

王红星团队发现，较大电流的tACS具有治疗首发抑郁障碍的效果，8周末时真刺激组的缓解率为54%，高于伪刺激组的18%，且2组患者不良反应的发生率相当。提示tACS可作为一种治疗首发抑郁障碍的非药物手段。

七、脑深部刺激

脑深部刺激（DBS）是一种新型的功能性神经外科手术方式。通过在脑的深部埋置刺激电极，直接将电刺激施加于与疾病相关的脑区内，刺激的强度、波宽、频率等参数可由脑外的刺激器进行控制和调整。

强迫症是目前美国FDA批准的DBS的唯一精神疾病适应证。DBS对于难治性抑郁障碍、神经性厌食、物质依赖、抽动秽语综合征、抗精神病药所致迟发性肌张力障碍等疾病的治疗尚在研究阶段，未进入临床应用。

目前DBS的不足之处：①手术可能带来感染或出血、定向力障碍、点痛发作、肺栓塞等；②植入硬件可能带来电极错位、导线折断或脑组织腐蚀电极，皮肤生长可能引起硬件的更换或重置；③电刺激可能带来感觉异常、构音障碍、眼睑抬起不能等症状，后者可能较轻微，通过调整参数可解决。

八、迷走神经刺激术

迷走神经刺激术（VNS）是一项新型的侵入性持续神经电刺激技术，需外科手术永久性植入人工脉冲发射器和刺激器。脉冲发射器埋于胸部皮下，刺激电极附着在颈部迷走神经。由于末梢感觉通过迷走神经传入，可直接投射到很多与神经精神障碍相关的脑区，使VNS治疗神经精神疾病成为可能。对迷走神经的反复电刺激脉冲，可通过跨突触传递来调节和改变很多脑区功能，从而达到治疗疾病的目的。目前VNS主要应用于难治性抑郁障碍、癫痫及其伴发情绪障碍的治疗，也有学者开始关注VNS在治疗焦虑、药物依赖及疼痛方面的疗效。

与DBS类似，VNS也存在一些手术、硬件植入及电刺激带来的风险，如感染、出血、神经或血管损伤，以及声音嘶哑、咳嗽、咽部疼痛、呼吸困难、感觉异常、恶心、耳鸣、月经失调、腹泻等。因此，有心、肺慢性疾病史者，胃、十二指肠溃疡患者，非胰岛素依赖型糖尿病患者，以及严重精神疾病患者应谨慎使用。此外，VNS术后还应避免电灼手术、电除颤和超声波治疗。在进行MRI检查时，应关闭刺激发射器。

（段慧君）

第四节　心理咨询与心理治疗

一、概　　述

（一）心理咨询与心理治疗的概念

在心理健康的背景下，心理咨询指受过专业训练的咨询师依据心理学原理和技术，在与来访者建立良好的咨访关系的基础上，对来访者开展的相对简短的治疗，主要对来访者的一般性或特定的个人问题提供建议或辅导，即心理帮助。

心理治疗通常是心理治疗师或精神科医师运用心理治疗的有关理论和技术，对患者进行的一种维持时间相对较长的治疗，更侧重于消除或缓解患者的问题或障碍，促进其人格健康发展。

（二）心理咨询与心理治疗的区别

心理咨询的对象一般是正常人或有轻度心理困扰的人，主要解决各种一般性心理问题，如工作、学习、婚姻、家庭、人际关系问题等，而心理治疗的对象主要是确诊心理疾病的人，主要解决各种神经症、人格障碍、行为障碍、心身疾病等。二者的具体区别如表4-4-1所示。

表4-4-1　心理咨询与心理治疗的区别

心理咨询	心理治疗
关注当前的问题和情况	关注长期或反复出现的问题
关注特定情况或行为	关注整体模式
短程（数周至6个月）	长程（连续或间断多年）

续表

心理咨询	心理治疗
聚焦行动或行为	聚焦感受和体验
谈话治疗	可能包括评估（如性格、智力）、谈话疗法等
指导、支持和教育，以帮助人们识别并找到解决当前问题的方法	深入关注导致个人成长的内部想法/感受（核心问题）

（三）心理咨询与心理治疗的共同点

心理咨询与心理治疗有许多相似之处：①有相同的心理学理论基础；②与来访者或患者建立一种信赖性、安全性的关系；③对广泛的人群（包括成人和儿童）的有效性；④了解一个人的感受和行为，并以改善一个人的生活为目标来解决问题。

二、常用心理干预技术

（一）支持性心理治疗

支持性心理治疗有着悠久而又波折的历史，它不是一种严格的治疗流派，要求治疗师与来访者建立并保持完全的感情投入及鼓励和支持性的联盟关系，并将其作为一种方法来强化来访者健康的防御机制。

支持性心理治疗是基础性的心理治疗模式，治疗师与患者建立积极信任的治疗关系，借助一些心理技术，培养患者健康的防御机制，提高其有效应对困难的能力，改善其人际关系，减轻其痛苦，促进其心理和社会功能的健康发展。

倾听是常用的技术，心理治疗的首要技巧是能细心地聆听患者的诉说，充分了解病情。治疗者要以共情的心态来听取并理解患者的处境。治疗者让患者倾诉内心的痛苦和烦恼之事，可以产生情感宣泄的作用。

（二）行为治疗

行为治疗是以减轻或改善患者症状或不良行为为目标的一类心理治疗技术的总称，以条件反射学说为理论基础，即刺激－反应模式，主要包括巴甫洛夫的经典条件反射学说、斯金纳的操作性条件反射学说及班杜拉的社会学习学说。

行为治疗的主要技术包括行为的观测与记录、行为功能分析、放松训练技术、系统脱敏疗法、冲击疗法、厌恶疗法、模仿学习技术等。生物反馈治疗作为放松训练的一种方式，通过使用仪器帮助患者主动控制一种或多种生理指标（如心率、呼吸或肌肉紧张度等）来放松和缓解临床症状。

（三）认知行为治疗

认知行为治疗是在行为治疗的基础上加入认知影响因素，即刺激－认知－反应模式，治疗核心是认知行为模型，即治疗师通过改变患者的适应不良认知和非客观的思维模式，提出积极、可替代的解释，进行认知重构，改变患者与其症状相互作用的模式来缓解症状。例如，让患者在感受被充分理解和接纳的同时，应用"再归因"技术帮助患者对其心理冲突和躯体症状进行连接，从而改变其对症状的归因。

（四）人本主义治疗

人本主义治疗又称"咨客中心治疗"，是以人本主义心理学为基础的一类治疗方法，重视人的自我实现、需要层次，重视人的情感体验与潜能，提倡高度的同理心，以平等、温暖、关切、真诚和开放的态度对待来访者。人本主义认为心理障碍只是成长过程受阻碍的结果，是实现自我的能力相对于可能性而言显示出不足。

（五）精神分析及现代动力性治疗

经典精神分析理论由弗洛伊德创立。弗洛伊德对人的潜意识和人格进行研究，发展出潜意识和人格结构学说。人格结构由本我、自我、超我3个相互密切作用的系统构成。本我是人格最原始的潜意识结构，其中蕴藏着本能冲动，为一切精神活动提供非理性的心理能量，按"快乐原则"行事，只求本能需要及时得到满足。弗洛伊德认为人有2种最基本的本能，即生的本能及死亡和攻击本能。自我是指意识的结构部分，调整本我与外界和超我之间的关系，根据"现实原则"行事，自我使个人精神活动保持与外界的联系。超我是指道德的部分，人格的最高层，处于意识层面，代表良心，按"至善原则"指导自我，限制本我，以达到自我典范或理想自我的实现。

现代动力性心理治疗认为，过去的经历实际上是不可能真正得到修复的，心理治疗的目的首先是改变此类人格障碍中与当前紧迫问题相关的部分，通过处理不良心理体验，使患者正确认识自己生活中的缺陷，重新树立希望，重建有效的人际关系。

（六）平衡心理治疗

平衡心理治疗是一种建立在东方哲学体系之上，整合了精神分析、认知疗法、行为疗法、叙事治疗及积极心理学等多种心理治疗流派的治疗取向。其运用心身平衡理论和方法，打通思维之路的阻塞，帮助来访者平衡好"度"的掌握与"关系"的协调。正确运用平衡心理治疗，有利于认识健康长寿、预防保健、疾病转归的自然规律，提高个人的心理素质和生存质量。

（七）危机干预

危机干预是一种通过调动处于危机之中个体的自身潜能来重新建立或恢复危机暴发前的心理平衡状态的模式。危机干预已经日益成为临床心理服务的一个重要分支。危机是指人类个体或群体无法利用现有资源和惯常的应对机制加以处理的事件和遭遇。危机往往是突发的，出乎人们的预期。如果不能得到很快的控制和及时的缓解，危机就会导致人们在认知、情感和行为上出现功能失调及社会的混乱。因此，危机干预便成为人类处理危机、给处于危机之中的个人或群体提供有效帮助和支持的一种必然的应对策略。

社会心理危机干预必须在确保患者安全的基础上，遵循正常化、协同化、个性化的干预原则进行心理危机干预。首先，要治疗原发病，脱离危机环境，确保安全，给患者营造最安全的氛围；其次，要建立社会支持系统，获得家庭、工作单位、心理咨询师团队对患者全面的支持；再次，要及时、准确、全面地向患者提供各类相关信息，针对患者的认知和情绪问题纠正错误认知、稳定情绪，理解、支持患者，给予患者希望，向患者传递乐观精神，鼓励患者参加适度的体育锻炼；从次，针对患者出现的心理精神症状，给予药物治疗并结合心理治疗；最后，社会心理危机干预的目的不仅是预防和治疗个体及群体的心理障碍，而且要通过心理健康教育促进个体的心理成长。

三、临床常见问题的心理干预

（一）失眠心理

失眠的心理治疗包括睡眠卫生教育、刺激控制疗法、睡眠限制疗法、认知疗法、放松疗法等。

1. 睡眠卫生教育 主要内容：①保持规律睡眠，固定时间上下床；②真正有困意时再入睡；③睡前4～6 h避免咖啡因或尼古丁；④避免酒精；⑤避免白天小睡；⑥建立睡前仪式，如洗漱、冥想、呼吸放松等；⑦保持白天运动，但睡前4 h避免剧烈运动；⑧不要看时间；⑨睡眠环境要安静且舒适。

2. 调整与失眠有关的负性想法

（1）灾难化：患者对睡眠欠佳的意义或原因做最坏的假设，如认为"我过去一周没有睡好觉，这一定意味着我是失去了睡眠能力"的人，可能比那些认为"我过去一周没有睡好觉可能是因为工作或家里的事情而感到压力，我应该解决这个问题"的人更感到痛苦。

（2）过度概括：这是另一个常见的思维陷阱。患者把一切都归咎于睡眠。诚然，睡眠不佳会影响情绪、注意力、记忆力及工作表现，但失眠并不是导致这些领域问题的唯一原因。失眠患者倾向于认为他们的睡眠问题是一天中一切事物都不对劲的原因。

（3）不合理期待：睡眠不佳的人倾向于持有一种非常坚定的信念，即每个人每晚都需要8 h的睡眠才能正常工作。事实上，人们需要多少睡眠时间差别很大。有些人每晚睡4～5 h就能应付得很好，有些人则需要睡9～10 h。为睡眠时间设定严格的规则或目标只会增加焦虑，从而干扰入睡过程。

（4）选择性注意：有睡眠问题的人往往会记得他们睡得不好的时候，却会忘记睡得好的时候，或者会注意到试图入睡时的每一个微小的身体感觉。

3. 刺激控制疗法 具体内容为在有睡意时上床，若卧床20 min内不能入睡，可起身离开卧室做一些简单的活动，等到有睡意时再上床睡觉。

（二）抑郁心理

1. 行为激活　行为激活即通过为患者制订愉悦感和掌控感较强的活动计划，以激活患者的行为，在增加积极强化作用的同时避免回避行为和退缩行为，使患者重新投入正常的生活状态中。研究显示，单一行为激活治疗对抑郁的疗效并非劣于认知行为治疗，且行为激活操作简便、易于掌握，适用于初级心理健康工作者。

具体操作步骤：①行为激活疗法的前期准备包括对患者症状的评估、了解行为激活疗法的原理、与患者建立良好的治疗关系等；②帮助患者制订活动计划；③评估活动效果并进行相应的调整。愉悦活动的清单如表4-4-2所示。

表4-4-2　愉悦活动清单

活动形式	活动内容
动物	爱抚宠物、遛狗、去动物收容所做义工、观鸟、钓鱼、听鸟叫、去动物园
厨艺	为自己做一顿饭、为他人做一顿饭、烘焙蛋糕/饼干、烤棉花糖、寻找一些新菜谱、组织一次家庭聚餐、做烧烤
观看	看话剧、看电影、看电视、看网络视频
打扫	打扫房间、打扫卫生间、清洗马桶、清理冰箱、清理烤箱、清洗鞋子、洗碗、洗衣服、清理橱柜、整理工作区域
运动	散步、跑步、游泳、徒步旅行、骑自行车、去健身房、打保龄球、溜冰/滑冰、打高尔夫球、踢足球、打乒乓球、扔飞盘、放风筝
创造	画画、涂鸦/素描、拍照、整理照片、制作相册、缝纫/编制、手工
音乐	听喜欢的音乐、找一些新的音乐听、去演唱会、听广播、玩乐器、唱歌
购物	买衣服、去超市

2. 认知矫正　当一个人产生情绪困扰时，通常会先出现许

多片面的、不合理的思维，可称其为"认知歪曲"。认知矫正是在识别认知歪曲的基础上，帮助患者重新认识环境、觉察自我。与抑郁相关的认知歪曲包含如下内容。

（1）精神"过滤"：也称"选择性注意"，即只看见事物的消极部分。例如，考试某一门得了低分，其他几门仍有高分，但是认为自己这次考试考得差极了。

（2）草率下结论或贸然断定：当假设我们知道别人在想什么（读心术）并且对未来将要发生的事情做出预测（预测性思维）时，就会得出结论。很多人在情绪的影响下会很快地下结论。

（3）个人化：将所有出错或可能出错的事情归咎于自己，即使可能只承担部分责任或根本不用负责。

（4）非黑即白：态度两极化，认为要么好、要么坏，要么错、要么对，认为不存在中间区域或灰色地带。

（5）"应该"和"必须"：有一个精确固定的观念认为自己和别人应该怎么做。有时，"我应该……"或"我必须……"这样的语句会对自己和他人施加不合理的要求或压力，有时还可能会让人产生一些不切实际的期望。

（6）以偏概全/过度概括：得出一个远远超出现有处境的更大范围的消极结论。

（7）贴标签：给自己或他人贴上大标签，不顾实际情况下的结论，如"我是个失败者""他一无是处"。

（8）放大镜和缩小镜：放大别人积极的部分，但是缩小自己积极的部分，好像自己积极属性的部分一点儿也不重要。

（三）焦虑心理

对"焦虑症状"的推荐心理治疗方法是认知行为治疗，通常包括放松训练、处理关于担忧的歪曲认知、学习挑战和释放担忧、学习解决问题的策略、更少地关注不确定性、更多地关注当下等内容。正念训练和冥想也可能有助于减少担忧和增加当下的注意力。正念就是观察事物的本身，关注自己正在发生的事情——自己的念头、情绪、身体感受及周围发生的一切。正念是一项需要时间来培养的技能，就像其他任何技能一样，需要一定程度的努力、时间、耐心及持续的练习。

正念的核心要素：①观察。正念的目的是将注意力的焦点从思考转移到简单地观察思想、感觉和身体感觉（如触觉、视觉、听觉、嗅觉、味觉等），并带有一颗温和的好奇心。②描述。留意到你所观察的非常细微的细节。例如，如果你正在观察一个像橘子一样的东西，目的是描述它的样子、形状、颜色和质地，可以为其添加描述性名称，如橙色、平滑或圆形。充分参与正念的目的是允许自己考虑自身的整个经历，不排除任何事情。③全然觉知。试着注意你正在做的任何工作或活动的方方面面，全心全意地去做。④不评判。对自己的经历采取一种接受的态度是很重要的。给自己的经历带来一种善良、温和的好奇心是采取非评判立场的一种方式。

（四）疼痛心理

慢性疼痛的心理干预方法主要包括心理教育、催眠、冥想、放松训练、使用抗抑郁药等。心理教育的目的是增强患者主动参与自己的疼痛控制，增强对疼痛的耐受能力，允许症状的存在。催眠的积极成分包括放松、转移注意力、暗示、认知重建，以及使用安慰剂和自我暗示方式等。冥想、渐进式肌肉放松训练等方法可用来减轻焦虑、缓解肌肉紧张性疼痛。

（曹　音　任艳玲　张乔阳）

第五节　中医药治疗

一、概　　述

　　中医药与心身医学的渊源最早可追溯至 2500 多年前的《易经》和《道德经》，其中提到的"天人合一""心身合一"等哲学理念被视为心身医学治疗方法论的哲学起源。春秋战国时期，《黄帝内经》中提到"悲哀愁忧则心动，心动则五脏六腑皆摇""精神内伤，身必败亡"，均提示情志活动的异常与躯体疾病可互为因果，标志着中医心身医学的诞生。东汉时期，《伤寒杂病论》在心身障碍的病因、诊治方面提出了独特的见解，标志着中医心身医学辨证体系的正式确立。宋代陈无择编著的《三因极一病证方论》将"七情"作为重要的病因提出，并进一步发展了"七情致郁"的病机，成为心身医学中"情志致病学说"的重要基础。金元时期朱丹溪提出了"气、血、痰、火、食、湿"六郁学说，进一步完善了心身障碍的病因病机。除此之外，各代医家对心身医学也进行了不断的补充和发展，如孙思邈提出心身障碍发展规律的四级分类法，张从正创立"痰迷心窍"学说，张景岳提出"神自形生"理论等，这些思想均使中医心身医学理论体系越来越完善。

二、病因病机

（一）病因

　　心身障碍的病因呈现多源性和复杂性的特点，其主要包括先天禀赋和七情内伤两方面。

1. 先天禀赋　先天禀赋不足是心身障碍发生的前提条件。《灵枢·本脏》云:"五脏皆小者,少病,苦燋心,大愁忧;五脏皆大者,缓事,难使以忧……五脏皆端正者,和利得人心;五脏皆偏倾者,邪心而善盗,不可以为人平。"表明先天禀赋不足或体质的偏颇均可不同程度地引发心身障碍。

2. 七情内伤　七情内伤是心身障碍发病的主要诱因。《古今医统大全·郁证门》云:"郁为七情不舒,遂成郁结,既郁之久,变病多端。"《灵枢·本神》提到"怵惕思虑则伤神;愁忧而不解则伤意;悲哀动中则伤魂;喜乐无极则伤魄;盛怒而不止则伤志"。说明七情内伤是引起心身相关障碍的主要诱因,且不同的情志异常也会产生不同的临床表现。

(二)病机

中医学理论认为心身障碍的基本病机是气机紊乱,其贯穿心身障碍的始终。而导致心身障碍的主要病机包括七情致"郁"、七情致"虚"两个方面。

1. 七情致"郁"　中医理论认为情志活动与气的运行有对应的关系,中医学以"郁"来概括情志异常导致气机紊乱的病理状态。《灵枢·五变》曰:"怒则气上逆,胸中蓄积,血气逆留……转而为热。"说明情志异常可以导致机体气血津液运行不畅,气血瘀滞,甚至产生痰、瘀等病理产物,最终导致"气、血、痰、火、食、湿"六郁,正如《七松岩集》所云:"先情志不和,方有六郁之病。"

2. 七情致"虚"　七情致"虚"包括伤五脏、损元气、致虚劳。《黄帝内经》指出:"喜怒不节则伤脏,脏伤则病。"《脾胃论》有"凡怒、忿、悲、思、恐、惧,皆损元气"的描述。《外科正宗》言:"七情六欲者,盗人元气之贼也。"《类证治裁》言:"七情内起之郁,始而伤气,继必及血,终乃成劳。"说明七情内伤可导致五脏受损，气血阴阳虚衰，导致人体的虚劳状态，进而导致心身障碍。

三、治疗原则

心身障碍的症候表现多种多样，然而从整体来看，心身障碍的治疗主要包括"心"与"身"两大方面，因此，形神并调为心身障碍的治疗总则。具体治疗原则为依据病情虚实、轻重缓急，以及病变个体和时间、地点的不同，治有先后，调畅情志，综合治疗。

（一）怡情易性

华佗曾明确提出医心的重要性，并指出："夫形者神之舍也，而精者气之宅也，舍坏则神荡，宅动则气散……是以善医者先医其心，而后医其身。"华佗提出的"先医其心"的主张在心身障碍的治疗中具有重大的指导意义。

（二）补虚泻实

心身障碍常在先天禀赋不足的基础上多由情志内伤引起。七情内伤机体，不仅导致气血津液运行不畅，产生痰瘀之实，又可引起五脏、气血亏虚，因此，需要"损其偏盛、补其偏衰"，以恢复机体的相对平衡。

（三）三因制宜

由于疾病的发生、发展及转归受多方面因素（如时令气候、地理环境及患者个体的体质因素）的影响，在治疗疾病时要根据季节、地区、社会因素，以及人体的体质、性别、年龄等不同条件制定适宜的治疗方法，主要包括因时、因地、因人制宜3个方面。

四、治疗方法

（一）药物治疗

1. 单味中药　古代用于治疗心身障碍的单味药并不多，古代医案中最常使用的药物有茯苓、当归、人参、甘草、白芍、栀子、半夏、牡丹皮、黄连、白术等。

2. 常用药对

（1）柴胡与白芍：柴胡-白芍药对为柴胡疏肝散、四逆散、逍遥散等多个临床常用方所使用，是治疗心身障碍的重要药对。

（2）栀子与川芎：栀子-川芎药对出自《丹溪心法》记载的越鞠丸，具有行气解郁之功效。

（3）百合与知母：百合-知母药对出自《金匮要略》，可用于治疗百合病，亦属心身障碍的范畴。

另外，还有其他药对在心身障碍的治疗中经常被使用，如半夏、茯苓，石菖蒲、远志，酸枣仁、茯神，远志、茯神，当归、酸枣仁，黄芪、白术，枳实、半夏，川芎、当归，人参、白术等。

3. 复方中药　常用复方中药：①疏肝解郁的柴胡疏肝散、逍遥散、金铃子散等；②重镇安神的朱砂安神丸、磁朱丸、生铁落饮等；③养心安神的酸枣仁汤、天王补心丹、归脾汤、养心汤、甘麦大枣汤等；④祛痰的二陈汤、温胆汤、涤痰汤、半夏厚朴汤等；⑤祛瘀为主的桃仁承气汤、血府逐瘀汤、癫狂梦醒汤等；⑥清热泻火的栀子豉汤、龙胆泻肝丸、导赤散等；⑦补益的四君子汤、四物汤、肾气丸等。

4. 中成药

（1）乌灵胶囊：乌灵胶囊是从我国珍稀药用真菌乌灵参中分离获得菌种，经现代生物工程技术发酵而成的纯中药类国家一类新药。单味成分分析内含腺苷、多糖、甾醇类、多种氨基酸、维生素及微量元素。乌灵胶囊有明确的γ-氨基丁酸（GABA）作用机制，可增加中枢GABA的含量及受体结合活性，从而发挥镇静、抗焦虑、抗癫痫及脑保护作用。对失眠、焦虑、抑郁及躯体化症状的改善均有较好的疗效，安全性高。补肾健脑，养心安神。

乌灵胶囊的适应证：失眠、焦虑抑郁状态、偏头痛及神经症。用于心肾不交所致的失眠、健忘、心悸心烦、神疲乏力、腰膝酸软、头晕耳鸣、少气懒言、脉细或沉无力，神经衰弱见上述证候者。

乌灵胶囊的剂量与用法：每胶囊含0.33 g；用法为口服，每次3粒，3次/天，6周为1个疗程。

（2）舒肝解郁胶囊：由贯叶金丝桃和刺五加两味中药组成，其中贯叶金丝桃"辛寒、性凉"，具有清热解毒、疏肝理气、凉血养阴、开郁安神、利湿止痛之功。刺五加，辛、微苦、温。归脾、肾、心经，具有益气健脾、补肾安神之功。贯叶金丝桃主解郁，刺五加主安神，二药合用，一主一辅，一阴一阳，共奏疏肝解郁、健脾安神之功。

现代药理研究证明，舒肝解郁胶囊可以从5个方面发挥抗抑郁作用：①调节神经递质水平，显著升高脑组织5-羟色胺（5-HT）、去甲肾上腺素（NE）和多巴胺（DA）的含量；②提高神经营养因子的水平，促进神经细胞的修复和/或新生，阻止脑神经细胞凋亡；③调节肾上腺皮质激素水平，进一步调节下丘脑-垂体-肾上腺轴（HPA）的功能；④影响肠道菌群的构成，以改善肠道炎症、调节神经递质水平；⑤改善大脑部分区域的灰质体积，从而发挥抗抑郁作用。

舒肝解郁胶囊的适应证：可用于治疗轻、中度单相抑郁症属肝郁脾虚证者，症见情绪低落、兴趣下降、迟滞、失眠、多梦、紧张不安、急躁易怒、食少纳呆、胸闷、乏力、多汗、疼痛、舌苔白或腻、脉弦或细。

舒肝解郁胶囊的剂量与用法：口服；每次2粒，2次/天，早晚各1次。疗程为6周。

（3）九味镇心颗粒：九味镇心颗粒出自《太平惠民和剂局方》中的"平补镇心丹"。北京中医药大学的图娅教授在古方的基础上，结合现代医学知识，将药物筛选为9味，药效学试验及临床研究证明其疗效确切、安全性更高。

九味镇心颗粒由人参、酸枣仁、五味子、远志、茯苓、延胡索、天冬、熟地黄及肉桂9味中药组成。可气血双补，心脾两调，镇静安神、补脾益肾；养心血，滋心阴；沟通阴阳，引火归元。起到养心补脾、益气安神之功效。

九味镇心颗粒的适应证：用于广泛性焦虑症心脾两虚证，症见善思多虑不解、失眠或多梦、心悸、食欲缺乏、神疲乏力、头晕、易汗出、善太息、面色萎黄、舌淡苔薄白、脉弦细或沉细。

九味镇心颗粒的剂量与用法：每袋装6 g，温开水冲服。早、中、晚各服1袋，3次/天。

（4）百乐眠胶囊：百乐眠胶囊由百合、地黄、首乌藤、珍珠母、酸枣仁等15味药材配伍而来。兼顾五脏，具有滋阴清热、养心安神之功效。基础研究表明百乐眠胶囊可以提高5-HT及GABA的含量，从而改善失眠。临床研究证实百乐眠胶囊能缩短睡眠潜伏期，增加睡眠时间，减少觉醒次数，全面改善失眠症状，联合用药减毒增效，同时动物长期毒性试验证明百乐眠胶囊的安全性高。

百乐眠胶囊的适应证：用于阴虚火旺型失眠症，症见入睡困难、多梦易醒、醒后不眠、头晕乏力、烦躁易怒、心悸不安等。

百乐眠胶囊的剂量与用法：口服，每次4粒，2次/天，14天为1个疗程。

（5）舒眠胶囊：舒眠胶囊由酸枣仁、柴胡、白芍、合欢花、合欢皮、僵蚕、蝉蜕、灯心草 8 味中药组成。组方中的酸枣仁、柴胡可疏肝解郁、宁心安神，为君药；白芍、合欢花、合欢皮养血柔肝、理气和血，为臣药；僵蚕、蝉蜕息风定惊，疏肝解痉，为佐药；灯心草清心除烦、平和心气，为使药。诸药合用，共奏疏肝解郁、宁心安神之功效。舒眠胶囊能有效调整睡眠节律，改善睡眠结构，总睡眠时间、快速眼动（rapid eye movement，REM）睡眠潜伏期、第 2 阶段睡眠、深睡眠、REM 睡眠及睡眠效率都可得到显著改善，从而恢复患者的自主睡眠。舒眠胶囊可通过激活褪黑素受体，同时对食欲素受体也有拮抗作用，从而发挥治疗作用。

舒眠胶囊的适应证：用于肝郁伤神所致的失眠症，症见失眠多梦、精神抑郁或急躁易怒、胸胁苦满或胸膈不畅、口苦目眩、舌边尖略红、苔白或微黄、脉弦。

舒眠胶囊的剂量和用法：口服，每次 3 粒，2 次 / 天，晚饭后临睡前服用。

（二）非药物疗法

非药物疗法是与中医传统的药物疗法相对而言的一类疗法的总称，包括一切用来防治疾病的非药物类治疗手段。用于治疗心身障碍的非药物疗法非常广泛，主要包括针灸、推拿、中医心理疗法等。

1. 针灸　针灸是在中医经络理论的指导下，使用针刺等手法来对腧穴进行刺激，从而达到治疗疾病目的的方法。

中医学认为，情志所伤是心身障碍产生的最主要原因，针灸疗法在"治神"方面体现出独特的疗效。《素问·宝命全形论》曰："凡刺之真，必先治神，五脏已定，九候已备，后乃存针。"针灸"治神"主要体现在安神、守神及调神 3 个方面。

（1）安神：针刺治疗前的准备阶段。要求医师和患者都要使自身情绪平静下来，保持神志安和。

（2）守神：针刺治疗的操作阶段。对于医者来说，准备施治前要"必一其神，令志在针"，即医者要达到神志专一，心身专注，不为外界刺激所干扰，才能够细心体察并调适针刺反应。对于患者来说也要集中精神，认真体会，排除杂念，感受治疗过程中心身的变化。

（3）调神：通过各种行气手法的操作，促使患者得气，在产生经气效应的基础上，配合临床选穴，运用一定的补泻手法，达到阴阳平衡，调整脏腑功能，以使患者恢复正常的状态。

2. 推拿　中医推拿是以中医的经络学说、脏腑学说为理论基础，并结合西医的解剖和病理诊断，用不同的特殊手法作用于人体体表的特定部位，以调节机体的生理、病理状况，从而达到治疗目的的方法。不同的推拿手法可发挥抚慰支持、反馈调节、行为矫正、镇静催眠、运动作用及暗示作用等心理治疗作用。

中医推拿包括多种手法，如擦法、按法、揉法、拿法、抖法等，不同手法均可均匀、有力、柔和、深透地作用于患者不同的体表部位，使患者通过躯体放松进一步达到缓解不良情绪的目的。

3. 中医心理疗法　中医心理疗法的历史渊源可以追溯到2000多年前的"祝由术"，其本意是祝说病之缘由，即通过分析疾病的起因，然后加以明言开导或行为诱导来解除或减轻患者的心理压力，调整其情绪和精神活动，以达到治疗疾病的目的。

（1）情志相胜法：依据五行相生相克理论，产生了不同情志之间的相互制约关系，通过"以情胜情"的方法来治疗心身障碍。《儒门事亲》提到："悲可制怒，以怆恻苦楚之言感之；喜可治悲，以谑浪亵狎之言娱之；恐可制喜，以迫遽死亡之言怖之；怒可治思，以侮辱欺罔之言触之；思可以治恐，以虑此忘彼之言夺之。"

（2）移情易性法：指通过各种手段分散患者的注意力或改变患者的内心状态，把患者的关注点转移到疾病以外的方面，以减轻或消除心身障碍的一种疗法。《续名医方案》曰："投其所好以移之，则病自愈。"

（3）顺情从欲法：本法源于《素问·阴阳应象大论》的"从欲快至于虚无之守"，指通过顺从患者的意念、满足患者的欲望及心理需求以调节心身障碍的方法。《灵枢·师传》曰："未有逆而能治之也，夫惟顺而已矣。百姓人民，皆欲顺其志也。"

（4）开导解惑法：指医师在充分了解患者的病因、生活环境及病情后，对患者的疾病情况进行解释，对患者的精神心理问题进行疏导，消除心因，从而纠正患者不良情绪的一种方法，与现代"认知行为治疗"有异曲同工之妙。清代吴鞠通曰："吾谓凡治内伤者，必先祝由，详告以病之所由来，使患者知之，而不放再犯，又必细体变风变雅，曲察劳人思妇之隐情，婉言以开导之，庄言以振惊之，危言以惊惧之，必使之心悦诚服，而后可以奏效如神。"

除上述介绍的疗法外，中医心理治疗还包括气功导引，该法可以将"调心"与"调身"结合起来，最终达到机体结构放松与精神放松的双重效果，如太极拳、八段锦、五禽戏等运动疗法，以及松静功、内养功、站桩功等静止疗法等。另外，根据具体的心身障碍及患者的心身状态，配合五行音乐、穴位放血、耳穴压丸、刮痧或走罐等疗法，均可增强治疗效果。

五、结　语

中医学从2500多年前就认识到心、身之间的关系，经过历代医家的逐渐深入探究，形成了较为成熟的理论体系。在中医发展过程中逐渐形成了"心身同治""形神合一""天人相应"等经典理论，一直以来指导着中医心身医学的病因病机理论及临床上的诊断、治疗和预防，为中医心身医学的发展起到重要的推动作用。

随着社会的发展，人类在生产、生活、行为方式等方面的显著变化使心身障碍日益增多，病因日益复杂，单纯的生物医学模式很难满足心身障碍治疗的临床需要。人们也逐渐认识到中医心身医学在生物-心理-社会-环境-时空医学新模式发展中的重要地位。中医理论认为，心身障碍多以先天禀赋不足或体质因素为基础，以情志失常为诱因，导致气机紊乱，进而导致全身多脏腑功能损伤，其发生、发展的过程具有一定的规律，应用中医整体观的思想，立足于心身统一，以形神并调为治疗总则，应用不同的治疗方式进行多维度干预，以达到治疗心身障碍的目的。中、西医临床思维方法各有特点、各有所长，中医长于辨证，西医长于辨病；中医长于扶正、调理整体功能，西医长于祛邪、抑杀细菌和病毒等。在治疗心身障碍的临床工作中，中西医相结合，各取所长，优势互补，对于降低心身障碍的发病率、提高临床疗效、增进人们的心身健康、提高患者的生存质量，均有积极的现实意义。

（董凯强　郭蓉娟）

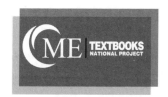

心身相关障碍的医患沟通

第5章

第一节　相关法律知识

　　在现代社会法治化的进程中，法律作为最完善、最先进的社会规范系统，几乎覆盖了社会生活的所有方面。人们常说医师的工作是"一只脚在医院，一只脚在法院"，因此，医师必须认识到，自己与患方的关系建立在法律的规范之下。在医患沟通中，为了更加规范地从事医疗活动，医师必须对医疗相关的法律法规知识有一定的认识。在我国涉及医患沟通的相关法律法规包括《中华人民共和国宪法》《中华人民共和国民法通则》《中华人民共和国侵权责任法》《中华人民共和国执业医师法》《中华人民共和国传染病防治法》《中华人民共和国药品管理法》《医疗事故处理条例》《医疗机构管理条例》《医疗机构病历管理规定》《医疗质量安全核心制度》《中华人民共和国精神卫生法》等。这些法律文件中明确或隐含地规定了医患双方的权利和义务。这些法律法规要求医务人员应履行以下职责。

一、严格遵守医疗核心制度

为确保医疗质量安全、规范医疗行为，医务人员应该严格落实并掌握医疗核心制度，主要包括首诊负责制度、三级查房制度、会诊制度、分级护理制度、值班和交接班制度、疑难病例讨论制度、急危重患者抢救制度、术前讨论制度、死亡病例讨论制度、查对制度、手术安全核查制度、手术分级管理制度、新技术和新项目准入制度、危急值报告制度、病历管理制度、抗菌药物分级管理制度、临床用血审核制度及医院信息安全管理制度共18项制度。

二、严格遵守诊治技术操作规范

在《医疗机构管理条例》《中华人民共和国执业医师法》和《中华人民共和国侵权责任法》中均对医务人员的诊疗技术和操作规范进行了规定，认为医务人员违反法律、行政法规、规章及其他有关诊治规范的规定，导致患者出现损害者，推定为医疗机构存在过错。

三、充分履行告知义务

医务人员在诊治活动中应当向患者说明病情和医疗措施。对需要实施手术、特殊检查、特殊治疗的患者，医务人员应当及时向其说明医疗风险、替代医疗方案等情况，并取得其书面同意；不宜向患者说明的，应当向患者的近亲属说明，并取得其书面同意。医务人员未尽到前款义务而造成患者损害的，医疗机构应当承担赔偿责任。在抢救生命垂危的患者等紧急情况时，对于不能取得患者或其近亲属意见者，经医疗机构负责人或授权的负责人批准，可立即实施相应的医疗措施。

四、认真履行法定义务

首先，医务人员面对危重患者需要抢救时，应当采取紧急措施进行诊治，不得拒绝急救处置。对限于设备或技术条件不能诊治的患者，应当及时转诊。不能因为患者没有支付能力而拒绝履行救治义务。

其次，疾病预防控制机构、医疗机构和采供血机构及其执行职务的人员发现《中华人民共和国传染病防治法》规定的传染病疫情，或者发现其他传染病暴发、流行及突发原因不明的传染病时，应当遵循疫情报告属地管理原则，按照国务院或国务院卫生行政部门规定的内容、程序、方式和时限报告。

最后，医师实施医疗、预防保健措施，签署有关医学证明文件，必须亲自诊察、调查，并按照规定及时填写医学文书，不得隐匿、伪造或者销毁医学文书及有关资料。医师不得出具与自己执业范围无关或者与执业类别不相符的医学证明文件。

五、保护患者隐私

医疗机构及其医务人员应当对患者的隐私保密，泄露患者隐私或未经患者同意公开其病历资料，造成患者损害的，应当承担侵权责任。《中华人民共和国执业医师法》规定，医师在执业活动中泄露患者隐私、造成严重后果的，甚至构成犯罪的，应依法追究刑事责任。

六、遵守医学伦理道德

随着医疗技术水平的不断提高，医疗服务对象的期望值也在逐步增加，而社会对医疗卫生事业的发展也提出了更高的要求。"医乃仁术"，医学的价值不仅在于"术"，更在于"仁"，从事医疗卫生的人员应该具备应有的医德修为并遵守相关的医学伦理道德。因此，临床工作对医德和伦理道德制定了一系列评价标准，旨在提高医务人员的医德修为，更好地为患者服务，提高患者的满意度。

七、认真做好工作记录

医疗机构及其医务人员应当按照规定填写并妥善保管住院志、医嘱单、检验报告、手术及麻醉记录、病理资料、护理记录、医疗费用等病历资料。因抢救急危患者而未能及时书写病历的，有关医务人员应当在抢救结束后 6 h 内据实补记，并加以注明。

严禁涂改、伪造、隐匿、销毁或抢夺病历资料。患者要求查阅、复制前款规定的病历资料的，医疗机构应当提供。对于隐匿或拒绝提供与纠纷有关的病历资料，或者伪造、篡改或损毁病历资料的，推定为医疗机构过错。

病历书写应当客观、真实、准确、及时、完整、规范。病历单纯为医院医教研服务的时代已经结束，而其在发生医疗纠纷时的原始证据作用及在医保付费时的凭据作用日显突出。对病历书写质量的要求，不再单纯是医院加强医疗质量而进行内部监督管理的需要，更关键的是，病历将面对广大患者及社会的查阅，而且也是法律的要求。医务人员必须重新审视病历的功能、作用和社会价值，树立法律观念，从法律的高度来看待问题，将其作为证据来对待。

　　遵守法律是医患沟通的底线，医患之间呼唤法治，并非为了数落谁或惩罚谁，而是为了更好地解决医患之间在医疗活动中衍生出来的问题。未来，实现良好的医患沟通最根本的办法还是依靠沟通的加强及体制的完善，最终让医患由衷、长远地"和好"！

（张桂青）

第二节　伦理问题

　　医师应按照专业伦理规范与患者进行沟通，以建立良好的医患关系。这种良好的医患关系能够进一步保证和促进治疗效果，以保障患者的切身利益。

一、伦理原则

　　1. 善行　医患沟通的目的在于使者从治疗中受益。因此，在医患沟通的过程中医师需要秉持以患者切身利益为本的思考和行事方式，努力激发其治疗动机、保证其治疗效果并尽可能地避免伤害。如伤害可预见，医师应在对方知情同意的前提下尽可能地避免伤害，或者将伤害最小化；如果伤害不避免或无法预见，医师应在与患者进行充分沟通的前提下将伤害程度降至最低，或者在事后设法补救。

　　2. 责任　医师应在保持其专业的治疗水准的同时，与患者及时、有效地进行沟通。医师应积极学习和提高自身的业务水平，了解和认清自身的局限，承担相应的法律和社会责任。医师应关注自我保健，警惕因自身心身健康问题伤害患者的可能性，不断进行自我成长，促进个人心身健康水平的提高及人格的完善，以更好地满足临床工作需要。医师应时刻以伦理原则及相关法律法规为准绳，规范执业，遵守执业单位、行业的制度。另外，由于患者所患为心身相关障碍，因此，医师应与心理治疗师等心理健康服务领域的同行进行密切的交流与合作，建立积极的工作关系和沟通渠道，并积极灵活地调节与患者的沟通和干预模式，以确保患者从治疗中受益。

3. 诚信　医师在临床工作中应做到诚实守信。与患者沟通过程中要遵守法律和伦理规范。在治疗团队内部确立保密原则，以确保患者的隐私受到保护。如在教学培训、科普宣传等公开情形下，应与患者及时沟通并获得其知情同意，以保护患者的隐私权益。医师不得恶意使用隐瞒欺骗的手段对待患者。医师应明确与患者建立专业关系的必要性，以诚恳、真诚的态度与患者讨论并设立专业界限。

4. 公正　医师应以公平、公正的心意对待每一个患者，不得因年龄、性别、种族、性取向、宗教信仰和政治立场、文化水平、病情严重程度、社会经济状况等因素歧视对方。医师应尽力认识和拓展自身局限，尽可能地理解和感受患者的主观世界，从而进一步建立更稳定的医患关系。医师还应采取谨慎的态度防止自己潜在的偏见、能力局限等导致的不适当行为。针对不同患者以平等的姿态观察患者的病情和个性特征，从而采取个性化的沟通方式，以确保医患沟通平稳、灵活、顺畅地进行。

5. 尊重　医师应尊重每一位患者寻求治疗和帮助的心意，尊重其隐私权、保密性和自我决定的权利。医师应充分尊重患者的文化多元性。在充分觉察自身价值观的前提下，思考对患者的可能影响，并尊重患者的价值观，避免将自己的价值观强加给患者，或者替患者做重要的决定。医师应清楚地认识自身身份对于患者的潜在影响，不得利用患者对自己的信任或依赖剥削对方。在与被强制要求接受治疗的患者工作时，医师应在沟通中采取审慎且坚定的方式以最大限度地进行有效治疗，并努力缓解患者的心理痛苦。

二、伦理问题的处理

医师应在临床工作中积极践行专业的伦理规范，并遵守有关的法律法规。医师应努力解决伦理困境，与患者真诚地沟通，必要时及时向上级医师及部门有关人员寻求建议或帮助。

医师在与患者沟通时应认真学习并遵守伦理守则，缺乏相关知识、误解伦理条款都不能成为违反伦理规范的理由。如伦理规范与法律法规发生冲突，医师应努力解决冲突；如冲突无法解决，应以法律法规作为行动的指南。

（周　波）

第三节　医患沟通技术

心理社会因素是心身相关障碍发生的应激源，贯穿于整个疾病的演变过程，但患者常不能认识到它们之间的相互联系，因此，在心身疾病的诊治中，运用适当的沟通技术，帮助患者识别潜在的心理社会因素，对于疾病的诊治和预后显尤为重要。在通过详细的体格检查、必要的实验室及相关检查明确器质性疾病后，临床医师要较为细致地了解患者对应激事件的认知反应，患者自身的个性特征、生活史、家庭关系等社会心理因素。因此，在临床工作中，除了需要全面系统地收集患者的病情资料外，更要注重医患之间的沟通。

一、沟通的意义和目的

面对疾病，医师和患者是治疗联盟。患者在医师的精心治疗下战胜疾病，医师也在对患者的诊治过程中获得医疗技术上的精进。心身相关障碍患者常有高敏感的反应、偏执的人格特征或述情困难的特点，因而良好医患关系的建立尤为重要。而且对于心身相关障碍的患者而言，更需要良好的医患沟通，建立信任的医患关系，从而可以更好地挖掘患者症状背后的心理社会因素，获得更佳的治疗效果。

（一）医患沟通是建立良好医患关系的关键

对于心身相关障碍患者，除相应的客观检查外，还需要完整的病史检查和全面的精神检查，从而可从中获得有价值的临床信息，为疾病的诊断及治疗提供依据。这就需要医师具备良好的沟通技巧，让患者建立对医师的信任感，才能获得更全面的病史资料。获得患者的信任感，需要做到以下3点：①让患者感受到医师是真诚的，愿意为自己解决困难。②医师在与患者的交流中应该将专业知识融入那些看似与症状不相关的"家长里短"中，尽量减少或不用专业术语，帮助患者意识到并讲述出那些隐藏在内心深处、连自身都意识不到的情感。③部分患者仅关注症状本身，难以认识到心理社会因素的作用，此时，彼此信任、支持性的医患关系有助于患者进入治疗过程并维持治疗。

（二）建立良好的医患关系医师应遵循的原则

要想建立良好的医患关系，医师应遵循以下原则：①以患者为中心，相信医患之间可以建立彼此信任的关系；②尊重患者的人格、信仰和文化，不评判患者的价值观和生活态度；③从"生理-心理-社会"医学模式出发,充分理解患者的疾病行为和情绪反应;④在诊断和治疗过程中,以人文关怀的态度给予患者切实的医疗帮助;⑤理解医患关系是一个动态的关系,医师应根据临床情境适时地做出调整。

二、沟通的类型

医患沟通通常包含以下3种类型。

(一)指导与依从型

医师在医患关系中占据主导地位,有一定的权威性,应用所学知识对疾病进行解释,提出诊断、治疗建议和/或康复指导。这种关系类型在指导患者药物治疗时多见。患者对医师的信任是此类型的前提条件。但若医师不给予一定的指导性建议,对某些患者而言,他们会认为医师对治疗不用心,对患者的问题推脱或回避,缺乏专业性,不能帮助自己,转而寻求其他医师的帮助。在这种类型的情况下,由于患者缺乏主动改变的动机和行为,医师给出的建议也只停留在建议阶段,没有发挥任何治疗价值,往往导致最终的治疗结局变差。

(二)引导与合作型

医师和患者都具有主动性。医师的意见受到尊重,患者可以有疑问并寻求解释。在面临多种可供选择的治疗方案时会出现此种类型的沟通方式。医师可以列举不同治疗方案的优、缺点,让患者参与选择其中某一种方案,这种类型可以增加患者对疾病治疗的主导性,增加治疗的依从性,利于患者的全程治疗。

（三）共同参与型

医师与患者的主动性等同，共同参与医疗的决定与实施。医师此时的意见常涉及患者的生活习惯、做事方式及人际关系的调整，患者的主动改变及发挥内驱力来完成治疗显得尤为重要。

三、顺利沟通的前提

（一）不受干扰的环境

医患的交谈环境应安静，尽量避免人员过多。若特殊情况下需要伴诊者参与，要尽量得到患者的许可。确保谈话的内容无外人听到，让患者感到被尊重。另外，在交谈时要避免被频繁地打断，出门诊时其他患者推门干扰或医师的电话响起都可能使患者感到不安。

（二）营造宽松的会谈气氛

医师要以整洁的仪表、亲切稳重的态度迎接患者，有助于消除患者紧张不安的情绪。到精神或心理科室就诊的患者，特别是心身疾病患者，多带有疑虑、羞耻感、不信任感等，如何能在较短时间内打破僵局，让患者放下包袱、讲述自己的过往甚至一些个人隐秘的事情，良好信任关系的建立显得尤为重要，而且也是顺利沟通的重要前提。

（三）注意态度和语气，认真投入与患者的交谈中

医师在倾听时要对患者所谈的内容做出适当的反应，既不能太夸张，也不能只顾埋头记录而不顾患者的情绪反应。

（四）避免使用过多的专业术语

在与患者交流时，医师要充分考虑患者的理解和接受能力，用通俗化的语言表达，尽量避免使用专业术语。医师的问题不能语义不清、模棱两可，防止因患者理解错误而导致不真实的回答。

四、沟通的途径

（一）情感沟通

医师以真诚的态度对待患者，做到尊重、同情、关心，就会得到患者的信任，达到有效的情感交流，这是建立良好医患关系的前提。

（二）诊治沟通

医师运用扎实的医疗技术，认真地进行临床诊断及治疗，患者可以体会到医师认真严谨的工作作风，也可以促进良好医患关系的建立，这是形成顺畅沟通的渠道。

（三）效果沟通

患者求医的最终目的是获得理想的疗效，通过医治使病情好转或痊愈，这是医患沟通交流的关键。所谓的"用疗效讲话"，就是让患者体验到疾病治疗的确切疗效，同时会促进医患之间的沟通。

（四）随访沟通

医师对部分特殊病例保持持久的随访，可获得对医学有价值的资料，增加临床诊治经验，进一步提升诊疗效果，间接促进医患关系。

五、沟通的技巧

（一）耐心专注地倾听

医师必须尽可能耐心、专心和关心地倾听患者的倾诉，并有所反应。饱受各种痛苦折磨的患者常担心医师没听清自己的病情而不能做出正确的诊断和治疗。有时，患者可能答非所问，说跑了题，这时医师要礼貌地引导患者回到主题上来。医务人员耐心听取患者及其家属的倾诉，不仅能缓解其不良情绪和心理压力，对治疗产生积极影响，而且在此基础上可以建立更加信任的医患关系。总之，医师不要干扰患者对身体症状和内心痛苦的诉说，尤其是不要武断、突然地打断患者的讲话。

如何做到全神贯注地倾听呢？可以尝试以下方法：①与对方保持合适的距离；②维持放松、舒适的体位和姿势；③保持眼神交流；④避免分散注意的动作，如看表、转笔等小动作；⑤不打断对方的谈话或转换话题；⑥不评论对方所谈的内容；⑦适当对患者做出身体姿势或言语上的回应。

（二）善于肯定、解释

医师应肯定患者感受的真实性。目前医学对患者多种奇特的感受仍然不能做出令人满意的解释，因此，即使患者的想法从医师的角度来说难以理解，但也不可采取否定的态度，更不要与患者争论。医师应努力站在患者的角度去理解其内心的痛苦体验，并表示同情。

（三）适当的提问方式

医师发起提问时就在交谈中占据了较大的主导权。提问是带有一定指向性的。在医患沟通过程中提出的问题与患者的临床表现、社会心理因素有关，有助于对患者的病情做出系统的评估和判断，这些问题可能是被患者忽略的对疾病的发生有重要作用的影响因素。

提问有多种形式和类型，不同的类型会引起患者不同的反应模式。常见的提问方式可分为封闭式、开放式、祈使式、间接或隐含式及投射式提问。所有的提问形式都可用于评估和治疗。

1. 封闭式提问　封闭式提问是医师在提出问题时就已经预设了答案，患者只要回答"是"或"否"，"对"或"错"即可。这种提问方式常在医师需要获得某种具体信息时使用，如"您有高血压的病史吗？""您以往有过类似的感觉吗？"

2. 开放式提问　开放式提问可以给患者较大的空间和自由，可以让患者自主地确定问答的方向和内容，用自己的话来表达内心的想法，通常以"如何""怎样""什么"来提问，如"您现在感觉怎么样？""是什么样的动力让您有勇气做了这样的选择？"或者可以说："请详细谈一谈。""能不能再多说一点？"此种问法不仅可以获得更多的信息，而且可以让患者的就医体验得到提升，感受到自己被重视、被关注、被同情、被尊重。

3. 祈使式提问　祈使式提问是询问患者是否愿意回答，可用于引起对情感、想法等更加详尽的讨论，如"您愿不愿意接受这样的治疗方案？""您想不想就这个问题再多说一点？"

4. 间接或隐含式提问　间接或隐含式提问常以"我感到好奇"或"您肯定"来开头，医师希望患者能回答但并不强迫患者回答。例如："您说只能走平路不能上台阶，但生活中很可能会遇到必须走几个台阶的情况。如果遇到这种情况，我很好奇您是怎样上去的？"需要注意的是，间接性提问只能偶尔使用，若使用过多，会凸显医患交流中医师的操纵性。

5. 投射性提问 投射性提问常用于帮助患者发现、表达、探索和澄清无意识或不清晰的冲突、想法或感受。多以"如果"开始并请患者想象。例如："如果出现强烈的恐惧感时，想象一下你究竟在恐惧什么？"

（四）保持中立，不评判、不指责

在与患者交流时应尽可能地保持中立态度，做到不评判、不指责。当医师对患者的选择和行为不满时，不宜进行是非好坏等价值观的评判，亦不宜出现皱眉、撇嘴等不认同、不接纳的非言语信息，同时也不能把外在的价值观和价值标准强加给患者。

（五）注重非语言沟通

美国心理学家、传播学家艾伯特·梅拉比安曾对沟通提出一个公式，即"信息的全部表达＝7%语言信息＋38%声音信息＋55%肢体语言信息"。可见仅通过语言与患者进行沟通和交流，只能获得7%的信息，因此，一定要重视非语言沟通。患者的身体动作、表情眼神及其与医师之间的物理距离等都可以提供相关信息，同时医师的非语言信息也会反馈给患者，比如患者专注地讲述个人经历时，医师一个看手表的小动作就有可能让敏感的患者觉察到，而产生"医师不耐烦"的心理感受，从而影响沟通的效果。

（六）正确面对患者的沉默

在沟通过程中，有可能出现较长时间的沉默，医师此时可能会比较着急，甚至烦躁，反复督促患者，迫切进入话题，这样一来反而影响了医患沟通。一般来说，患者出现沉默有以下3种含义：①茫然无措。特别是在初诊时，患者对医师和环境不太熟悉，对就诊的要求不太了解，从而产生不信任感，尚在犹豫是否讲某些重要信息。有时会因为搞不清楚自己到底存在什么问题，或者要表达的信息太多，而不知从何说起。②情绪的表达。患者因对疾病的担心、恐惧而产生焦虑、沮丧、退缩等情绪状态，受到这些情绪的困扰，患者常表现出回避话题、低头不语、不与医师进行眼神接触等反应。③防御和抗拒。患者被动启用了防御机制。这类患者往往是违背自身意愿，被家人带来就诊，因而用沉默来表达自己的抵抗态度。这类情况在心身相关障碍的患者，特别是青少年患者中较常见。Terry Schraeder博士曾说过："有时沉默缓冲了诊室里的氛围，给我们机会去观察患者，并引导他们自发地表达。"面对沉默的患者，医师更要表现出足够的耐心，尊重患者，给患者充裕的时间去调整状态、理清思路。医师根据实际情况尝试与患者沟通，或者提出封闭式问题让患者通过点头或摇头来回答。如果患者已经有了较长时间的沉默，对沟通有较明显的抵触，交流根本无法进行，也要礼貌地跟患者说再见，并向患者提出要向随行的家属了解情况。这些做法会让患者体会到医师对自己的尊重，为将来可能的沟通做好铺垫。因为当患者沉默时，医师的态度及患者自身的内省，都是治愈之路上跨出的一小步。

（姜荣环　王梦雨）

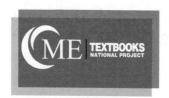

心身相关障碍常见精
神问题的识别及处理

第6章

<hr />

第一节　抑郁障碍

一、概　　述

抑郁是情绪或心境的低落，是一种常见的心理反应。抑郁障碍是指一类以情绪或心境低落为临床特征的疾病的总称，这种状态通常表现为持续性、病理性，需要医学干预。通常情况下，抑郁障碍的诊断需要精神科医师对患者进行评估后做出，但目前抑郁障碍的发病人数日益增多，在综合医院、基层医院尤其多见。因此，非精神科医师也需要具备对抑郁障碍这类疾病的识别、诊断、处理，以及必要时转诊精神专科系统治疗的相关知识。

根据相关的流行病学研究，抑郁障碍12个月的发病率预估为6%左右，其终身患病率可达15% ～ 18%。普通人群在一生中某个时刻经历抑郁的概率可高达20%，在基层门诊中约有10%的患者有不同程度的抑郁表现。

抑郁障碍的发生率高、危害大。《2017年全球疾病、伤害和风险因素负担研究》显示，重度抑郁障碍是全球疾病负担的主要原因之一，也是我国的第二大致残疾病，但仅有不到50%的抑郁障碍患者得到正规的治疗。抑郁障碍的发病机制并不明确，尚无特异的生物标志物。抑郁障碍的发生与多种因素有关，女性抑郁障碍的发生率明显高于男性。若合并其他慢性疾病（如糖尿病、心血管疾病、肥胖等），更易发生抑郁障碍。尽管低收入者发生抑郁障碍的风险高于高收入者，但经济不发达国家的发病率与发达国家之间无明显差异。

二、发病机制

抑郁障碍的病因与发病机制尚不明确，是生物、心理及社会环境等因素相互作用的结果。目前认为，大脑神经递质功能紊乱与抑郁的发生密切相关，主要涉及5-羟色胺（5-HT）系统、去甲肾上腺素（NE）系统和多巴胺（DA）能系统，这些神经递质间接或直接参与情绪的调节，一些药物的使用也有可能对这些递质产生影响，从而出现情绪障碍。此外，有研究表明γ-氨基丁酸（GABA）系统也参与抑郁障碍的发生。目前的抗抑郁药主要针对上述神经递质而发挥作用。

另外，内分泌系统（如下丘脑-垂体-肾上腺轴、下丘脑-垂体-甲状腺轴、下丘脑-垂体-性腺轴及下丘脑-垂体-生长激素轴）也参与情绪的调节，这些激素调节的异常可引起情绪障碍。免疫系统与神经递质的调节之间也有密切的关联，应激事件因对免疫及神经内分泌功能产生影响而引起抑郁。脑功能影像和结构影像研究提示，抑郁障碍患者的额叶、扣带回等边缘系统存在代谢及脑血流量的减少。神经电生理检查可以观察到抑郁障碍患者的脑诱发电位相对较低。综上所述，抑郁障碍的发生存在多种病因相互作用，发病机制较为复杂，有待进一步的研究来证实。

三、临床表现

抑郁障碍的临床症状主要包含情感症状、躯体症状及认知功能损害等。

（一）情感症状

情绪低落、兴趣减退及快感缺失是抑郁障碍的3个核心症状，主要表现为显著而持久的情绪低落、兴趣减退或丧失，以及内心缺乏愉悦感体验。情绪基调低沉、灰暗，可出现典型的抑郁面容，如面容愁苦、哭泣流泪等。以上3种症状是相互关联的，可以同时出现，也可以突出表现为其中的一两种症状。

（二）躯体症状

躯体症状表现多样，可表现为各个方面或系统的躯体化症状，患者多以各种躯体症状到各专科就诊。

1. 消化系统症状　如食欲改变、恶心、呕吐、呃逆、腹胀、腹泻、便秘等。

2. 呼吸循环系统症状　如心慌、胸闷、气短、气管或喉部梗阻感等。

3. 神经系统症状　如头晕、头痛、躯体其他部位的疼痛、麻木等。

4. 自主神经系统症状　如口干、怕冷、燥热、多汗等。

5. 生殖泌尿系统症状　如尿频、尿急、性功能障碍、月经紊乱、不孕等。

6. 其他症状　如失眠或睡眠增多、体重改变、精力丧失、乏力疲劳、全身不适等。

（三）认知功能损害

认知功能损害表现为思维联想速度减慢、反应迟钝、决断能力降低、记忆力及注意力减退、学习工作能力下降，空间知觉、眼手协调及思维灵活性等能力减退，以及认知扭曲或负性认知偏差等，多表现为"三无"症状，患者常感到无用、无助及无望。

（四）自残自杀观念或行为

严重抑郁障碍患者会出现自伤或消极自杀的观念和行为，甚至对自杀行为制订周密的计划。因此，应高度警惕曾经有过自杀观念或自杀未遂的患者，及时做好自杀风险的评估和预防，同时需要反复提醒患者家属及照料者要将预防自杀作为长期的任务。

四、分　　类

根据ICD-10，抑郁障碍主要分为抑郁发作、复发性抑郁障碍、持续性心境障碍（包括恶劣心境）等。

（一）抑郁发作

根据症状程度分为轻度、中度、重度抑郁发作伴或不伴精神病性症状。

1. 轻度抑郁发作　有典型抑郁障碍症状，发作时间至少持续2周，症状达不到重度标准，轻度抑郁发作的患者通常被症状困扰，影响日常工作和社交活动，但患者的社会功能基本不受影响。

2. 中度抑郁发作　发作至少持续2周，中度抑郁发作患者继续进行工作、社交或家务活动相当困难。

3. 重度抑郁发作不伴有精神病性症状 重度抑郁发作的患者表现出明显的痛苦或激越，自尊丧失、无用感、自罪感可以很突出。在极重的病例中，自杀风险较高。抑郁发作一般持续2周，但症状极为严重或起病非常急骤时，少于2周也可做出诊断。

4. 重度抑郁发作伴有精神病性症状 符合重度抑郁发作的标准，同时存在妄想、幻觉或抑郁性木僵。

（二）复发性抑郁障碍

复发性抑郁障碍表现为反复出现抑郁发作，不存在符合躁狂标准的心境高涨和活动过度的独立发作。发作间期一般可完全缓解。

（三）持续性心境障碍

持续性心境障碍表现为持续并常有起伏的心境障碍，每次发作极少达到轻度抑郁，一次可持续数年，有时甚至占据个体一生中的大部分时间，因而造成相当程度的主观痛苦和功能残缺。持续性心境障碍分为环性心境障碍和恶劣心境。ICD-11将恶劣心境归入抑郁障碍，将环性心境障碍归入双相障碍。

（四）其他心境障碍

有典型抑郁障碍的症状，对生活工作有负面影响，但不符合以上任何一种类型抑郁障碍的诊断标准。

（五）未特定的心境障碍

与"其他心境障碍"相似，不符合特定抑郁障碍的诊断标准或因信息不足而无法做出特定的诊断。

五、评　　估

对患者进行情绪评估时，病史是核心，除对患者进行病史采集外，经常还需要家属等知情人对患者的病史进行补充。在接诊过程中，尤其当面对患者存在多种躯体症状时，要充分考虑患者的接受度及其可能存在的病耻感，首先围绕患者关心的躯体症状进行询问，再询问其情绪症状，以减轻患者的抵触情绪。评估应包含以下9个方面。

（一）躯体疾病

对躯体疾病的评估需涵盖目前及既往严重的躯体疾病，以及药物使用情况。

（二）既往史及家族史

既往史及阳性家族史可能与特定的情绪障碍相关，还可能增加自杀的风险。

（三）心理社会因素

心理社会因素包括家庭关系、人际关系、职业或经济因素，以及是否有应激事件等。

（四）精神状态检查

精神状态检查包括心境、情感、认知、精神运动活动、思维过程、言语等因素，以及自杀观念等。

（五）体格检查

应根据病史对患者酌情进行相关的体格检查。

（六）实验室检查

根据病史对患者酌情进行必要的实验室检查，如血常规、血生化、甲状腺激素、皮质醇等指标的检查，甚至物质滥用的毒理学筛查等。

（七）神经影像学检查

对于通过体格检查发现神经系统定位体征，或者出现持续认知损害等可能存在脑器质性疾病的患者应着重筛查。

（八）重视对患者的风险及转诊评估

重度抑郁发作、复发性或难治性抑郁、双相情感障碍抑郁发作、存在自杀风险、伴有精神病性症状的患者，或者妊娠期、产后女性出现严重抑郁等，需请精神专科医师会诊或转诊。

（九）心理量表评估

对可能有抑郁的患者借助心理量表进一步筛查和评估。推荐使用9项患者健康问卷（PHQ-9）、"抑郁90秒4问法"、医院焦虑抑郁量表（HADS）、抑郁自评量表（SDS）、汉密尔顿抑郁量表（HAMD）等。需要注意的是，量表只能用来筛查及反映病情的严重程度，不能仅根据量表得分来做出诊断，仍需重点、仔细地询问患者的病史后再做出进一步诊断。

六、诊断与鉴别诊断

抑郁障碍与正常悲伤的区别在于抑郁障碍表现为持续的情绪低落，其核心症状是心境低落，或者丧失兴趣或愉悦感。我国临床中常用的诊断系统为ICD-10诊断标准，其他常用的标准还有

DSM-5等。

（一）ICD-10诊断标准

抑郁障碍的症状包含3条核心症状和7条其他症状。3条核心症状：①心境低落；②兴趣或快感缺失；③疲劳感、活力减退或丧失。7条其他症状：①集中注意和注意的能力降低；②自我评价和自信降低；③自罪观念和无价值感；④认为前途暗淡悲观；⑤自伤或自杀的观念或行为；⑥睡眠障碍；⑦食欲下降。

抑郁发作根据程度可分为轻度、中度和重度，其诊断都需要具备核心症状和其他症状的表现：①轻度抑郁发作，具有核心症状中的至少2条与2条其他症状；②中度抑郁发作，具有核心症状中的至少2条与3条其他症状；③重度抑郁发作，具有3条核心症状与4条其他症状，伴或不伴幻觉、妄想或木僵。

排除标准：①不能归因于某种物质的生理效应或其他躯体疾病；②不能用其他精神障碍来解释；③从无躁狂发作或轻躁狂发作。

（二）鉴别诊断

快感缺乏、昼夜变化的症状是抑郁障碍相对特异性的症状。睡眠障碍、精力缺失、食欲及体重改变等在其他疾病中也较常见。抑郁障碍常需与以下疾病相鉴别。

1. 躯体疾病或药物所致抑郁 内分泌系统疾病、神经系统疾病等躯体疾病，以及激素等药物均可引起抑郁障碍症状，在对有抑郁障碍症状的患者进行评估时应充分排查。

2. 焦虑障碍 抑郁与焦虑经常共病，各自达到诊断标准时可以同时诊断。若抑郁障碍症状不足以达到诊断标准，而焦虑症状明显时，应诊断为焦虑障碍。

3. 双相情感障碍 除抑郁发作外，还有躁狂或轻躁狂发作，其特征为情绪的不稳定性。当患者在抑郁发作期就诊时，应特别注意其当前或既往有无躁狂或轻躁狂发作。对于难以判断者，应密切随访，注意对诊断的修正及治疗方案的评估。

4. 创伤后应激障碍 发生于极其严重的创伤事件后的6个月内，表现为反复出现的"闪回"、回避创伤相关情境、情感疏远等，可表现为焦虑、痛苦、易激惹、波动性大等。

5. 精神分裂症 精神分裂症患者常出现情感淡漠、情绪低落的表现。抑郁障碍患者也可能出现精神症状，但其精神症状并不符精神分裂症的诊断。

七、治 疗

抑郁障碍治疗的3个目标为：①提高临床治愈率，最大限度地减少病残率和自杀率，减少复发风险；②提高生存质量，恢复社会功能，达到稳定和真正意义上的痊愈；③预防复发。治疗方法包括药物治疗、心理治疗、物理治疗、生活方式改变等非药物治疗等。治疗方式的选择取决于患者的接受程度、既往治疗经过、抑郁严重程度等因素。通常情况下，对轻度抑郁障碍患者，可首先考虑心理疏导或心理治疗，结合生活方式的改变进行随访评估，必要时予以药物治疗；对中度及以上的抑郁障碍患者，推荐药物治疗或药物治疗与心理治疗相结合。对疗效不佳者，可在药物治疗、心理治疗的基础上，联合改良电休克治疗（modified electroconvulsive therapy，MECT）等物理治疗。

（一）药物治疗

抗抑郁药的药理作用多样且复杂，大多数作用于单胺能神经递质系统，在突触内产生初始作用，影响细胞内信号传导和第二信使通路。根据药理作用，抗抑郁药可分类如下。

1. 选择性5-羟色胺再摄取抑制剂（selective serotonin re-

uptake inhibitor，SSRI） SSRI可选择性抑制突触前膜的5-HT转运体对5-HT的重吸收，提高突触间隙的5-HT浓度，包括氟西汀、舍曲林、西酞普兰、艾司西酞普兰、帕罗西汀及氟伏沙明。用药后通常需数周才能产生明显的疗效，耐受性较好，可能出现一些影响依从性的不良反应，包括性功能障碍、体重增加、恶心、呕吐、头痛等。

（1）氟西汀：日剂量为20～60 mg，半衰期长，撤药反应风险较低，属强CYP2D6抑制剂。需要特别注意药物间的相互作用。

（2）舍曲林：日剂量为50～200 mg，治疗剂量范围较宽，可根据症状和疗效进行剂量调整。与其他药物的相互作用也较少，同时有轻度多巴胺再摄取作用。

（3）帕罗西汀：日剂量为20～50 mg，半衰期短，易出现撤药反应，为强CYP2D6抑制剂。应注意与其他药物的相互作用，可导致体重增加。

（4）西酞普兰：日剂量为20～40 mg，与其他药物的相互作用少。存在延长QTc间期风险，超高剂量使用时更为明显，禁用于长QTc间期综合征和急性失代偿性心力衰竭患者，用药期间须监测QTc间期。

（5）艾司西酞普兰：日剂量为10～20 mg，与西酞普兰类似，药物相互作用小，有QTc间期延长的风险。起效较快，对抑郁伴发焦虑的效果较好。

（6）氟伏沙明：日剂量为50～300 mg，通常睡前服药，在一定程度上可改善失眠，为CYP1A2强抑制剂及CYP2C和CYP3A4中效抑制剂，要注意药物相互作用。

2. 5-羟色胺和去甲肾上腺素再摄取抑制剂（serotonin norepinephrine reuptake inhibitor，SNRI） SNRI可同时抑制突触前膜的5-TH和NE转运体，减少重摄取，提高突触间隙

5-HT和NE的浓度,对抑郁、焦虑及伴发的躯体症状均有较好的疗效。

(1)文拉法辛:日剂量为75 ～ 225 mg,与SSRI相比,恶心、呕吐等胃肠道症状的发生率略有增加,撤药反应发生风险更大。大剂量时有升高血压的风险,要注意缓慢加量及监测血压。

(2)度洛西汀:日剂量为60 mg,当剂量＞ 60 mg/d时可能对疼痛症状的改善更明显,其不良反应与文拉法辛类似。

3. 去甲肾上腺素和特异性5-羟色胺拮抗剂(noradrenergic and specific serotonergic antidepressant,NaSSA) NaSSA可拮抗中枢突触前肾上腺素α_2受体和突触后的5-HT$_2$及5-HT$_3$受体,增加NE和5-HT的释放。代表药物是米氮平,日剂量为15 ～ 45 mg,对睡眠及食欲有一定的改善作用,对性功能的影响较小,但有增加体重的风险。需要关注其与苯二氮䓬类药物及酒精共同使用时的过度镇静作用。

4. 多巴胺和去甲肾上腺素再摄取抑制剂(dopamine norepinephrine reuptake inhibitor,DNRI) 抑制突触前膜的DA和NE转运体,减少NE和DA的再摄取,提高突触间隙的DA和NE浓度。代表药物是安非他酮,日剂量为300 ～ 400 mg,特别对正性情感降低有效,可能降低癫痫发作阈值,同样为强CYP2D6抑制剂。需注意药物相互作用,不能用于中重度焦虑障碍。

5. 5-羟色胺拮抗和再摄取抑制剂(serotion antagonist/ reuptake inhibitor,SARI) SARI可拮抗突触后膜5-HT$_{2A}$受体,抑制突触前膜5-HT转运体发挥作用,并拮抗α_1和H$_1$受体。代表药物是曲唑酮,日剂量为25 ～ 400 mg,其抗抑郁效果逊于SSRI,但镇静作用明显,主要用于改善焦虑、抑郁患者的失眠,大剂量可用于伴有焦虑及失眠的轻中度抑郁。

6. 多模式作用机制药物 伏硫西汀是多模式作用机制药物,

可选择性抑制5-HT再摄取，激动5-HT$_{1A}$受体，部分激动5-HT$_{1B}$受体，拮抗5-HT$_{1D}$、5-HT$_3$及5-HT$_7$，从而改善焦虑、抑郁及认知，日剂量为10～20 mg。

7. 褪黑素能抗抑郁药（melatonergic antidepressant） 该类药物可激动褪黑素受体MT$_1$和MT$_2$受体及拮抗5-HT$_{2C}$受体，增加NE和DA的浓度，在抗抑郁的同时具有一定的改善睡眠的作用。代表药物是阿戈美拉汀，日剂量为25～50 mg。少数患者可能出现肝损害，乙肝/丙肝患者或病毒携带者、肝功能损害者禁用，使用过程中须注意监测肝功能。

8. 三环类抗抑郁药（tricyclic antidepressant，TCA）和四环类抗抑郁药（tetracyclic antidepressant，TeCA） 通过抑制突触前膜的5-HT/NE转运体，提高突触间隙5-HT/NE水平，因其不良反应较大，目前临床使用较少。常见药物有阿米替林、氯米帕明，可导致抗胆碱能、心血管系统不良反应、镇静及过量可致死等严重不良反应，建议慎用。

9. 单胺氧化酶抑制剂（monoamine oxidase inhibitor，MAOI） MAOI的主要作用机制是减少单胺分解、提高突触间隙的单胺水平。常用药物包括异丙肼、苯乙肼等，因肝脏毒性大而极少使用。

10. 其他抗抑郁药 氟哌噻吨美利曲辛、圣约翰草提取物、中药等可协同抗抑郁治疗，可根据患者的接受程度酌情选用。氟哌噻吨美利曲辛为小剂量抗精神病药（氟哌噻吨）和抗抑郁药（美利曲辛）的复方制剂，起效较快，耐受性良好，患者的接受度高，对躯体化症状明显的轻-中度焦虑或抑郁患者有较好的效果。

（二）非药物治疗

非药物治疗方法：①心理治疗，如认知行为治疗、支持性心理治疗、放松训练等；②物理治疗，如MECT、重复经颅磁刺激（rTMS）、生物反馈治疗、光照疗法、音乐疗法等；③改变生活方式，如运动、正念训练、深呼吸、芳香疗法等自我调节方法对改善症状、预防复发等均有帮助。

（三）治疗原则及注意事项

治疗时要坚持全病程治疗原则、个体化合理用药原则、量化评估原则、单一用药原则及换药原则。

1. 个体化治疗 治疗应考虑患者的疾病严重程度、耐受性、是否合并躯体疾病、既往用药情况、家族史及社会心理应激因素等因素。抗抑郁药应尽可能地选择合适的起始剂量，常在2周左右加量至有效剂量，服药2～4周可根据疗效和耐受性决定是否调整剂量，当足量治疗6周无效时可考虑换药。换药不局限于不同种类之间，同一类药物之间转换仍可获得较好的效果，换药时应注意药物的相互作用。

2. 治疗疗程

（1）如抑郁与躯体疾病应激或治疗有关，待抑郁障碍症状缓解、躯体疾病稳定后可考虑逐步减药或停药。

（2）如慢性躯体疾病伴发抑郁，在急性期控制症状后，不能立即停药，需要继续巩固一段时间后，根据躯体疾病的恢复情况酌情减量或停药。

（3）如抑郁达到"障碍"的诊断标准，应按照急性期、巩固期、维持期等全病程治疗。抑郁第一次发作、无明显复发因素者维持治疗6～9个月，存在复发风险因素者维持治疗2年以上，复发者维持3年及以上。

3. 停药注意事项 治疗时间较长者，在终止治疗之前，应逐步减量、停药，以减少撤药反应的发生、降低病情复发风险。减量期间及停药后，需加强心理支持和健康教育，以预防复燃或复发。患者应注意自我监测及随诊，若减量期间病情反复，应尽早恢复原药物剂量。不要在发生重大事件及应激事件时停药。

（杨　渊　盛　鑫）

第二节　焦虑障碍

一、概　　述

焦虑是一组以焦虑为主要临床相的轻性精神障碍。焦虑是一种模糊的、不具体的、不愉快的忧虑感觉。当面临危险或威胁时（各种原因），焦虑是个体表现出的最普通的情绪反应之一，即感到不明原因的提心吊胆、紧张不安，出现自主神经功能紊乱、肌肉紧张及运动性不安。适度而短暂的焦虑是一种正常的心理现象，只有过度而持久的焦虑才会成为一种疾病。

过去几十年以来，焦虑障碍曾被称为心脏神经官能症、激惹心脏、神经循环衰弱、血管运动性神经症、自主神经功能紊乱等。

焦虑障碍起病早，80%～90%起病于35岁之前，其预后与个体素质和临床类型有关。焦虑发生的原因既与先天素质因素有关，也与外界环境刺激有关。

焦虑患者的性格特点多为爱操心、爱管事。心理学家认为，焦虑是由于过度的内心冲突对自我威胁的结果，表现出自主神经功能失调、交感神经系统亢奋等。还有学者提出，遗传素质是焦虑的重要心理和生理基础，一旦产生较强的焦虑反应，通过环境的强化或自我强化可形成焦虑。

影像学研究显示，焦虑患者的杏仁核体积增大，扣带回、前额叶背内侧和杏仁核功能增强，前额叶背外侧功能下降。

二、临床表现

（一）常见症状

焦虑障碍的常见表现包括精神症状和躯体症状。

1. 身体紧张感　全身紧张，面部绷紧，眉头紧皱，肌肉疼痛、紧缩感，不能放松，表情紧张，唉声叹气。

2. 自主神经系统反应性过强　交感和副交感神经系统超负荷工作，表现为出汗、头晕、晕眩、呼吸急促、心动过速、身体发冷发热、手足冰凉或发热、胃部难受、大小便过频、喉头有阻塞感等。

3. 对未来莫名的担心、不确定　总是为未来担心，有不确定感，如担心亲人、财产、健康等。

4. 过分机警　对周围环境充满警惕。患者无时无刻不处于警惕状态，从而影响他们从事其他的工作，甚至影响睡眠。

（二）不同类型焦虑的临床表现

1. 原发性焦虑

（1）急性焦虑（惊恐发作）

1）严重焦虑（惊恐）的反复发作，不局限于任何特定的情境或某一类环境，因而具有不可预测性。

2）虽然占优势的症状因人而异，但突然发生的心悸、胸痛、哽噎感、头晕、非真实感（人格解体、现实解体）较常见。继发担心会失控、发疯，害怕会死。

3）心血管症状、呼吸系统症状和神经系统症状较突出。

4）预期焦虑与回避行为。

5）一般持续数分钟至20 min，很少超过1 h，发作频率和病程变异较大。

（2）慢性焦虑（广泛性焦虑）

1）泛化且持续的焦虑，不局限于甚至不是主要见于任何特定的外部环境（"自由浮动"性质）。

2）占优势的症状为感到紧张（要生病或灾祸临头感）、发抖、肌肉紧张、出汗、头重脚轻、心悸、头晕、上腹不适等。

3）女性更为多见，常与应激有关，病程不定，趋于波动并成慢性。

2.　精神性焦虑

（1）问心境：担心、担忧，感到有最坏的事情将要发生，容易激惹。

（2）不放松：紧张感、易疲劳，不能放松，易哭，颤抖，感到不安。

（3）多害怕：害怕黑暗、陌生人、一人独处、动物、乘车或旅行等。

（4）常失眠：难以入睡，易醒，睡得不深，多梦，夜惊，醒后感疲倦。

（5）难注意：注意力不能集中，记忆力差。

3.　躯体性焦虑

（1）肌肉系统症状：肌肉酸痛、活动不灵活、肌肉抽动、肢体抽动、牙齿打颤、声音发抖。

（2）感觉系统症状：视物模糊、发冷发热、软弱无力感、浑身刺痛。

（3）心血管系统症状：心动过速、心悸、胸痛、血管跳动感、昏倒感、心搏脱漏。

（4）呼吸系统症状：胸闷、窒息感、叹息、呼吸困难。

（5）胃肠道症状：吞咽困难、嗳气、消化不良（进食后腹痛、胃部烧灼痛、腹胀、恶心、胃部饱腹感）、肠鸣、腹泻、体重减轻、便秘。

（6）泌尿生殖系统症状：尿意频数、尿急、停经、性冷淡、过早射精、勃起不能、勃起功能障碍。

（7）自主神经系统症状：口干、潮红、苍白、易出汗、易起"鸡皮疙瘩"、紧张性头痛、毛发竖起。

4. 社交焦虑 以对社交场合（赤面、书写、进食、对视等特殊情境或一般性交往的场合，包括家庭内/外）的恐惧和回避为核心，临床表现多样。常始于少年期，男女患病率相当，脸红、手抖、恶心、尿急等焦虑的继发表现之一可成为主诉的首要问题。

三、评　　估

（一）焦虑自评量表（SAS）

SAS共20项，正向提问和反向提问各10项，每项均为1～4级评分。总分阳性界值为40分。评定时间为过去1周。一般来说，焦虑总分＜50分为正常，50～60分为轻度焦虑，61～70分为中度焦虑，＞70分为重度焦虑。

（二）汉密尔顿焦虑量表（HAMA）

HAMA共14项，为0～4五级评分，分为躯体性焦虑（第7～13项）和精神性焦虑（其余条目）。总分一般以14分为界值。总分≥29分为严重焦虑；总分为21～28分肯定有明显焦虑；总分为7～13分肯定有焦虑；总分＜7分，则无焦虑症状。

四、诊断与鉴别诊断

（一）ICD-10诊断要点

1. 惊恐障碍 1个月内出现3次以上发作：①发作出现

在无客观危险的环境中；②不局限于已知的或可预测的情境；③发作间期基本没有焦虑症状（尽管预期焦虑常见）。需要注意的是，发生在确定情境的惊恐发作应优先考虑恐怖症的诊断。

2. 广泛性焦虑障碍（generalized anxiety disorder，GAD）
一次发作中，患者必须在至少数周（通常为数月）内的大多数时间存在焦虑的原发症状，通常应包含以下要素：①恐慌（为浮想的不幸烦恼感到忐忑不安、注意困难等）；②运动性紧张（坐卧不宁、紧张性头痛、颤抖、无法放松）；③自主神经活动亢进（头重脚轻、出汗、心动过速或呼吸急促、上腹不适、头晕、口干等）。

3. 社交焦虑障碍（social anxiety disorder，SAD）
（1）心理、行为或自主神经症状必须是焦虑的原发表现，而不是继发于妄想或强迫等其他症状。
（2）焦虑必须局限于或主要发生在特定的社交情境中。
（3）对恐惧情境的回避必须是突出的特征。

（二）鉴别诊断

焦虑障碍需要与以下继发性焦虑相鉴别。

1. 脑部或躯体疾病所致焦虑 临床上许多脑部和躯体疾病可以出现焦虑症状，如某些神经系统疾病（如脑炎、脑血管病、脑变性病等），还有许多躯体疾病（如甲状腺疾病、心脏疾病、系统性红斑狼疮等）等，均可出现继发性焦虑情绪。临床上对于初诊、急起、年龄大、无心理应激因素、病前个性素质良好的患者，要高度警惕其焦虑是否继发于脑部和躯体疾病。鉴别要点包括详细的病史、体格检查、精神状况检查及必要的实验室检查，要避免误诊。

2. 药源性焦虑 许多药物在中毒、戒断或长期应用后可致典型的焦虑障碍表现，如使用某些拟交感神经药物苯丙胺、可卡因、咖啡因，某些致幻剂［如麦角酸二乙酰胺（lysergic acid diethylamide，LSD）及阿片类物质，或者长期应用激素、镇静催眠药、抗精神病药等。根据服药史可有助于鉴别。

3. 其他原发性精神障碍伴发焦虑　精神分裂症、抑郁症、疑病症、强迫症、恐惧症、创伤后应激障碍等常伴发焦虑或惊恐发作。精神分裂症患者伴有焦虑时，只要发现有精神分裂症的症状，就不应考虑焦虑症的诊断。

抑郁症是最多伴有焦虑的疾病，可询问患者："您目前的情绪是以烦躁为主，还是以郁闷为主？"当抑郁与焦虑严重程度的主次不清时，应先考虑抑郁症的诊断，以防延误抑郁症的治疗而使患者发生自杀等不良后果。

需要注意的是，其他神经症伴有焦虑时，焦虑症状在这些疾病中常不是主要的临床相。

五、治　疗

（一）治疗目标

焦虑障碍的治疗目标：①提高临床治愈率，患者的临床症状完全消失、恢复社会功能；②长期随访，减少复发，对GAD患者的治疗持续至少12个月；③改善患者的预后，减少社会功能缺损。

（二）治疗原则

焦虑障碍的治疗原则：①明确诊断，合理用药；②重点关注特殊人群；③单一用药，足量、足疗程，不急于联合药物治疗；④继发性焦虑应优先治疗原发疾病；⑤密切观察病情变化，监测不良反应；⑥家属和患者均应参与。

（三）治疗方法

1. 心理治疗　认知治疗、行为治疗或认知行为治疗、放松训练最为常用。

认知治疗是针对焦虑患者的个性特征改变其不良认知，因为歪曲的认知是造成疾病迁延不愈的原因之一。患者往往有焦虑引起的肌肉紧张、自主神经功能紊乱引起的心血管系统与消化系统症状，因此，应用认知治疗改变患者对疾病性质的不合理、歪曲的认知，运用行为治疗（如放松训练、系统脱敏等）处理焦虑引起的躯体症状，往往可收到事半功倍之效。

放松训练的形式：①自我放松。如果当你感到焦虑不安时，可以运用自我意识放松的方法来进行调节，具体来说，就是有意识地在行为上表现得快活、轻松和自信。②深呼吸（腹式呼吸），3～5次或更多。③端坐不动，闭上双眼，然后开始向自己下达指令："头部放松、颈部放松……"直至四肢、手指、足趾放松。运用意识的力量使自己全身放松，处在一个放松和平静的状态中，随着周身的放松，焦虑心理可以慢慢得到平缓。④冥想。可以运用视觉放松法来消除焦虑，例如，闭上双眼，在脑海中创造一个优美宁静的环境，想象自己在大海岸边，光着脚丫，走在凉丝丝的海滩上，海风轻轻地拂着你的面颊……听见阵阵波涛，看着鱼儿不断跃出水面，海鸥在天空飞翔……⑤正念。有意识察觉、关注于当下，不做主观评判。最简单的方式是全然地关注当下的每一件事情，不做评判，每次注意力溜走时，只要温柔地将它带回来就好。不论飘忽的意识在哪里，我们总是能在下一刻重新回来，只要愿意一次又一次、反反复复地回来就好。

2. 物理治疗

（1）重复经颅磁刺激（rTMS）：一种重复使用脉冲磁场在

颅外作用于局部中枢神经系统，改变皮质神经细胞的膜电位，使之产生感应电流，影响脑内代谢和神经电活动，从而引起一系列生理生化反应的治疗技术。临床中可用于焦虑性障碍的辅助治疗。

（2）直流电疗法（galvanization）：使用低电压的平稳直流电通过人体一定部位以治疗疾病的方法，是最早应用的电疗之一。单纯应用直流电疗法较少，但它是离子导入疗法和低频电疗法的基础。临床中可用于焦虑性障碍的辅助治疗。

（3）生物反馈疗法（biofeedback therapy）：也是心理治疗的方法之一，即运用生物反馈技术，通过操作性条件作用机制，利用现代生理科学仪器，将原本不易觉察的微弱心理生理变化过程的信息采集并放大，以容易辨别的视觉、听觉形式显示出来，个体觉察到这些生理或病理变化后，进行有意识的"意念"控制和心理训练，控制和调节不正常的生理反应，以达到调整机体功能和防病治病的目的。

3. 药物治疗　抗焦虑药的治疗策略是小剂量开始，1～2周后加量，4～6周后采用推荐剂量，12～24个月长期治疗。后逐渐减药，至少需要2～3个月。

（1）苯二氮䓬类药物：可选用地西泮、阿普唑仑、艾司唑仑、劳拉西泮等，非必要不首选氯硝西泮。具体用量见表6-2-1（早期联合使用苯二氮䓬类药物有助于控制严重焦虑、失眠，减少药物不良反应，2～4周后逐渐减量并停用苯二氮䓬类药物）。

（2）β受体阻滞剂：心动过速时可使用普萘洛尔（有哮喘史者禁用）。

（3）具有抗焦虑作用的抗抑郁药［国家食品药品监督管理总局（SFDA）批准］

1）治疗惊恐障碍的药物：帕罗西汀、艾司西酞普兰、氯米帕明等。

2）治疗GAD的药物：文拉法辛等。

3）治疗SAD的药物：帕罗西汀等。

（4）抗焦虑药：枸橼酸坦度螺酮、丁螺环酮等。具体的药物用法及注意事项参见第4章第二节相关内容。

表6-2-1　苯二氮䓬类药物用量

药名	常用剂量/mg	最高剂量/mg	半衰期/h
阿普唑仑	0.4～2.0	10.0	5～10
劳拉西泮	1.0～4.0	6.0	10～20
艾司唑仑	1.0～2.0	6.0	18
地西泮	5.0～20.0	40.0	20～80
氯硝西泮	2.0～6.0	6.0	20～50
氯氮䓬	10.0～40.0	40.0	10

4. 其他治疗　运动疗法是指利用器械、徒手或患者自身的力量，通过某些运动方式（主动或被动运动等）使患者获得全身或局部运动功能和感觉功能的恢复及精神放松的训练方法。临床也尝试用于焦虑障碍的治疗。

（四）治疗程序

惊恐障碍的规范化治疗程序如图6-2-1所示。广泛性焦虑障碍的规范化治疗程序如图6-2-2所示。社交焦虑障碍的规范化治疗程序如图6-2-3所示。

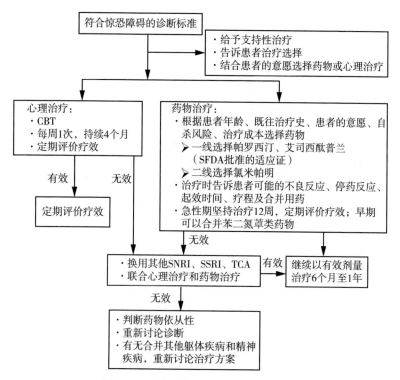

图6-2-1 惊恐障碍的规范化治疗程序

注：CBT.认知行为治疗；SFDA.国家食品药品监督管理总局；SNRI.5-羟色胺和去甲肾上腺素再摄取抑制剂；SSRI.选择性5-羟色胺再摄取抑制剂；TCA.三环类抗抑郁药。

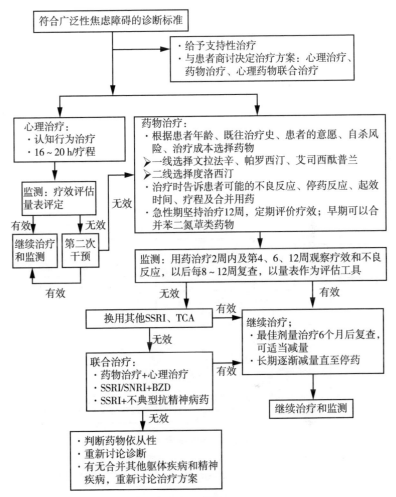

图6-2-2 广泛性焦虑障碍的规范化治疗程序

注：SSRI.选择性5-羟色胺再摄取抑制剂；SNRI.5-羟色胺和去甲肾上腺素再摄取抑制剂；TCA.三环类抗抑郁药；BZD.苯二氮䓬类药物。

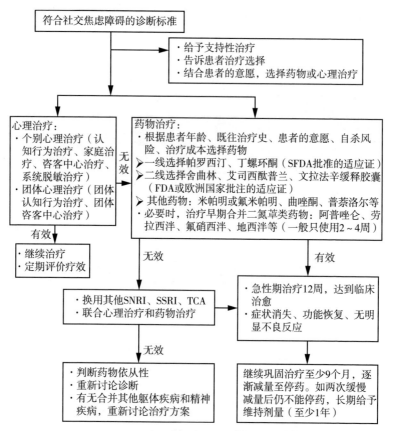

图6-2-3　社交焦虑障碍的规范化治疗程序

注：SFDA.国家食品药品监督管理总局；FDA.美国食品药品管理局；SNRI.5-羟色胺和去甲肾上腺素再摄取抑制剂；SSRI.选择性5-羟色胺再摄取抑制剂；TCA.三环类抗抑郁药。

（谌红献　黄秋平）

第三节　睡眠觉醒障碍

正常人对睡眠的需求因年龄、个体差异而不同。睡眠的质和量与人体健康关系密切。根据ICD-11，睡眠觉醒障碍的特征包括难以开始或维持睡眠（失眠障碍）、过度嗜睡（嗜睡障碍）、睡眠期间呼吸系统紊乱（睡眠相关呼吸障碍）、睡眠-觉醒节律紊乱（昼夜节律性睡眠-觉醒障碍）、睡眠期间异常运动（睡眠相关运动障碍），以及入睡时、睡眠期间或从睡眠中醒来时发生的异常行为或生理事件（异态睡眠障碍）。

一、失眠障碍

（一）概述

失眠障碍是指尽管有合适的睡眠机会和睡眠环境，依然对睡眠的质和/或量感到不满足，并影响日间功能的一种主观体验。中国成人失眠障碍的患病率约为15%，并呈逐年上升趋势。根据ICD-11，可将失眠障碍分为慢性失眠障碍、短期失眠障碍及未分类的失眠障碍。

（二）临床表现

失眠障碍主要表现为入睡困难、睡眠维持困难或兼而有之，并伴有日间功能损害（疲劳、情绪低落或易怒、全身不适及认知障碍等）。

（三）评估

辅助检查包括主观评估和客观评估。主观评估方法包括睡眠日志及各种自评和他评量表，可根据实际情况进行选择，用于对患者的睡眠质量、日间症状、作息习惯、睡眠信念及情绪等进行多维度的评估。客观评估方法主要有多导睡眠监测（polysomnography，PSG）、体动记录仪等。因受费用、场地等主观因素的限制，整夜PSG并不作为失眠障碍的常规检查方法，常用于排除/鉴别其他睡眠障碍，而体动记录仪可作为睡眠日志与PSG的重要补充与替代手段，用于评估睡眠时间和睡眠－觉醒模式。

（四）诊断

1. 慢性失眠障碍　必须同时符合以下4项标准。

（1）频繁且持续的睡眠起始和/或维持困难，尽管有足够的睡眠机会和环境，但仍会出现这种困难。

（2）导致对睡眠质量的不满意和某种形式的日间功能损害（通常包括疲劳、情绪低落或易怒、全身不适、认知障碍等）。

（3）睡眠紊乱和相关的日间症状每周至少发生几次，持续至少3个月。

（4）睡眠紊乱和相关日间症状不能由其他睡眠－觉醒障碍、躯体疾病、精神障碍及某种物质或药物的使用来解释。

2. 短期失眠障碍　同时符合以上标准中的第1、2、4条＋睡眠紊乱及相关的日间症状每周至少发生几次，持续时间＜3个月。

3. 未分类的失眠障碍　指患者具有明显的失眠症状，但尚不能满足慢性失眠障碍和/或短期失眠障碍的诊断标准。

（五）治疗

失眠障碍的治疗主要包括非药物治疗和药物治疗。其中，失眠认知行为治疗（cognitive behavioral therapy for insomnia，CBT-I）作为一种非药物治疗方法被公认为治疗成人短期或慢性失眠障碍的首选方案。当患者无法接受CBT-I，或者CBT-I无效且效果不佳时，可考虑药物治疗（表6-3-1），但应警惕药物治疗的不良反应及耐受性。

表6-3-1 常用失眠治疗药物的特点

药物及剂型	半衰期/h	规格/mg	口服推荐剂量/mg	适应证	FDA/NMPA/EMA批准	常见不良反应/注意事项
苯二氮䓬受体激动剂						
非苯二氮䓬类						
佐匹克隆片剂	5	3.75, 7.50	7.50/3.75ª	失眠障碍（入睡及睡眠维持困难）	EMA/NMPA	口苦
右佐匹克隆片剂	6~9	1, 2, 3	2~3/1~2ª; 肝损害者睡前为1~2	失眠障碍（入睡及睡眠维持困难、早醒）	FDA/NMPA	味觉异常
唑吡坦速效片	2.5	5, 10	5~10/2.5~5.0ª; 肝功能损害者睡前为5.0	失眠障碍（入睡困难）	FDA/NMPA	有睡眠相关进食障碍及睡行症的有关报道，抑郁症患者慎用
扎来普隆胶囊	1	5, 10	5~20/5~10ª; 肝功能损害者睡前为5	失眠障碍（入睡困难）	FDA/NMPA	镇静、眩晕、剂量相关的记忆障碍
苯二氮䓬类						
艾司唑仑片剂	10~24	1, 2	1~2/0.5ª	失眠障碍（入睡及睡眠维持困难）	FDA	口干

续表

药物及剂型	半衰期/h	规格/mg	口服推荐剂量/mg	适应证	FDA/NMPA/EMA批准	常见不良反应/注意事项
替马西泮胶囊	8 ~ 10	7.5, 15.0, 30.0	7.5 ~ 30.0/ 7.5 ~ 15.0[a]	失眠障碍（入睡及睡眠维持困难）	FDA	镇静、疲乏、眩晕
三唑仑片剂	2.5	0.125, 0.25	0.125 ~ 0.500/ 0.125 ~ 0.250[a]	失眠障碍（入睡困难）	FDA	一类管制药
氟西泮胶囊	30 ~ 100	15, 30	15 ~ 30/15[a]	失眠障碍（睡眠维持困难）	FDA	次日嗜睡
夸西泮片剂	20 ~ 40	15	7.5 ~ 15.0/7.5[a]	失眠障碍（入睡及睡眠维持困难、早醒）	FDA	困倦、头晕、疲乏、口干、消化不良
褪黑素受体激动剂						
雷美替胺胶囊剂	1	8	8	失眠障碍（入睡困难）、昼夜节律失调	FDA	禁与氟伏沙明联用；肝功能受损者禁用
抗抑郁药						
多塞平片剂	8 ~ 15/24[b]	3, 6	3 ~ 6	失眠障碍（睡眠维持困难、短期睡眠紊乱）	FDA	无明显不良反应

续表

药物及剂型	半衰期/h	规格/mg	口服推荐剂量/mg	适应证	FDA/NMPA/EMA批准	常见不良反应/注意事项
曲唑酮片	6~8	50	50~100	伴失眠的重型抑郁障碍	FDA	困倦、头晕、疲乏、视物模糊，口干
米氮平片	20~30	30	7.5~30.0	伴失眠的重型抑郁障碍	FDA	思睡、口干、便秘、头晕眼花
氟伏沙明片	17~22	50	50~100	伴失眠的重型抑郁障碍	EMA	胃肠道症状
食欲素受体拮抗剂						
苏沃雷生片剂	9~13	5、10、15、20	10~20	失眠障碍（入睡及睡眠维持困难）	FDA	残留镇静作用
莱博雷生片	17~19	5、10	5~10	失眠障碍（入睡及睡眠维持困难）	FDA	残留镇静作用
达利雷生片	6~10	25、50	25~50	失眠障碍（入睡及睡眠维持困难）	FDA	头痛、疲劳、思睡

注：FDA.美国食品药品管理局；NMPA.国家药品监督管理局；EMA.欧洲药品管理局；ª.分别为＜65岁、≥65岁的推荐剂量；ᵇ.2种形态。

此外，物理治疗在临床上的可接受度高。常见的物理治疗包括光照疗法、重复经颅磁刺激、经颅电刺激治疗等。中医中药治疗等其他治疗方法在临床上也颇有疗效。

二、嗜睡障碍

（一）概述

嗜睡障碍是以白天嗜睡为特征的一种睡眠觉醒障碍，可分为发作性睡病、特发性过度嗜睡、克莱恩-莱文综合征、躯体疾病相关的嗜睡、药物或物质滥用引起的嗜睡、与精神障碍相关的嗜睡、睡眠不足综合征、其他特定的嗜睡障碍及其他未指明的嗜睡障碍。其中，发作性睡病与特发性过度嗜睡最为常见。

发作性睡病是一种以难以控制的思睡、发作性猝倒、睡瘫、入睡幻觉及夜间睡眠紊乱为主要特征的疾病，它属于中枢性过度睡眠的一种，影响着0.02%～0.03%的人群。发作性睡病的发病年龄有2个高峰，分别为15岁和35岁。男性和女性的患病率大致相当。发作性睡病分为伴［即1型发作性睡病（narcolepsy type 1，NT1）］和不伴［即2型发作性睡病（narcolepsy type 2，NT2）］猝倒或下丘脑分泌素缺乏2种类型。

（二）发病机制

发作性睡病的病因未明，一般认为是环境与遗传因素相互作用的结果。*HLADQB*1*0602等位基因在各个种族的发作性睡病患者中均有很高的阳性率，达88%～100%。此外，NT1的发病可能与下丘脑分泌素细胞凋亡而导致觉醒系统激活受损有关，NT2则被认为是NT1的前驱期或不完全形式。

（三）临床表现

发作性睡病的临床表现：①日间不可抗拒的睡眠发作；②猝倒，多见于强烈情感刺激（如发怒及大笑）时；③睡瘫，多在入睡或起床时出现；④入睡前幻觉，多伴有恐怖或不愉快的体验；⑤夜间睡眠紊乱。

（四）评估

可采用Epworth嗜睡量表（Epworth sleepiness score，ESS）、斯坦福嗜睡量表（Stanford sleepiness scale，SSS）、Ullanlinna发作性睡病量表、瑞士发作性睡病量表、猝倒评估量表等主观评估工具对患者的嗜睡及猝倒进行筛查和评估。发作性睡病的确诊需结合客观的实验室检查结果，主要包括多次睡眠潜伏期试验（multiple sleep latency test，MSLT）、夜间PSG、血人类白细胞抗原（human leucocyte antigen，HLA）分型及脑脊液下丘脑分泌素测定等。

（五）诊断

1. NT1的诊断标准　必须同时符合以下2项标准。

（1）患者每天均出现难以抑制的嗜睡，持续时间至少为3个月。

（2）具有下列1项或2项表现：①发作性猝倒和MSLT显示平均睡眠潜伏时间≤8 min，出现2次或2次以上睡眠始发REM睡眠现象（sleep onset REM period，SOREMP）。睡眠起始15 min内出现的快速眼动睡眠可替代MSLT中的1次SOREMP。②免疫法测定脑脊液（cerebrospinal fluid，CSF）下丘脑分泌素-1≤110 pg/ml，或者＜1/3以同一标准检验正常者的平均值。

2. NT2的诊断标准　诊断标准同NT1，但无猝倒且未检测

CSF下丘脑分泌素-1，或者测定的CSF下丘脑分泌素-1＞110 pg/ml，或者超过正常平均值的1/3。

（六）治疗

1. 非药物治疗　通过改变生活习惯、规律午休等方式来调整。

2. 药物治疗

（1）日间过度嗜睡的治疗：莫达非尼于1998年获得美国FDA批准上市，半衰期达15 h，推荐使用剂量为100～400 mg/d，其突出优点为不良反应小，偶有患者主诉头痛。盐酸哌甲酯于1959年开始用于治疗发作性睡病，其不良反应主要包括胃不适、食欲降低、头痛、心率加快等，部分患者较长时间持续服用后会因出现耐受而需加量，停药一段时间后敏感性恢复。此外，近年来FDA批准的2种新药（替洛利生和索利安非醇）也为日间过度嗜睡的治疗提供了新的选择。

（2）发作性猝倒的治疗：最早用于治疗发作性猝倒的药物为三环类抗抑郁药（如丙米嗪），但因其不良反应较大，已逐渐被选择性5-羟色胺及去甲肾上腺素再摄取抑制剂（如文拉法辛）、选择性5-羟色胺再摄取抑制剂（如氟西汀）等药物所取代。其中，由于文拉法辛在低于抗抑郁药剂量时即可发挥强的抗猝倒作用，已成为治疗猝倒的首选药物。值得注意的是，上述药物须规律服用，突然停用可能会导致猝倒反弹。此外，γ-羟丁酸钠也有改善猝倒的作用。

（3）夜间睡眠紊乱的治疗：γ-羟丁酸钠可显著增加慢波睡眠及改善睡眠连续性。

三、睡眠相关呼吸障碍

（一）概述

睡眠相关呼吸障碍（sleep-related breathing disorders，SRBD）是一组以睡眠期呼吸节律异常和/或通气异常为主要特征的疾病，可伴或不伴清醒期呼吸异常。根据ICD-11，SRBD主要分为中枢性睡眠呼吸暂停（central sleep apnea，CSA）、阻塞性睡眠呼吸暂停（obstructive sleep apnea，OSA）、睡眠相关低通气或低氧血症（sleep-related hypoventilation or hypoxemia disorders）、其他特指或未指明的睡眠相关呼吸障碍等。

（二）发病机制

睡眠呼吸障碍的发生与遗传因素、肥胖、上气道结构和肌肉收缩特性异常、中枢调控稳定性及觉醒机制异常等相关。SRBD的主要病理生理变化是睡眠期间反复出现呼吸暂停或低通气所导致的低氧血症或/和高碳酸血症，以及睡眠结构的改变，可引起一系列的临床表现，致多系统、多器官功能受损。

（三）临床表现

1. 阻塞性睡眠呼吸暂停 由于睡眠期间发生的上气道反复塌陷、阻塞引起的呼吸暂停或低通气，从而表现为睡眠过程中打鼾且鼾声不规律，呼吸及睡眠节律紊乱，反复出现呼吸暂停及觉醒、憋醒。部分患者可伴日间思睡、注意力不集中、记忆力下降及情绪症状。

2. 中枢性睡眠呼吸暂停 临床表现类似于OSA，不同之处在于气流停止的同时无呼吸运动。

3. 睡眠相关低通气或低氧血症 表现为日间思睡、晨起头痛、疲乏感、情绪异常，以及记忆力、注意力受损等。

（四）评估

评估内容包括睡眠呼吸评估、上气道评估及日间思睡评估。睡眠呼吸评估包括整夜PSG监测（"金标准"）及便携式家庭睡眠监测。上气道的评估主要通过测量工具、鼻内镜、咽腔内镜及影像学工具等对上气道的结构、阻塞情况及上气道压力等进行评估。日间思睡的主观评估有Epworth嗜睡量表（Epworth sleeping scale，ESS）和斯坦福嗜睡量表（Stanford sleepiness scale，SSS）等，客观评估有多次睡眠潜伏期试验（multiple sleep latency test，MSLT）或清醒维持试验（maintenance of wakefulness test，MWT）。

（五）诊断

1. OSA 在成人（＞18岁）中，当阻塞型事件（如呼吸暂停、低通气或与呼吸事件相关的觉醒）每小时≥15次时，可诊断为阻塞型睡眠呼吸暂停。阻塞型事件每小时≥5次且出现以下至少1项：①存在可归因于疾病的症状（如嗜睡或睡眠中断）；②报告夜间呼吸窘迫或观察到的呼吸暂停/习惯性打鼾；③当存在高血压、情绪障碍、认知功能障碍、冠状动脉疾病、卒中、充血性心力衰竭、心房颤动或2型糖尿病。在儿童中，当阻塞型事件每小时≥1次并伴有与呼吸障碍相关的症状或体征时可诊断。

2. CSA 类似于OSA，其中呼吸事件更改为"中枢型呼吸事件或合并存在"。

3. 睡眠相关低通气或低氧血症 夜间监测显示氧饱和度持续（＞5 min）下降至成人≤88%（或儿童≤90%）且≥5 min。

（六）治疗

睡眠相关呼吸障碍的治疗：①一般治疗措施是戒烟酒、慎用镇静催眠药、减肥、侧卧位睡眠或抬高床头；②有明确病因者需对原发疾病进行干预；③通常首选持续气道正压通气（continuous positive airway pressure，CPAP）治疗；④如有明确解剖因素所致的上气道狭窄，可行外科手术治疗；⑤如有下颌后缩，可尝试使用口腔矫治器进行治疗。

四、昼夜节律失调性睡眠觉醒障碍

（一）概述

昼夜节律失调性睡眠-觉醒障碍（circadian rhythm sleep-wake disorder，CRSWD）是由于昼夜节律计时系统的改变，其夹带机制或内源性昼夜节律与外部环境的错位而导致的睡眠-觉醒周期紊乱（通常表现为失眠、过度嗜睡或两者兼而有之）。

（二）发病机制

尚不明确。生理学机制可能与内源性昼夜节律、调节睡眠觉醒的内稳态系统异常有关。

（三）临床表现

1. 睡眠-觉醒时相延迟障碍　入睡晚，主睡眠时间段持续延迟；起床晚，经常难以在期望或要求的时间醒来；白天嗜睡；周末或节假日起床更晚。

2. 睡眠-觉醒时相提前障碍　难以控制的、长期的傍晚不能保持清醒，或凌晨早醒，或两者皆有。

3. 不规则的睡眠-觉醒障碍　以间歇发作性的、杂乱无章的睡眠和觉醒行为变化为主要特征。

4. 非24小时睡眠-觉醒节律障碍　常见于失明或视觉损害

者，表现为睡眠觉醒周期与24 h的环境不同步。

5. 昼夜节律性睡眠-觉醒障碍（倒班工作类型）   主要睡眠期通常出现于清晨（6～8时），不能保持正常的睡眠时间长度，主观上也感到睡眠不满意，易激惹。

6. 昼夜节律性睡眠-觉醒障碍（时差型）   内源性生物钟产生的睡眠和觉醒周期的时间与跨越至少2个时区的跨子午线旅行所需的睡眠和觉醒模式的时间暂时不匹配。患者常抱怨睡眠不安、嗜睡、疲劳，以及躯体症状（如胃肠道不适）或日间功能受损等。

（四）评估

CRSWD的诊断主要依据完整的病史、睡眠日志和体动记录仪，此外，还需要使用PSG来排除其他睡眠障碍。

（五）诊断

CRSWD的诊断：①一种持续的或反复的睡眠中断，主要原因是昼夜节律系统的改变，或者是内源性昼夜节律与个体的躯体环境、社交或工作时间表所要求的睡眠-觉醒周期之间的错位。②睡眠中断导致过度有睡意或睡眠，或者两者兼有。③睡眠紊乱引起有临床意义的痛苦，或者导致社交、职业及其他重要功能的损害。

需要注意的是，间歇性是指症状持续至少1个月但少于3个月；持续性是指症状持续3个月或更长时间；复发性是指症状在1年内发作2次（或更多）。

（六）治疗

1. 睡眠卫生教育   建议患者按照社会通常的作息时间重新设定新的上床及起床时间，保证与年龄相符的睡眠时间。此外，应避免不良睡眠环境及不良卫生习惯。

2. 时间治疗　在睡眠觉醒时相延迟和时相提前障碍患者中，每天将入睡时间连续延迟或提前3 h，直至与自己意愿的上床时间一致为止。

3. 定时光照　在合适的时间应用强光照射，可转变体内生物钟的时相。

4. 定时褪黑素治疗　使用褪黑素受体激动剂（如雷美替胺），可有助于睡眠觉醒时相的调控。

5. 其他治疗　若合并其他睡眠障碍、精神心理问题时需同时治疗。

五、睡眠相关运动障碍

（一）概述

睡眠相关运动障碍是指一系列干扰正常睡眠和入睡的、简单的、无目的性的、刻板的运动。根据ICD-11，睡眠相关运动障碍主要分为不宁腿综合征（restless legs syndrome，RLS）、周期性肢体运动障碍（periodic limb movement disorder，PLMD）、睡眠相关性腿部痉挛、睡眠相关性磨牙症、睡眠相关节律性运动障碍、婴儿良性睡眠肌阵挛、入睡期脊髓固有性肌阵挛、由于医疗状况导致的睡眠相关运动障碍、药物或物质引起的睡眠相关运动障碍及其他特定或未指明的睡眠相关的运动障碍。

（二）发病机制

睡眠相关运动障碍的确切机制尚不清楚，目前认为遗传因素、脑铁缺乏、中枢神经系统的多巴胺能异常、脊柱屈肌通路的过度兴奋及自主神经皮质激活是睡眠相关运动障碍发病的主要生理病理学机制。

（三）临床表现

1. 不宁腿综合征 夜间睡眠或安静时出现强烈、几乎无法抗拒移动四肢的冲动，经常但并不总是伴随四肢深处的强烈不适感（爬行感、麻刺感、烧灼感、抓痒感或酸痛感等）。常见于小腿，大腿及其他部位也可累及。随病情进展可累及髋部、躯干及面部。症状具有昼夜节律，可引起夜间睡眠起始及维持困难、白天嗜睡等。

2. 周期性肢体运动障碍 睡眠期间出现周期性、重复性、高度刻板的肢体运动所致的睡眠障碍，肢体运动常表现为踝关节背屈和踇趾伸展，膝关节和髋关节部分性屈曲，有时可累及上肢。患者通常感觉不到肢体的运动及睡眠的片段化。

（四）评估

以神经生理学评估为主，包括PSG、暗示性制动试验（suggestive brake test，SIT）、肌电图（electromyogram，EMG）和神经传导速度检查。此外，还可进行贫血相关血液检测及遗传学检查。

（五）诊断

1. 不宁腿综合征 不宁腿综合征的诊断必须同时符合以下3条。

（1）极度渴望移动双腿，通常伴随或由腿部不适而导致。这些症状必须符合以下条件。

1）这些症状在休息或不活动（如平躺或静坐）时出现或加重。

2）可在运动时得到部分或完全缓解。

3）症状在夜间加重或仅出现在夜间，或者即使在白天出现，夜间症状也更明显。

（2）以上这些特征除外药物或行为习惯所致，如腿部痉挛、不适的姿势、肌痛、静脉曲张、腿部水肿、关节炎或习惯性的腿部拍动等。

（3）以上症状引起担心、情绪低落、睡眠障碍，还导致身心、社交、职业、受教育、行为或其他重要领域的功能障碍。

2. 周期性肢体运动障碍（PLMD）

（1）按照最新版《AASM睡眠分期判读手册》定义的标准，存在PSG正式的睡眠中周期性肢体运动。

（2）儿童腿部运动每小时≥5次或成人每小时≥15次。

（3）导致个人、家庭、社会、教育、职业或其他重要功能领域的严重痛苦或损害。

（4）PLMD不能由其他原发性睡眠障碍或其他病因解释。

（六）治疗

1. 非药物治疗

（1）一般治疗。祛除病因，停用可诱发睡眠相关运动障碍的药物和食物。

（2）认知行为治疗。

2. 药物治疗　根据美国神经病学学会（American Academy of Neurology，AAN）2016年发布的不宁腿综合征相关指南，高等级证据支持使用普拉克索、罗替戈汀、加巴喷丁，中等证据支持使用罗匹尼罗，低等级证据支持使用其他多巴胺制剂。获得美国FDA批准的药物见表6-3-2。目前无单纯性PLMD药物治疗的足够证据。

表6-3-2　美国食品药品管理局（FDA）批准治疗
不宁腿综合征的药物

药物名称	作用靶点	治疗剂量/ （mg/d）	不良反应
普拉克索	选择性作用于D_3受体	$0.25 \sim 0.75$	恶心、嗜睡等轻度不良反应
罗匹尼罗	对D_2受体高选择性	$1.5 \sim 4.0$	困倦、神经痛
罗替戈汀贴剂	非选择性作用于多巴胺$D_1/D_2/D_3$受体	$2 \sim 6$	恶心、头晕、眼花、乏力、呕吐、失眠
加巴喷丁缓释片	一旦被吸收，即可被转化成加巴喷丁，后者可与一种特殊类型的钙通道结合，但对其他普通的受体不具有亲和力	$600 \sim 1200$	加重抑郁情绪，晕眩、困倦、昏睡，可能导致小部分人有自杀想法或行为

六、异态睡眠

（一）概述

异态睡眠（parasomnia）是在入睡时、睡眠期间或从睡眠中觉醒时发生的异常生理或行为体验，包括睡眠相关的复杂运动、行为、情绪、感知、做梦及自主神经系统活动异常。ICD-11中有关异态睡眠的具体分类见表6-3-3。

不同类型异态睡眠的终身患病率为4%～67%，儿童、青少年的发病率比成年人更高。在儿童、青少年中，非快速眼动睡眠（non-rapid eye movement sleep，NREM）这种异态睡眠比快速眼动睡眠（rapid eye movement sleep，REM）这种异态睡眠更为常见。REM睡眠期行为障碍（rapid eye movement sleep behavior disorder，RBD）常发生于50岁以上的男性患者。

表6-3-3 国际疾病分类第11版（ICD-11）关于异态睡眠的分类

分类	内　　容
NREM期	意识模糊性觉醒、睡行症、睡惊症、睡眠相关性进食障碍、其他特指的NREM期睡眠觉醒障碍、未特指的NREM期睡眠觉醒障碍
REM期	REM睡眠期行为障碍、复发性孤立性睡眠麻痹、梦魇障碍、其他特指的REM期异态睡眠、未特指的REM期异态睡眠
其他	入睡前爆炸头综合征、睡眠相关幻觉、医疗情况引起的异态睡眠、药物或物质引起的异态睡眠、其他特指的异态睡眠、未特指的异态睡眠

注：NREM.非快速眼动睡眠；REM.快速眼动睡眠。

（二）临床表现

NREM异态睡眠是患者从NREM睡眠向觉醒状态转换的不完全分离导致的觉醒障碍。患者在睡眠中有异常的表现，但醒后不能完全感知这些行为。RBD是研究较多的REM期异态睡眠，其临床特征是梦境演绎行为及骨骼肌失弛缓。RBD患者睡眠期间的暴力行为可导致患者自身或床伴受到不同程度的伤害，如撕裂伤、骨折等。

（三）评估与诊断

异态睡眠的诊断须由观察者提供详细的病史。若患者有以下指征，需采用PSG和视频脑电图（electroencephalogram，EEG）辅助诊断异态睡眠：①出现过度嗜睡；②有潜在的暴力或伤害性行为；③症状发生于凌晨、持续时间长、发作频繁；④有法律方面的评估需求；⑤患者需要治疗或对治疗反应差。此外，对RBD患者可能需要进行脑部CT或MRI等辅助检查以明确某些脑器质性疾病的存在。

（四）治疗

首先应祛除病因，如停止使用可能诱导异态睡眠发生的药物（如某些苯二氮䓬受体激动剂、抗抑郁药和抗精神病药）。一般情况下，如果患者的行为对他人或财产未造成伤害，可予以睡眠卫生知识教育。必要时，对NREM期异态睡眠患者可给予苯二氮䓬类药物（如氯硝西泮）治疗。对于夜惊症或意识模糊性觉醒的患者，在预期发作时间前将其唤醒可有效控制其发作。RBD的治疗在于减少噩梦及相关异常行为发生的频率，睡前可服用小剂量氯硝西泮，也可选用褪黑素受体激动剂等药物。

（潘集阳）

第四节　躯体形式障碍

一、概　　述

躯体形式障碍（somatoform disorders）是一类以持久地担心或相信各种躯体症状的优势观念为特征的精神疾病。患者因这些躯体症状反复就医及检查，尽管各种医学检查结果未见异常或轻度异常，医师也向患者做出了专业性的解释，但仍然不能减轻患者对身体健康的过度焦虑。尽管患者的躯体症状与心理冲突、社会环境、负性生活经历紧密相关，但患者常认为是躯体本身的问题，否认心理因素的存在。大多数患者的病程具有慢性波动的特点。

根据ICD-10诊断标准，躯体形式障碍包括躯体化障碍（somatization disorder）、未分化躯体形式障碍（undifferentiated somatoform disorder）、疑病障碍（hypochondriacal disorder）、躯体形式的自主神经紊乱（somatoform autonomic dysfunction）、持

续的躯体形式疼痛障碍（persistent somatoform pain disorder）、其他躯体形式障碍（other somatoform disorders），以及躯体形式障碍，未特定（somatoform disorder unspecified）。

ICD-11采用了一组新的诊断类别，即躯体不适（bodily distress disorder，BDD）或躯体体验障碍（bodily experience disorder，BED），取代了ICD-10中的躯体形式障碍这一类别。这一诊断类别下包括躯体不适障碍或躯体体验障碍、身体一致性烦恼2个特征类型。

不同诊断标准、不同地域、不同机构的躯体形式障碍的流行病学研究结果均有较明显的差异。1998年7月至2009年6月，葡萄牙的Fabiao等在初级保健机构中使用ICD-10诊断标准对躯体形式障碍的患病率进行了调查，显示该病的患病率为0.5% ～ 16.1%（平均为10.1%）。Gureje等的研究显示，14个国家利用ICD-10诊断标准进行调查后发现，被调查者中约有2.8%的人患躯体形式障碍，在综合医院及基层保健机构就诊人群中，躯体形式障碍患者占比16.7%。Liu等对沈阳23所综合医院内科的5312例门诊患者进行了调查，有60例15岁以上的患者被诊断为躯体形式障碍。躯体化障碍患者以女性多见，女性患病率约为1%，发病多在30岁之前。

二、发病机制

躯体形式障碍产生的病因是多种多样的，具体病因和发病机制目前仍不清楚。一般认为，躯体形式障碍的病因主要归因于生物、认知、情绪、行为及环境的相互作用。

（一）人格特征及不良认知模式

"神经质"多是躯体形式障碍患者人格特征的表现，他们容易把注意力集中于自身的躯体症状及不愉快的生活事件上，致使感觉阈值下降，使其对躯体感觉的敏感性提高，因而产生多种多样的躯体不适感。患者的痛觉阈和感觉阈较正常人更低，表现为神经症的特征，即患者会将自己对疾病和躯体感觉的认知负面化，将其过度转换为痛苦及有害的体验。

（二）社会文化因素

1. 生活事件 负性生活事件是躯体形式障碍发病的诱因之一，创伤性经历及记忆可被储存于意识范围之外，从而通过躯体化的症状显现出来。

2. 社会支持 良好的社会支持对健康具有保护作用。研究表明，躯体形式障碍患者的生活水平及质量下降显著，明显低于正常人群。

3. 社会文化 相关研究认为，患者所处的特定的社会文化会影响情绪的表露，使其受到压抑，进一步导致症状的发生。

（三）生理因素

1. HPA 轴功能低下及调节性T细胞过度累积 有学者提出，躯体形式障碍患者在持续高压状态下，其HPA轴功能逐渐耗竭，T细胞开始在抗炎机制中承担主要角色，细胞数量的增加与促炎症反应刺激直接关联，T细胞的过度积聚会导致大脑Th1细胞出现问题，引起神经退行性变，从而表现出一系列的心理和认知症状。

2. 交感－迷走张力不平衡 另有学说认为，躯体形式障碍患者的交感－迷走张力不平衡。在情绪任务中，躯体障碍患者的交感神经活性增加，副交感神经活性降低，进而引起内感觉察力下降，同时对情绪表达的认知执行能力也会降低，尤其是中性和悲伤情绪。

3. 5-HT功能低下　研究表明，导致躯体形式障碍患者产生躯体症状的另一生理因素可能是5-HT通路基因和5-HT功能低下。

4. 脑区功能异常　有研究人员用fMRI测定岛叶皮质、梭状回及前扣带回的功能，发现患者上述脑区的活性增加，从而推测岛叶皮质和前扣带回诱导了不愉快的主观体验，使患者产生躯体形式障碍的躯体症状。还有研究显示，躯体形式障碍患者在受到疼痛刺激时，大脑边缘系统活性增强，同时灰质密度普遍降低。

三、临床表现

躯体形式障碍的临床特征是患者不断强调躯体症状，不断要求完善各种医学检查，各项检查的阴性结果无法打消其疑虑，甚至无法相信医师的解释及诊治。躯体化症状表现多样化，常涉及多个部位，可涉及任何生理功能及器官，可效仿任何一种疾病的表现。常见症状是腹胀、疼痛、头晕、气促、疲乏无力等，还可表现为腹泻、便秘、排尿困难、消化不良、咳嗽、头痛、晕厥、意识丧失等。

（一）躯体化障碍

躯体化障碍患者具有较高的疑病观念和躯体先占观念，主要特征为各式各样、不断变化、反复出现的躯体症状。症状往往已存在多年，直至转诊至精神科。躯体化障碍患者最常出现的症状是呼吸、循环系统症状（如头晕、头痛、心悸、胸闷等）、异常的皮肤感觉（如发痒、刺痛、酸痛、烧灼感、麻木感等）及消化系统症状（如恶心、呕吐、反酸、嗳气、腹痛等），性与月经方面的表现也不少见。上述躯体症状可伴有明显的抑郁和焦虑情绪。由于该病的病程呈慢性波动，加之此类患者有多年就医检查、用药或手术的经历，他们可出现药物依赖或滥用，同时其家庭、人际及社会方面的长期功能也可能出现损害。

（二）未分化的躯体形式障碍

未分化的躯体形式障碍的主要特征类似于躯体化障碍，但临床表现并不典型，或者临床表现与躯体化障碍相符，但病程尚不足2年。

（三）疑病障碍

疑病障碍是指患者以担心甚至相信患一种或多种严重进行性躯体疾病的持久性优势观念为主（即疑病观念）。患者因此而反复就医，各种阴性医学检查的结果及医师的解释均不能使患者打消疑虑。即使患者明确存在某种躯体疾病，患者感受到的痛苦和焦虑远远高于其严重程度所带来的影响，因而常伴有焦虑或抑郁情绪。对身体畸形的疑虑或优势观念也属本症。男女均可出现疑病障碍，该障碍无明显家庭特点，这一点要与躯体化障碍相鉴别。

（四）躯体形式的自主神经功能紊乱

躯体形式的自主神经功能紊乱主要表现为受自主神经支配的器官系统（如呼吸、胃肠道、心血管系统等）发生躯体障碍所致的神经症样综合征。以持续存在的自主神经兴奋症状为主要表现，如脸红、颤抖、心悸、出汗等。患者具有个体特异性及主观的附加主诉，如部位不定的疼痛、沉闷感、肿胀感、紧束感、烧灼感等。患者坚持把此类症状归于特定的器官或系统疾病，坚信自己患了严重的躯体疾病，但并无明确证据证明其所述器官的结构和功能紊乱。最常见、最突出的疾病是腹泻综合征、肠易激综合征、胃神经症、过度换气、心因性咳嗽、心因性肠胀气、心脏神经症、心因性尿频及排尿困难。

（五）持续的躯体形式疼痛障碍

持续的躯体形式疼痛障碍的主要特征是患者反复强调持续、严重且令人痛苦的疼痛，不能全然用生理过程或躯体障碍加以解释。疼痛可见于任何部位，其中以腰背部和头部最为常见。其主要致病原因为情绪冲突或心理社会问题。通常继发周围人对患者医疗方面或人际关系方面的关注和支持明显增加（继发性获益）。

四、诊断及鉴别诊断

（一）躯体化障碍

1. 诊断要点（确诊需具备以下每一条）

（1）存在各式各样、变化多端的躯体症状至少2年，且未发现任何恰当的躯体解释。

（2）不断拒绝多名医师关于其症状没有躯体疾病解释的忠告与保证。

（3）症状及其所致行为造成一定程度的社会和家庭功能的损害。

躯体化障碍包含多种主诉综合征及多种心身障碍。

2. 鉴别诊断

（1）躯体疾病：长期患躯体化障碍的患者在总病程中有可能发生其他各系统的躯体疾病，如果患者躯体症状和稳定性发生改变，则提示可能新发或转化的躯体疾病，需考虑进一步检查和会诊。

（2）情感（抑郁）障碍：躯体化障碍通常伴有不同程度的抑郁和焦虑，如果抑郁和焦虑本身的严重程度和持续时间不足以满足相关的诊断要求，则不需要分开诊断。40岁以上群体发病的多种躯体症状可能是原发情感障碍的早期表现。

（3）疑病障碍：躯体化障碍患者关注的重点是症状本身及症状可能带来的影响，而在疑病障碍中，潜在进行性的严重疾病过程及其不良后果更加引人注目。疑病障碍患者通常自主要求进行检查以明确或证实潜在疾病的性质，而躯体化障碍患者要求治疗以缓解症状。在躯体化障碍患者中，药物过度使用很常见，长期不遵医嘱的情况也不在少数，而疑病障碍患者担心药物及其不良反应，常频繁更换医师以求安稳。

（4）妄想障碍：如精神分裂症的躯体妄想及抑郁症中的疑病妄想，该类患者最典型的临床表现是观念具有怪异性质，通常躯体症状较少。

（二）未分化的躯体形式障碍

如果患者主诉的躯体症状具有多样性、持续性和变异性，但又不足以达到躯体化障碍的典型临床相，则应考虑"未分化的躯体形式障碍"这一诊断。例如，患者主诉的症状相对较少、单一，不存在戏剧化色彩的主诉形式，或者完全不伴发社会和家庭功能损害。需要注意的是，患者所表现的症状必须排除躯体疾病基础。

（三）疑病障碍

1. 诊断要点（确诊需具备以下2条）

（1）长期相信所表现的症状隐含着至少1种严重躯体疾病，尽管反复的检查不能找到充分的躯体解释，或者存在持续性的先占观念，认为有畸形或变形。

（2）总是拒绝接受多位不同医师关于其症状并不意味着躯体疾病或异常的忠告和保证，包含身体变形障碍、变形恐怖（非妄想型）、疑病神经症、疑病症、疾病恐怖等。

2. 鉴别诊断

（1）躯体化障碍：疑病障碍患者关注的重点是障碍本身及将来的后果，而躯体化障碍患者关注的重点在于个别的症状。此外，疑病障碍的先占观念通常仅涉及1种或2种躯体疾病，患者所诉的疾病名称前后一致，而躯体化障碍患者所诉的疾病数量较多且变化多端。

（2）抑郁障碍：如果抑郁症状先于疑病观念出现并且症状特别突出，抑郁障碍可能为原发疾病。

（3）妄想障碍：与精神分裂症和抑郁障碍所导致的躯体妄想对比，疑病障碍患者的信念坚固程度往往不同。如果患者坚信自己的躯体形状发生了改变或是外貌令人不快，应归于妄想障碍。

（4）焦虑和惊恐障碍：焦虑障碍患者的躯体症状常被患者解释为严重躯体疾病的表现，但焦虑谱系障碍患者的疑病观念通常能因为给出生理学解释而得到缓解，患者不会确信自己患有躯体疾病。

（四）躯体形式的自主神经功能紊乱

躯体形式的自主神经功能紊乱与多个系统相关：①心血管系统，如心脏神经症、神经循环衰弱、Da Costa综合征；②高位胃肠道，如胃神经症、呃逆、消化不良、心因性吞气症、幽门痉挛等；③低位胃肠道，如腹泻综合征、心因性肠胃胀气、肠易激综合征等；④呼吸系统，如心因性咳嗽和过度换气的各种形式；⑤泌尿生殖系统，如心因性尿频、排尿困难等；⑥其他器官或系统。

1. 诊断要点（确诊需满足以下4点）

（1）持续存在自主神经兴奋症状，如心悸、出汗、颤抖、脸红等，且这些症状令人烦恼。

（2）涉及特定器官或系统的主观主诉。

（3）存在上述器官可能患严重（但常为非特异的）障碍的先占观念和由此而生的痛苦，医师的反复保证和解释无济于事。

（4）患者所述器官的结构和功能并无明显紊乱的证据。

2. 鉴别诊断　该疾病需要与广泛性焦虑障碍相鉴别。广泛性焦虑障碍患者的害怕、担忧、预期焦虑等心理要素在自主神经兴奋中起主导作用，同时，其他症状的躯体定位前后一致，可据此鉴别。躯体形式障碍患者可有自主神经症状，但该类患者的感受既不突出也不持续，且症状并不总是局限于某个特定的器官或系统。

（五）持续的躯体形式疼痛障碍

1. 诊断要点

（1）持续、严重、令人痛苦的疼痛，不能完全用生理过程或躯体障碍加以解释。

（2）情绪冲突或心理社会问题与疼痛的发生有关。

2. 鉴别诊断　该疾病需要与器质性疼痛相鉴别。器质性疼痛患者在未确诊时容易感到恐慌和不安，为引起他人注意可能出现某些刻意的行为。躯体化障碍中常可见各种类型或部位的疼痛，但其主诉并非特别突出和持续。躯体化障碍不含疼痛其他方面未特指（not otherwise specified，NOS）（急性/慢性）、背痛NOS、紧张性头痛。

（六）其他躯体形式障碍

在其他躯体形式障碍中，患者主诉的症状不是通过自主神经系统介导的，且局限于身体的特定部位或系统。这一点需要与躯体化障碍和未分化的躯体形式障碍加以区分，在后2类障碍中，患者关于症状起源及痛苦的主诉各式各样且形式多变，并不存在组织损伤。

其他任何不由躯体障碍引起、在时间上与重大心理问题密切相关或能导致患者注意明显增加（人际或医疗方面）的疼痛，也应划归于此。皮肤蚁行感、肿胀感及感觉异常（麻木感和/或麻刺感）是常见的例子。以下障碍也属于本类障碍：①"癔球症"（咽喉部哽噎感而引起吞咽困难）及其他形式的吞咽困难；②心因性斜颈及其他痉挛性障碍，不包括Tourette综合征；③心因性瘙痒症，不包括特殊皮肤损害，如皮炎、湿疹、斑秃或心因性荨麻疹；④心因性痛经，不包括性冷淡和性交疼痛；⑤磨牙。

（七）躯体形式障碍，未特定

ICD-10未对该类别进行详细阐述。

五、治　疗

（一）治疗原则

躯体形式障碍的治疗原则如下。

1. 全面评估躯体症状　即使既往评估未发现躯体疾病，对反复诉说身体不适的患者，仍要排除新患躯体疾病的可能，这是进行所有治疗的前提。

2. 重视医患关系的建立　患者常因自身主观感受与医院检查结果的不一致而产生疑虑，需要医师与患者之间建立良好的医患关系，耐心、诚恳地与患者进行沟通。

3. 注重心理治疗和多种医疗手段的联合应用　患者的发病往往与个性因素和社会因素密切相关。心理治疗具有非常重要的作用，同时可以使用药物和物理治疗来改善患者的躯体症状，缓解其焦虑、抑郁情绪，从而加快患者的康复进程。

（二）非药物治疗

1. 认知行为治疗　认知行为治疗是躯体形式障碍最有效的心理治疗方法。具体步骤如下。

（1）明确治疗目标。协助患者认识到自己扭曲的认知和不合理的思维方式，注意避免变成争论。

（2）表明医师的态度。要尊重并接受患者痛苦体验的事实，一起讨论和审视客观依据，提出可能的替代性解释。

（3）与患者讨论对健康的焦虑与躯体症状的联系。例如，对于身体体验的过度关注会增加身体的敏感度。

（4）改变回避现实的行为模式。要鼓励患者尝试积极的应对行为，改变以往回避问题的消极应对行为。

2. 森田疗法　主张让患者反复体验"顺其自然、接纳症状、带着症状去生活"，使其成为生活的一部分，逐步回到社会生活中。

3. 物理治疗　经颅磁刺激治疗、针灸及电针疗法等物理治疗方法能确切地改善患者的躯体症状。物理治疗本身对躯体可起到刺激感觉的目的，同时也能对缓解症状起到积极的暗示。对于长期治疗效果不佳者或症状严重者，可考虑改良电休克治疗（modified electroconvulsive therapy，MECT）。

（三）药物治疗

1. 抗抑郁药　对于焦虑、抑郁情绪明显者可给予适量的抗抑郁药。因这类患者的躯体敏感度较高，对药物不良反应尤为关注，因此，宜选择不良反应小的药物，且以小剂量治疗为宜。目前临床常用选择性5-羟色胺再摄取抑制剂（SSRI）或其他新型抗抑郁药治疗，其疗效肯定，不良反应相对少，安全性好。SSRI

类药物以艾司西酞普兰、舍曲林为代表，艾司西酞普兰剂量为10～20 mg/d，舍曲林为50～150 mg/d。

2. 抗精神病药　二代抗精神病药对改善睡眠、改变疑病观念有作用，是较好的增效剂。常用药物有阿立哌唑、奥氮平、喹硫平等，一般可小剂量使用。

目前国内外研究认为小剂量抗抑郁药、抗精神病药联合认知行为治疗是行之有效的方法。

（王　我）

第五节　创伤后应激障碍

一、概　　述

创伤后应激障碍（posttraumatic stress disorder，PTSD）是指患者在经历某些异乎寻常的威胁性、灾难性心理创伤后，出现的一种延迟并长期存在的精神障碍，其发病的潜伏期从几周到数月不等（但很少超过6个月）。PTSD于1980年被首次提出，当时用来描述退伍军人、战俘和战后幸存者在经历战争性创伤事件后出现的一系列症状，后来慢慢扩展为描述各种人为灾害和自然灾害（如枪击、强奸、绑架、目睹车祸、地震、海啸等）发生后出现的一系列应激症状，PTSD因此而逐渐被大众所认识。据统计，PTSD的终身患病率为1%～14%，高危人群患病率为3%～58%，男女比例约为1∶2，且PTSD与抑郁症、药物滥用或成瘾、恐怖症等精神障碍类疾病的共病率很高。近年来随着各种自然灾害和疫情的反复出现，罹患PTSD的人群比例也呈逐年攀升的趋势，这一现象越来越引起全世界范围的高度关注。需要说明的是，在ICD-10中，根据PTSD出现的时间，特别提出了

"急性应激性障碍",是指在应激源作用后几分钟之内即出现症状,且症状会在2～3天消失(通常在几个小时内)。在ICD-11中首次提到的复杂性创伤后应激障碍(complex posttraumatic stress disorde;即复杂性PTSD)的诊断,是指一种暴露于单个或一系列极端威胁或恐怖的事件后可能发生的障碍,这些创伤性应激事件通常是长期的或反复的,从这些情境(如虐待、奴役、种族灭绝活动、长期家庭暴力、儿童被反复性虐待或躯体虐待)中逃脱是极其困难或不可能的。

二、发病机制

经历创伤性事件是本病发生的直接原因。日常生活中的很多事件(如丧偶、车祸等)都可能对心理甚至身体造成伤害,但个体对事件的应激反应是不同的。创伤性事件要具备2个条件:第一,事件能产生巨大的身体伤害甚至威胁到生命安全;第二,未来能引发各种创伤性的情绪体验,例如,目睹过车祸现场的人再遇到马路围堵时会立即产生强烈的恐怖情绪,甚至不敢独自出行以免意外的发生。经历创伤性事件是PTSD的必备条件,但不是充分条件,只有一小部分经历创伤性事件的群体最终会被确诊为PTSD,而这类群体往往存在某种精神障碍的既往史或家族史,或者经历过儿童期的创伤(如父母离异、体罚、性虐待等),或者有自卑情结、性格懦弱、缺乏社会支持等。

PTSD的发生不是偶然的,对其确切发病机制的研究还不是很清楚,目前认为是多种因素相互作用的结果,可能与生物学因素(如遗传因素、神经内分泌因素、脑结构及功能的改变)和社会心理因素(如个体对应激源的认知评价、应对方式等)相关,其中针对PTSD的生物学机制的研究和探讨对于预防和治疗PTSD具有重要意义。

三、临床表现

PTSD患者在经历创伤性事件后最多6个月内会出现相应的症状，其临床表现主要包括以下四大核心症状群。

（一）侵入性症状

创伤性体验的反复侵入是PTSD最常见也最具特征性的症状。创伤性事件发生后一段时间，患者头脑中会非常清晰、极端痛苦地反复重现创伤的情景、细节，包括反复以幻觉、错觉的形式重复体验创伤性事件，这种现象称为"闪回"，患者仿佛又重新经历了创伤性事件的全部过程及当时的情感体验。另外，在创伤性事件发生后，患者经常做与创伤情景相关的梦（梦魇），即使从睡眠中醒来，患者还要在现实中继续体验在梦境中被打断的场景和情绪状态。当一些特别的线索（如创伤事件发生的地点、纪念日、场所等）出现时，也会使患者产生强烈的共鸣，再现创伤性事件发生时的细节和情感体验，再次加重患者的痛苦。

（二）持续性回避

当创伤性事件发生后，患者会持续地主动回避与创伤经历有关的事件或情境，拒绝参加有关的活动，不愿意接触相关的人，避免谈论相关的事件和地点，回避与创伤性事件相关的痛苦记忆、情感体验等。

（三）认知和心境的负性改变

在创伤性事件发生后，很多患者都会出现认知与心境的负性改变，患者可能会出现选择性遗忘，忘记了创伤性事件发生的一些重要细节，还可能对事件的原因及结果产生歪曲的认知，把创伤性事件的发生归因于自己或他人的错误，还可能对自己或他人甚至世界产生无限放大的负性认知，如"我是罪大恶极的，我身边没有可以信赖的人，这个世界充满了危险"等。这些负面情绪会持续存在，从而影响患者的一些行为，如远离生活群体、消极避世等。

（四）警觉性增高

主要表现为惊跳反应增强、过度警觉，可伴有注意力不集中、行为过激和暴发性愤怒，甚至有自我毁灭行为，大部分患者常合并睡眠障碍。

四、评　估

PTSD筛查量表（screening questionnaire）主要包括4个，分别是创伤筛查问卷（trauma screening questionnaire，TSQ），初级保健创伤后应激障碍（primary care posttraumatic stress disorder，PC-PTSD），惊吓、生理唤醒、愤怒和麻木量表（startle，physi-ological arousal，anger，and Numbness，SPAN），Breslau 筛选测验（Breslau screening test）。

其中最常用的是Breslau筛选测验，共7个项目（表6-5-1），包括5个回避症状和2个高度唤醒症状，采用"是"或"否"的回答。经历过创伤性事件的患者，该问卷中4项以上阳性（回答"是"）者，PTSD的诊断率达71%；4项以下阳性者，98%不符合PTSD 诊断。如果4项以上回答为阳性，可作为疑似PTSD诊断，将患者作为高危人群，依据诊断标准进一步明确诊断。

表6-5-1 Breslau筛选测验

条目	回答	
1.你是否刻意远离特定的场所、人群或某些活动以避免想起创伤经历？	是	否
2.你是否对非常重要或曾经很喜欢的事情丧失了兴趣？	是	否
3.你是否开始觉得孤独或远离人群？	是	否
4.你发现很难感受旁人的关爱或情感吗？	是	否
5.你是否开始觉得对未来茫然无措？	是	否
6.你是否比以往难以入睡或易醒？	是	否
7.你是否变得易受普通声音或动作惊吓？	是	否

五、诊断与鉴别诊断

（一）诊断

参照DSM-5诊断标准，当以下症状出现在成人、青少年和6岁以上儿童时，可诊断为PTSD。

1. 以如下至少1种方式接触威胁性的或真实的死亡、严重伤害或性攻击：①亲历创伤性事件。②目睹发生在他人身上的创伤性事件。③获悉在家庭成员或亲密朋友身上发生了创伤性事件，使他们的身体产生了巨大的伤害，甚至威胁到生命，事件必须是暴力性的，或因意外而发生。④反复目击创伤的恐怖细节（如急救人员收集人体遗骸、警察接触受虐待儿童的细节等）。

2. 在创伤性事件发生后，有如下至少1种侵入性症状，持续1个月或更长时间：①创伤性记忆无预警地再次出现，从而导致痛苦（"侵入"当前生活）。在6岁以上的儿童中，通过扮演游戏可能重复创伤所表达的主题和各方面的内容。②反映创伤细节或感受的噩梦（在儿童中，可怕的梦或许与创伤并无明显关联）。③那些引起个体感觉或行动的闪回，就像创伤再次发生一样（在儿童中，这些可能表达在游戏里）。④当接触到与创伤相关的想法、记忆或其他提示物（如物品、声音和景象）时，会产生强烈且持续的痛苦。⑤当接触到与创伤相关的想法、记忆或其他提示物（如物品、声音和景象）时，会产生躯体反应（如心跳加快、感到眩晕、出汗等）。

3. 频繁地回避此事件的任何提示物，持续1个月或更长时间，表现为以下1种或2种症状：①回避或试图回避有关此事件的记忆、想法或感受。②回避或试图回避那些作为此事件提示物的场所或人物（如人、地点、物品或对话）。

4. 在信念和感受方面的负性改变表现出以下至少2种，持续1个月或更长时间，且在创伤后开始或恶化：①不能回忆起事件的关键部分（不是由于脑损伤、酒精或毒品所致）。②关于自己、他人或世界的频繁的和极端的负性信念（如"我很糟糕、没有人可以信任"等）。③关于创伤的原因或结果的持续的畸形的想法，导致责备自己或他人。④频繁且持续的害怕、恐怖、愤怒、内疚或羞耻。⑤对于曾经喜欢的活动，兴趣显著减少，或者不去参加。⑥感到与他人脱离接触或有距离感。⑦经常没有正性、快乐、愉悦或爱的感受。

5. 在觉醒（紧张）和反应方面表现出至少2种主要的改变，持续1个月或更长时间，在创伤后开始恶化：①易激惹或愤怒的暴发（至少在没有挑衅时），经常表现出针对人或物品的语言或躯体的愤怒。②冒失或自我破坏性行为。③过度警觉（对威胁或危险高度警觉，持续监视环境）。④对大的噪声或惊讶的事情有显著的惊跳反应。⑤难以聚焦想法和注意力。⑥睡眠困难（难以入睡，或早醒，或睡眠质量差）。

除了以上症状，有些PTSD患者还会出现分离症状，即觉得自己的想法或躯体是属于一个外部观察者的，就像在梦里一样，他们还会感觉周围的世界是不真实的、梦幻的或遥远的。分离症状还包括闪回，患者不能回忆起创伤事件的一些关键部分（选择性遗忘），这些症状会给患者带来极度的痛苦，并在一定程度上损害社交、工作或其他重要方面的功能，但要排除是由于毒品、酒精、药物或其他躯体疾病等所致。

（二）鉴别诊断

1. 抑郁症　抑郁症可能继发于PTSD，表现为突然出现的情感低落、兴趣减退及活动减少等核心症状，随着病情的发展可以看到，抑郁症状的表现要明显高于应激事件本身带来的影响，并且抑郁症还存在早醒、悲观厌世、食欲缺乏等特征性症状。尽管PTSD患者在一定程度上存在着回避症状，不愿与社会接触，存在认知和心境方面的负性体验，但是特征性的创伤性侵入症状，以及对特定场所及人和事的长期回避症状均与抑郁症有显著的区别。

2. 焦虑与恐惧相关障碍　PTSD患者存在一定程度的焦虑，以及对一些场所、事件等的恐惧，还有一些明显的自主神经症状，但这些症状都是在经历过创伤性事件之后才发生的，创伤性事件的影响要远远高于焦虑症及恐惧症，焦虑症患者并没有能明确引起焦虑的原因，是突然发生的莫名其妙的焦虑，而恐惧症的恐惧对象特别突出，无论是广场恐惧症、社交恐惧症，还是单纯恐惧症都有明确的恐惧对象，有强烈的回避反应，但无侵入性症状。

3. 其他应激相关障碍　主要指延长哀伤障碍及适应障碍，鉴别点主要在应激源的差异上。PTSD的应激源是各种各样的创伤性事件，侵入症状是让患者痛苦不堪的，而延长哀伤障碍的应激源是关系亲密的人的突然离世，患者积极寻找与逝者间的美好回忆与过往，逝者的形象是积极的，而适应障碍的应激源是生活环境或社会地位的改变，是角色适应不良带来的问题，这种问题会长期存在，从而继发焦虑、彷徨、无助、害怕等情感体验，适应障碍的出现往往与人格基础相关。

六、治　疗

对 PTSD 患者的治疗要在详细掌握患者病情的基础上，综合分析患者的创伤类型，同时要考虑患者基因及神经内分泌系统的易感性，认识到创伤个体的特异性，及时、准确地发现潜在的高危群体，根据病情提供个体化治疗（心理治疗，或者心理治疗结合药物治疗），才能取得更好的效果。

（一）心理治疗

心理治疗对于 PTSD 患者的疗效是确定的。对于 PTSD 早期患者要积极地使用危机干预技术，主要侧重于支持，帮助患者接纳所遭遇的不幸及自身的反应，鼓励患者积极面对现实，表达、宣泄自身的负性情绪，使患者认识到自身具备的应对资源并学习新的应对方式。对于迟发和慢性 PTSD 患者，除了应用特殊的心理治疗技术外，帮助患者获取尽可能多的社会和心理支持显得尤为重要，如获得家属和同事的理解和关怀等。

对 PTSD 患者经常采用的心理治疗方法包括认知行为治疗（cognitive behavioral therapy，CBT）、眼动脱敏再处理（eye movement desensitization and reprocessing，EMDR）及团体心理治疗。

CBT 的目标是确认和改变患者不合理的认知和行为，对于急性和慢性 PTSD 患者都有较好的疗效，且其疗效确切、持久，已被推荐为一线治疗方式。PTSD 患者的 CBT 治疗主要包括焦虑处理训练、对应激反应的教育、对病理信念的认知治疗、对创伤事件的想象和暴露4种技术。其中CBT的核心方法是暴露疗法，暴露的目的是帮助患者认识到讨论创伤事件是安全的，与再次经历创伤是不同的，其本质是改变恐惧模式的病态联结，将患者反复暴露于与创伤事件类似的情景中，以唤起患者的痛苦记忆，使其对创伤带来的情绪反应习惯化，减少与创伤相关的回避反应，进而诱发更多的暴露反应并逐渐减轻症状。虽然暴露可能会让个体感觉不舒适并产生恐惧，甚至在最初的阶段可能会加剧焦虑，但实证研究证明，暴露疗法对PTSD的治疗效果确切，症状的偶然恶化是暂时的。

EMDR要求患者在头脑中回想自己所遭遇的创伤画面、影像、痛苦记忆，以及不适的身心反应（包括负面的情绪），治疗师做好相应的记录及等级评分。然后根据治疗师的指示，患者的眼球及目光随着治疗师的手指平行来回移动约30 s。每次完成之后，请患者说明当下脑中的影像及身心感觉，治疗师再次做好相应的记录及等级评分，同样的程序反复操作，直至痛苦的回忆及不适的生理反应（如心跳加快、肌肉紧绷、呼吸急促等）逐渐减轻为止。EMDR还可以建立正面健康的认知结构，在程序操作过程中，由治疗师引导，将正性的思想和愉快的想象画面植入患者头脑中。

团体心理治疗有助于患者建立自尊和信心，与有类似经历的成员讨论彼此的创伤经历，彼此分享存在的症状及应对的经验，患者之间更容易在彼此理解的基础上建立和谐的人际关系。患者可以在小组讨论中学到如何正确地处理羞耻、愤怒、罪恶感、害怕等负性情绪。

（二）药物治疗

针对确诊为PTSD的患者，药物治疗是必要的手段之一，虽然不能完美地消除PTSD的四大核心症状群（侵入性症状、持续性回避、认知和心境的负性改变、警觉性增高），但是至少有3种作用，即改善症状、治疗共患疾病、减轻干扰心理治疗和日常生活功能的相关症状。

目前针对PTSD的药物治疗主要是抗抑郁药和抗焦虑药，也就是对症治疗。选择性5-羟色胺再摄取抑制剂（SSRI）类抗抑郁药（如帕罗西汀、氟西汀、舍曲林等）的不良反应较小，疗效和安全性好，因此，可作为PTSD的一线用药，而5-羟色胺和去甲肾上腺素再摄取抑制剂（SNRI）类药物（如盐酸文拉法辛、盐酸度洛西汀）的不良反应相对较多，如头痛、眩晕、便秘、性欲减退等。新型抗焦虑药丁螺环酮、坦度螺酮对于改善患者的核心症状有一定的作用，且不会产生过度的镇静作用及肌肉松弛作用。而苯二氮䓬类抗焦虑药（如地西泮等）对PTSD的治疗及预防无显著疗效，且使用的风险要远远高于益处，因此，苯二氮䓬类抗焦虑药在PTSD治疗中已被列为相对禁忌药物，急性期绝对禁止使用，对于存在易激惹和攻击性行为的患者，可以联合使用心境稳定剂来控制症状。有噩梦和惊厥的患者可以使用抗肾上腺素能药物（如哌唑嗪），但要注意其不良反应（如直立性低血压及晕厥），因此，初期使用时一定要从小剂量开始，存在精神病症状的患者可以联合应用非典型抗精神病药（如奥氮平、利培酮、阿立哌唑等）。

使用药物治疗需要明确的是，药物治疗起效较慢，一般用药4～6周才会出现病情好转，由于单一药物疗效有限，可以联合使用多种药物控制症状，治疗剂量和疗程都要充分，建议症状缓解后继续维持治疗1年，直至患者痊愈。

七、预　　后

PTSD患者因为有易复发和迁延性的特点，使其成为预后最差的应激障碍，至少有1/3的PTSD患者终身不愈，丧失了劳动能力和社会功能，50%以上的患者合并焦虑、抑郁、物质滥用等其他精神障碍。PTSD患者的自杀率是普通人群的6倍，因此，对于PTSD患者早期进行干预尤为重要。在创伤性事件发生后，及时识别PTSD高发人群，使用快速、方便、准确的干预策略，帮助他们适应并渡过危机，对于受创伤人群的心理重建、降低PTSD的发生率、圆满处理善后事宜等都有重要意义。

（付　　锦）

第六节　谵　　妄

一、概　　述

谵妄（delirium），又称"急性脑病综合征（acute brain syndrome）"，为一种意识异常的状态，常伴随广泛的认知障碍和相应的精神及行为症状。在ICD-10中，谵妄的定义："一种非特异性病因的器质性大脑综合征，其特征为同时存在意识、注意、知觉、思维、记忆、精神运动行为、情绪和醒-睡周期的功能紊乱。持续时间不定而严重程度的范围可以从轻微到极重度。"此后，ICD-11又给出了更详细的定义："短时间内出现注意力紊乱（如指向、集中、维持和转移的能力下降）和意识紊乱（如对周围环境的定向减弱），在一天当中多具有波动性，并常伴认知功能受损（如记忆、定向力的受损），以及语言功能、视空间能力或感知觉的损害。此外，谵妄也可表现为睡眠周期紊乱（睡眠-觉醒周期的逆转，伴急性唤醒的减少或总体睡眠时间的下降）。这些症状不能归为因某种不属于精神行为障碍的疾病或障碍，也不能归为物质的过量中毒、戒断反应或某种药物所引起。"DSM-5

将谵妄分为3个亚型，即兴奋型、抑制型和混合型。兴奋型谵妄以烦躁不安、激越、幻觉、试图拔除各种置入体内的管路、攻击性为特征；抑制型谵妄以情感淡漠、言语减少、行动迟缓、嗜睡为特征；混合型谵妄则是患者具备以上二者的典型特征。抑制型谵妄在临床常被忽视，但抑制型谵妄的患者病情往往更严重、预后更差，应予以更多的关注。谵妄的患病率在不同患者群体和不同科室中有所不同，在普通住院患者中，谵妄的总体患病率可高达30%，卒中后患者为25%，处于姑息治疗阶段患者的患病率可高达74%，而在重症监护病房并需要机械呼吸支持的患者的谵妄的患病率高达80%。可见，患病率在不同环境中的差别很大，也反映谵妄的发生与这些患者的年龄、身体素质、诱发因素的数量等因素有关。

二、发病机制

谵妄的发生往往是多种因素共同作用，通常区分为患者自身的素质性因素（predisposing　factors）和外界诱因（precipitating factors）。素质性因素包括高龄、认知功能损害、功能性残疾、严重的躯体疾病等，此外，感觉受损、抑郁状态、营养不良、贫血、药物/酒精依赖等也会增加谵妄的风险。外界诱因包括急性疾病（如败血症、低血糖、卒中、肝衰竭等）、创伤（如骨折或头部受伤）、手术、脱水、严重疼痛、服用药物（尤其是苯二氮䓬类药物、二氢吡啶类药物、抗组胺药和阿片类药物）、睡眠不足、外界刺激过少或过多，以及环境恐怖、陌生、单调等。在痴呆患者中单纯环境因素也会成为促发谵妄的因素，如更换住所或照料者的改变等。个体患谵妄的风险与内在素质性因素与外界诱因的总和有关，如果素质性因素越多，少的诱因也能导致谵妄的发生。

谵妄的发病机制至今尚不明确，目前的研究表明，神经炎症、脑血管功能障碍、脑代谢改变、神经递质失衡、神经网络连通性受损等都与谵妄的发生有关，其中有较多证据支持的是神经递质的改变，如乙酰胆碱合成受损、胆碱能突触的损伤、多巴胺水平升高、γ氨基丁酸和5-羟色胺等物质浓度的改变。其中主要是乙酰胆碱合成减少-多巴胺能过度活跃假说，而抗胆碱能药物、缺氧、B族维生素缺乏、电解质紊乱、低血糖等多种病理生理因素转化为多巴胺的过度活动，以及神经环路的功能活动异常可通过影响氧化代谢过程使乙酰胆碱的合成减少，这些因素都可引发谵妄的一系列临床症状。

三、临床表现

谵妄在注意障碍和意识障碍的基础上，表现为广泛的认知过程受损，病情常进展较快，其严重程度在一天中会有波动，傍晚和夜晚加重，具有昼轻夜重的规律。

（一）特征性症状

1. 意识障碍　对周围环境和自身状态感知的清晰度及认知反应能力的减弱，可以从轻度混浊到浅昏迷状态。

2. 注意障碍　定向、聚焦、维持及变换注意力的能力下降，进而导致患者在对话过程中常停留在先前问题中而不能随着问题的改变恰当地转移注意力，患者也很容易受无关的刺激影响而分神。

3. 记忆损害　累及短时记忆和长时记忆，可因谵妄程度的不同而有差异，一般即刻和短时记忆与注意损害的关系更为密切。

4. 定向障碍　患者对时间、地点的判断出现定向障碍，严重者可出现人物定向障碍。

（二）其他症状

1. 语言障碍　语言障碍包括命名性失语、言语错乱、理解力受损、书写和找词困难等，极端病例中出现言语流畅性困难及言语不连贯。

2. 思维障碍　思维障碍表现为接触性离题、病理性赘述及思维破裂等思维过程的异常。思维内容障碍主要表现为妄想，其中被害妄想是谵妄中最常见的妄想类型，相对不系统，呈片段性多变，可与幻觉等有关联。

3. 睡眠-觉醒周期紊乱　睡眠-觉醒周期紊乱包括白天困顿、夜间入睡困难，以及整夜清醒、夜间激越，部分患者昼夜颠倒、24 h睡眠觉醒周期瓦解。

4. 动作行为障碍　患者可以表现为活动减少或不协调性精神运动兴奋。后者表现为动作行为增多但丧失对行为的控制，缺乏动机与目的，使人难以理解，出现喊叫、呻吟、不停抓摸等不协调性精神运动兴奋。

5. 感知觉障碍　患者可有大量错觉及幻觉，以生动逼真的、鲜明的、形象性的错视和幻视为主，且常具有恐怖色彩。继而使患者产生恐惧、紧张、兴奋、冲动等情绪反应，少数患者错觉及幻觉不明显。

6. 情感改变　情绪稳定性差，可以有焦虑、淡漠、愤怒、烦躁不安、恐惧等多种情绪反应。

四、评　　估

采集病史时，通常应询问家属或照料者，了解患者的精神状态或行为变化的时间进程，了解患者是否伴有其他症状（如抑郁或痴呆症状），了解患者精神状态的变化是否与其他事件有关，患者要全面回顾用药史（包括饮酒情况及非处方药/保健品的使用等）与躯体症状（如呼吸困难、排尿困难等）的变化。对患者进行疼痛评定，因为谵妄与剧烈疼痛有关，特别是在无法有效沟通的患者中，躁动可能是疼痛的表现。体格检查应包括生命体征及心、肺、腹部的全面查体，还应重点进行神经系统查体和认知检测，并根据检查结果选择性地进行实验室及影像学检查。

意识模糊评定法（confusion assessment method，CAM）是较常用的谵妄评估工具，其简易版本（CAM-S）包括意识状态的急性改变或波动、注意力障碍、意识清晰度改变和思维混乱4个方面，广泛用于综合医院筛查和诊断谵妄。CAM的拓展版本——ICU患者意识模糊评定法（confusion assessment method-ICU，CAM-ICU）用于ICU谵妄的评定。1998年修订版谵妄评估量表（delirium rating scale-revised-98，DRS-R-98）包含2个部分（13个严重性项目和3个诊断项目），是目前最常用的评估工具，许多研究均已证实其具有良好的可靠性。DRS-R-98根据13项指示谵妄的严重程度，按0～3分进行评估，0分表示"正常"，3分表示"严重损害"。最高分为39分，评分越高，谵妄越严重。根据严重程度进行等级评分，0～6分为无谵妄，7～11分为亚谵妄综合征，≥12分为谵妄综合征。2017年，Khan等联合运用CAM-ICU和Richmond躁动-镇静量表（Richmond agitation-sedation scale，RASS）进行评分，提出了7分制谵妄严重程度分级量表（CAM-ICU-7）。该量表包含急性发病或症状反复波动、注意力不足、思维紊乱、意识水平的改变4个条目，得分0～2分为无谵妄，3～5分为轻度至中度谵妄，6～7分为严重谵妄，且具有较高的内部一致性信度和结构效度。最近有研究人员提出一种基于生理学的方法来量化谵妄的严重程度，即脑电图意识模糊评估严重程度评分（E-CAM-S）。研究发现，该方法与临床症状评估CAM-S明确相关，且与住院时长呈正相关。

五、诊　　断

依据ICD-10，谵妄的诊断要点如下。

1．意识模糊，即对环境的感知清晰度下降，伴有集中、保持或转移注意能力的减退。

2．认知紊乱，表现为以下2项：①瞬时记忆和近期记忆损害，远期记忆相对完整。②时间、地点或人物定向障碍。

3．至少存在以下精神运动性障碍中的1项：①迅速、不可预知地从活动减少转变为活动过多；②反应时间延长；③语流增加或减少；④惊跳反应增强。

4．睡眠或睡眠-觉醒周期障碍，至少表现出以下项目中的1项：①失眠（严重时睡眠可完全缺失，白天可出现也可不出现瞌睡）；②症状在夜间加重；③令人苦恼的梦和梦魇，可延续为觉醒后的幻觉和错觉。

5．症状发生急，并有昼夜波动。

6．病史、躯体和神经系统检查或实验室检查的客观依据说明存在大脑或全身性疾病（与精神活性物质无关），并推断它与以上1～4各项的临床表现有关。

谵妄的主要鉴别诊断是痴呆症、抑郁症和其他急性精神综合征，以及亚谵妄综合征。对于伴有明显的幻觉妄想、言语行为紊乱及情感紊乱的谵妄，需要鉴别精神分裂症和伴有精神病性症状的情感障碍。对于表现为明显的认知功能损害的谵妄，需要鉴别阿尔茨海默病和其他类型的痴呆。对于起病急并有恐惧、紧张等情绪反应及意识状态改变的谵妄，需要鉴别急性应激反应。在许多情况下，这些症状可以共存，并且互为危险因素。

六、治　疗

已有大量研究证实，早期采用多因素干预措施可以降低高危住院患者谵妄的发生率。国外的一些指南一致给出以下建议。①对于普通病房患者，非药物干预措施应注意早期识别高危因素（年龄＞65岁、痴呆、髋关节手术），日常筛查谵妄，重视环境感知力（感觉、听觉、义齿、时间、事件、探亲者），保持正常水分，调节膀胱和肠道功能，及早建立正常饮食，纠正代谢紊乱，优化心肺功能（适时供氧），及早识别感染，有效治疗疼痛，提高日常活动能力，避免使用抗精神病药，避免使用苯二氮䓬类药物，减少夜间干扰以促进睡眠，及早移除设备（血管内和呼吸道设备），避免身体束缚，促进睡眠（使用眼罩和耳塞）。药物干预方面目前暂无高水平的证据。②对于重症监护病房患者，在非药物干预措施方面，除上述因素外，还应该注意早期识别高危患者（年龄＞65岁、败血症、休克、痴呆和使用呼吸机）、轻度镇静、避免服用苯二氮䓬类药物、早期动员、促进昼夜节律、环境意识和定向、拆除装置（血管内和呼吸道装置）等。

谵妄的治疗是一个整体的过程，首先要针对原发脑器质性疾病及躯体疾病等纠正病因，同时及时处理精神症状、控制危险因素、监测与预防并发症。①对因治疗。病因治疗是谵妄的根本性治疗措施。积极找寻素质性和诱发因素，针对这些因素采取处理措施非常重要，如电解质紊乱的纠正、感染性疾病的感染控制、药源性谵妄的药物减停、中毒时的解毒处理等。同时还要积极加强支持治疗，防止新的诱发因素出现。如果谵妄状态与心理社会因素有关，应祛除心理及环境等因素，加强心理干预。②对症治疗。各指南均因证据不足而不建议常规用药防治。若患者存在严重的感知觉紊乱或妄想，且语言安抚无效或行为可能对自身或他人造成危险，可短期使用药物治疗。在充分权衡利弊后，可使用抗精神病药治疗，改善谵妄症状。其中第二代抗精神病药（如利培酮、奥氮平、喹硫平等）较常用于谵妄的治疗，锥体外系症状（extra pyramidal symptoms，EPS）风险最低的是喹硫平，但其镇静效应稍弱，氯氮平因具有较强的抗胆碱能作用而不被推荐使用。需要注意的是，药物均应从低剂量起始，缓慢滴定，尽量使用最低的有效剂量。如有可能，应尽早停用抗精神病药。除酒精和镇静催眠药戒断所致的谵妄外，苯二氮䓬类药物一般不推荐使用。对有严重认知障碍的患者，可考虑使用胆碱酯酶抑制剂（如多奈哌齐、加兰他敏）治疗。

（熊　鹏　李　珊）

第七节　认知功能障碍

一、概　　述

认知是人类心理活动的一种，是指个体认识和理解事物的心理过程。根据DSM-5，可将认知功能分为学习和记忆功能、语言功能、执行功能、感觉运动功能及注意力和社会认知功能，认知功能损伤指上述1种或几种功能受损。通过各种神经心理学检查和测查可以量化地评估个体的总体认知功能和特异的认知域状况，还可以发现某些日常生活中难以觉察的认知功能损害。当认知功能障碍出现时，它不仅包括记忆障碍、失语、失认、失用及视空间的障碍等，还会伴随焦虑、抑郁、激越、冲动等情感行为障碍。上述表现是导致患者社会功能受损或丧失的主要原因，也将给社会和家庭带来沉重的疾病负担。

二、发病机制

认知是大脑皮质复杂的高级功能的反映，任何直接或间接导致大脑皮质结构和功能慢性损伤的因素均可通过不同机制引发认知功能障碍。

（一）脑部疾病因素的影响

1. 脑组织调节分子异常　脑组织调节分子异常主要包括神经递质及其受体异常、神经肽异常、神经营养因子缺少。大多数神经元之间的信息传递是通过神经递质及其相应的受体完成的，这些神经递质或受体的异常改变均可导致不同类型和不同程度的认知功能异常，其中多巴胺、去甲肾上腺素、乙酰胆碱、谷氨酸等神经递质与认知障碍紧密相关。神经元和胶质细胞可合成、分泌大量的神经营养因子，如神经生长因子、睫状神经营养因子、脑源性神经营养因子和胶质源性神经营养因子等。这些神经营养因子对神经元的存活和神经元突起的生长具有重要作用。有研究发现，在多种神经退行性疾病中均有神经营养因子含量的改变。

2. 脑组织蛋白质异常聚集　脑组织蛋白质异常聚集与基因变异、蛋白质合成后的异常修饰、脑组织受到病毒感染、脑老化及环境毒素中毒等多种因素有关。在许多因脑神经细胞退行性变性而导致的疾病中，患者的脑组织蛋白质均有异常聚集的表现。

3. 慢性脑缺血性损伤　神经元细胞对缺血、缺氧非常敏感，因此，脑缺血造成大脑皮质损伤是引起不同类型认知障碍的常见原因，其导致认知功能障碍的机制则与能量耗竭及酸中毒、细胞内钙离子超载、自由基损伤、过度激活谷氨酸及天冬氨酸受体、炎症细胞因子损害等因素有关。

4. 环境、代谢毒素对脑的损害　对于绝大多数50岁之后发病的典型散发性神经退行性疾病而言，环境和代谢毒素对脑的损害起主要作用，这些风险因素包含毒品、药物、酒精或重金属中毒等。在发生各种慢性代谢性或中毒性脑病时，如心肺衰竭、慢性肝性脑病、慢性尿毒症性脑病、贫血、慢性电解质紊乱、维生素 B 缺乏、叶酸缺乏等，患者的主要表现为认知异常。

5. 脑外伤　脑外伤对学习记忆和智力有不同程度的影响。轻度外伤者可不出现病症；中度外伤者可失去知觉；重度外伤者可导致学习记忆严峻障碍，乃至智力丧失。

6. 脑老化　认知功能一般随年龄增长（约60岁以后）而下降。老年人脑血液供应减少，合成和分解代谢及对毒素的祛除能力均降低，这些都是造成老化脑神经细胞死亡及认知功能降低的主要因素。

（二）躯体疾病因素的影响

除了脑部病变及损伤外，其他躯体疾病也会直接或间接地对大脑供血、代谢造成一定程度的影响，进而导致认知功能受损。例如，高血压、糖尿病、慢性阻塞性肺疾病等疾病均会通过减少脑部血供及氧供等机制，不同程度地造成大脑功能受损而引起认知功能障碍。

（三）精神心理因素的影响

突发负性生活事件刺激、长期心理压抑、焦虑、抑郁、恐惧、睡眠障碍等精神心理因素均可能造成认知功能障碍。随着医学影像学的不断发展，利用计算机断层扫描（CT）、功能性磁共振成像（fMRI）、正电子发射体层摄影（PET）及单光子发射计算机断层成像（SPECT）技术，对一些存在精神心理疾病的患者进行脑影像学检查的研究结果也恰恰说明了这一点。

（四）社会因素的影响

在社会影响因素中，年龄、性别、受教育程度、经济水平、习惯嗜好等与认知功能障碍的发生存在密切关系。上述因素可能对患者的早期营养、生活方式、工作环境、医疗保健意识及治疗依从性等方面施加影响，进而对认知功能障碍的发生、发展发挥作用。

三、分　　类

根据疾病发生、发展进程和临床表现，认知功能障碍可以分为无症状性认知功能减退、轻度认知功能损害（mild cognitive impairment，MCI）和痴呆（dementia）3个阶段。

（一）无症状性认知功能减退

无症状性认知功能减退通常仅表现为轻微的、不易察觉的认知损害，神经心理学评估无明显异常，但已经出现神经病理学和脑部影像学的改变。

（二）轻度认知功能损害

轻度认知功能损害（MCI）的早期定义强调的是疾病状态，特指阿尔茨海默病（Alzheimer disease，AD）的临床前期，对MCI的诊断过于局限，分型属于遗忘型MCI。国际工作组于2003年对MCI的定义及诊断标准进行了修订，这也是目前应用较广泛的MCI标准，分型属于非遗忘型MCI，其涵盖多种认知功能损害。该标准又将非遗忘型MCI分为4个亚型，即单认知域遗忘型MCI、多认知域遗忘型MCI、单认知域非遗忘型MCI和多认知域非遗忘型MCI。病情进展至MCI时，针对患者的神经心理学检查已经发现异常，但此时患者的日常生活可不受明显影响。确定MCI最重要的临床意义在于对认知功能损害的早期发现和早期干预，以便延迟或阻止痴呆进一步发生、发展。

（三）痴呆

痴呆是认知功能障碍最严重的表现形式，是一种以获得性和持续性认知功能缺陷或衰退为表现的临床综合征，此期患者往往治疗效果不好，预后欠佳。认知功能损害包括不同程度的记忆、学习、定向、理解、语言、视空间功能障碍，以及人格异常及其他认知（概括、计算、判断、综合和解决问题）能力的降低，还常伴有行为和情感的异常表现。这些认知功能损害可导致患者日常生活、社会交往和工作能力的明显减退。

痴呆的分类主要有以下3种：①按病变性质可分为变性病痴呆和非变性病痴呆。前者包括阿尔茨海默病、路易体痴呆、帕金森病痴呆、额颞叶痴呆等；后者包括血管性痴呆、正常压力性脑积水、其他继发疾病（如感染、肿瘤、中毒和代谢性疾病等）引起的痴呆。②按病变部位可分为皮质性痴呆、皮质下痴呆、皮质和皮质下混合性痴呆及其他痴呆。③按起病和病情发展缓急可分为急性进展性痴呆（rapidly progressive dementias，RPD）和慢性进展性痴呆。目前，对RPD的研究较为热门，它通常指在数天、数周（急性）或数月（亚急性）发展为痴呆。

四、诊　　断

（一）认知功能障碍的诊断标准及流程

目前，在国际上认知功能障碍的诊断标准主要参考2个疾病分类系统，即世界卫生组织的ICD-11和美国精神病学会的DSM-5。

其中，ICD-11将"器质性（包括症状性）精神障碍"变更为"神经认知障碍（neurocognitive disor-ders）"，在分类上保留谵妄（delirium）、轻度神经认知障碍（mild neurocognitive disorder）、遗忘障碍（amnestic disorder）和痴呆（dementia），并对痴呆的类型进行重新梳理和归类。

1. 轻度认知功能障碍的诊断流程　MCI是一种由多种病因导致的综合征，其诊断应遵循以下流程：①依据患者的认知功能和生活能力（以神经心理学为依据），根据MCI的诊断标准明确诊断。②如果诊断为MCI，结合认知评估结果，根据损害的认知域数量对患者进行初步分类，如单域遗忘型MCI和单域非遗忘型MCI、多域遗忘型MCI和多域非遗忘型MCI等，提示认知功能损害的特征。如果目前尚不满足MCI的诊断标准，建议随访6个月后或认知功能出现明显改变时再次进行认知功能评估。③结合MCI的起病和病情进展情况，认知功能损害特征，有或无神经系统原发疾病、精神疾病（或应激事件）或系统性疾病的病史、体征，以及必要的辅助检查，做出MCI的病因学诊断。④对于已明确诊断为MCI的患者，建议至少随访1年，以进一步明确诊断。

2. 痴呆的诊断流程

（1）明确是否符合痴呆的诊断标准。如患者存在认知功能损害，应以神经心理评估为客观依据，排除意识障碍、药物或毒物所致的假性痴呆、短暂意识错乱及智能下降等情况，最后做出痴呆诊断。

（2）明确引起痴呆的原因。明确痴呆诊断后，可结合患者认知功能障碍的起病形式、各认知域和精神行为损害的先后发病顺序、病程发展特点，以及既往病史和体格检查提供的线索，综合上述因素对导致痴呆的病因做出初步判断，以选择有针对性的辅助检查，最终确定病因。病因学诊断步骤可概括为以下4步：①

皮质性特征还是皮质下特征；②有无多发性缺血发作特征，有无运动障碍；③有无明显的情感障碍；④有无脑积水。

（3）明确痴呆的严重程度和有无精神行为异常综合征，确定目前患者需要首先处理的问题。病情的严重程度通常根据患者的临床表现、日常生活工作能力受损情况及神经心理评估来判断。临床痴呆评定量表（clinical dementia rating scale，CDR）或总体衰退量表（global deterioate scale，GDS）经常用来对痴呆的严重程度做出判断。

（二）认知功能障碍的诊断依据

一般需要根据患者的病史、全身体格检查、神经系统检查、神经心理评估、实验室检查和影像学检查综合做出痴呆及其病因的诊断。

1. 病史采集 病史采集包括现病史和既往史，内容应涵盖认知障碍、生活能力、可能导致认知障碍的疾病或诱发因素及伴随的疾病4个部分。对于现病史，应详细询问患者认知障碍的发病时间、可能的诱发因素或事件、起病形式、症状表现及进展方式；了解认知障碍是否对患者的日常生活和社会、职业功能产生影响；了解患者是否伴有精神和行为症状，以及伴随的神经系统异常或其他症状和体征。对于既往史，要注意询问患者可能导致认知障碍的疾病和因素。由于痴呆患者可能存在认知功能障碍及自知力缺乏，因此，病史应尽可能地获得知情者的证实或补充。

2. 体格检查 体格检查分为一般体格检查和神经系统查体，对痴呆的病因诊断具有重要的价值。一般体格检查的内容包括心率、呼吸、血压、脉搏、面容、皮肤黏膜、头颅、颈部、心、肺、腹部、四肢及关节等。神经系统体格检查包括意识状态、高级皮质功能（理解力、定向力、远近记忆力、计算力、判断力等）、脑神经、运动系统（肌容积、肌张力、肌力、不自主运动、共济、步态）、感觉系统（浅感觉、深感觉、复合感觉）、反射（浅反射、深反射、病理反射）、脑膜刺激征等检查。不同病因的认知功能损害所伴随的神经系统体征各有不同，体格检查（如步态、嗅觉、听力检查等）可以协助医师早期识别及预测患者认知功能损害的进展。

3. 神经心理评估　神经心理评估的内容主要包括是否存在认知损害、认知损害的特征及严重程度、是否伴有精神行为症状3个部分，它是诊断痴呆的重要手段。

（1）认知功能评估

1）评估总体认知功能常用的量表为简易精神状态检查表（mini-mental state examination，MMSE）、蒙特利尔认知评估（Montreal cognitive assessment，MoCA）、临床痴呆评定量表（clinical dementia rating scale，CDR）等。MoCA涵盖的认知领域较MMSE广，包括注意与集中、执行功能、记忆、语言、视空间结构技能、抽象思维、计算和定向力，是专门为筛查MCI而设计的。CDR可用于痴呆严重程度的评定和随访。

2）记忆力评估：临床上记忆力评估主要集中于对情景记忆的检查，可通过对学习和延迟回忆进行测验，包括听觉词语学习测验、韦氏记忆量表逻辑记忆分测验、非语言材料记忆测验等。在对认知功能障碍的诊断中应注意，尤其是对于高智商的个体，纵向比较非常重要，即使检查结果在正常范围内，但如果较之前有明显下降，也应视为异常。

3）执行功能评估：是否存在执行功能损害是MCI转化为痴呆的危险因素之一。常用的执行功能测验包括威斯康星卡片分类测验、伦敦塔测验、数字-符号转换测验、符号数字模式测验、连线测验、Stroop测验、语音流畅性测验、语义流畅性测验等。

4）语言能力评估：常用的测验包括Boston命名测验、词语流畅性测验（verbal fluency test，VFT）和韦克斯勒成人智力量表（Wechsler adult intelligence scale，WAIS）词汇亚测验，国内常采用汉语失语成套测验（Aphasia battery of Chinese，ABC）对语言进行系统评价。

5）视空间结构能力评估：视空间结构功能损害与顶枕叶病变相关，常用的评估测验包括图形临摹（交叉五边形、立方体、Rey-Osterreith复杂图形）、画钟测验、WAIS积木测验等。WAIS积木测验对鉴别MCI及痴呆有一定的作用。

6）社会认知：社会认知是关于个体之间的信息编码、储存、提取及加工，检查方法包括错误信念认知测验、失言理解测验、决策认知测验、骰子游戏任务、面部情绪识别、眼神阅读等。

（2）日常和社会能力评估：包括基本日常生活能力（basic activities of daily living，BADL）和工具性日常生活能力（instrumental activities of daily living，IADL）。前者指独立生活所需的最基本的能力，如穿衣、吃饭、洗澡等；后者指复杂的日常或社会活动能力，如理财、购物、出访等。

（3）精神行为症状评估：对明确诊断为痴呆的患者均应进行精神行为症状的评估。常用的量表有阿尔茨海默病行为病理评定量表、Cohen-Mansfield激越问卷、神经精神症状问卷（neuropsychiatric inventory，NPI）等。通常要根据知情者提供的信息进行测评。

4. 实验室检查

（1）应对所有首次就诊的患者进行血液学检测，如全血细胞计数、红细胞沉降率、血电解质、血糖、肝肾功能、甲状腺素水平等。必要时可进一步行维生素B_{12}、梅毒血清学检测、人类免疫缺陷病毒（human immunodeficiency virus，HIV）等检查。

（2）脑脊液检查：脑脊液中的tau蛋白能够反映脑内神经元和轴索变性，Aβ42降低则反映类淀粉蛋白的沉积，两者都与AD的特征性病理变化有关。脑脊液中tau蛋白增加和Aβ42降低还是预示遗忘型MCI病情进展或向AD转化的指标。

5. 影像学检查

（1）磁共振成像（MRI）

1）脑容量改变：多模式成像研究表明认知功能障碍患者出现全脑的萎缩，以脑灰质和内侧颞叶体积的减小尤为明显。

2）白质高信号：为认知功能障碍患者脑白质缺血后的脱髓鞘改变。

3）脑梗死病灶：尤以老年患者、腔隙性脑梗死、额颞叶区脑梗死多见。

4）弥散张量成像：其特征性表现为皮质-边缘纤维减少和额叶、颞叶、枕叶之间的连合纤维密度减低，可用于评价患者脑白质网络紊乱的水平及认知功能损害的程度。

5）功能性磁共振成像（fMRI）：认知功能障碍患者存在广泛性脑区功能活动度降低。认知功能障碍的原因之一是海马区微血管闭塞，进而导致海马神经元血供不足和营养缺乏，进而出现以记忆障碍为主的认知功能损害。三维动脉自旋标记技术可以定量测定海马区血流量，对于判定海马区血供情况和功能状态具有重要的参考价值。

（2）单光子计算机断层成像（SPECT）：可通过检测脑组织对亲脂性示踪剂（如 ^{99m}Tc-六甲基丙烯胺肟或N-异丙基-P-碘苯丙氨）的摄取情况来评价相对脑血流灌注量。一项临床试验发现，灌注SPECT扫描阳性可以将AD的诊断率提高至92%，而SPECT扫描阴性使诊断率降低至70%。当临床诊断为疑似AD时，SPECT检查可提高诊断的准确性，SPECT阳性诊断AD的概率为84%，SPECT阴性诊断AD的概率为52%。

（3）正电子发射体层摄影（PET）

1）葡萄糖代谢显像：2-氟-2-脱氧-D-葡萄糖是目前最常用于探测人体内葡萄糖代谢的示踪剂。FDG对于鉴别正常人与阿尔茨海默病的准确率为93%，敏感度为96%，特异度为90%。临床结合PET显像可以提高诊断的准确率，FDG-PET显像的敏感度和特异度要高于SPECT，可以观察到海马、杏仁核及颞顶叶皮质代谢的降低。

2）Aβ-PET和tau-PET显像：Aβ淀粉样物质显像的标志物可分为以^{11}C标记和^{18}F标记2类示踪剂，能够特异性地与Aβ淀粉样斑块结合。Aβ-PET示踪剂滞留增加能发现海马、杏仁核及皮质异常Aβ蛋白沉积，可以有效区分AD与额颞叶痴呆，但与痴呆严重程度的关联较弱，而tau-PET显像中的tau最初局限于内侧颞叶，随着疾病的进展逐渐向新皮质扩散，与脑组织的萎缩相匹配。

6. 脑电图（EEG） 复发概率相关（recurrence probability correlation，CPR）是一种基于复发和复发概率的非线性相位同步方法，既往在癫痫的检测中体现出明显的优越性。近期研究人员发现，虽然在认知障碍组和对照组中均存在大脑半球CPR值随着电极对空间距离的增加而降低，但是在大脑半球内短距离和长距离的同步性分析中，两组在额区、顶区和颞区均有显著差异，C3-F7、F4-C4和FP2-T6的CPR值不仅在两组间有显著差异，而且与神经心理量表的MoCA评分呈显著正相关。

7. 基因检测 目前已知的与家族性AD相关的致病基因包括早老素1基因、早老素2基因和淀粉样前体蛋白基因。对有明确家族史的AD患者针对上述致病基因进行检测可以提高认知功能障碍的检出率。

五、治　疗

认知功能障碍的治疗措施：①积极识别和控制各种危险因素，特别是可控制的血管性危险因素，以减少认知功能障碍的发生；②早期诊断MCI，积极干预，早期治疗；③有效治疗部分病因明确且可控制的认知功能障碍；④按照循证医学的要求积极开展改善认知功能的对症治疗；⑤重视精神行为异常的干预；⑥积极开展非药物治疗；⑦注意合并症和伴随疾病的治疗；⑧加强康复训练；⑨关注照料者的生活质量。

（一）药物治疗

1. 可逆性胆碱酯酶抑制剂　代表药物是多奈哌齐。该药能可逆性地抑制突触前膜、突触间隙和突触后膜的胆碱酯酶活性，抑制乙酰胆碱分解，提高乙酰胆碱含量，改善认知功能。其临床常用剂量为5 mg/d，最大剂量为10 mg/d，常见不良反应为恶心、呕吐、腹痛、腹泻、肌肉痉挛、失眠、全身乏力、头晕等。以多奈哌齐为代表的胆碱酯酶抑制剂在多项临床研究中被证明对改善认知有效，对于痴呆患者可以给予中高剂量，但应注意剂量滴定的给药原则并监测可能发生的药物不良反应。

2. N-甲基-D-天冬氨酸（N-methyl-D-aspartate，NMDA）受体拮抗剂　代表药物是美金刚。当脑内谷氨酸释放过多时，美金刚与NMDA受体结合，关闭钙通道，阻断钙内流，防止钙超载，减轻细胞损伤；当脑内谷氨酸释放过少时，美金刚与NMDA受体解离，开放钙通道，促进钙内流，延长长时程增强（long-term potentiation，LTP）时限，改善记忆功能。美金刚常用剂量为10 mg/d，最大剂量为20 mg/d，常见不良反应为头痛、头晕、嗜睡、便秘、高血压、呼吸困难等。3项大样本、随机、双盲、安慰剂对照试验证实，口服美金刚（20 mg/d）可以显著改善痴呆患者的认知功能、日常生活能力及精神行为症状。一项基于队列研究的荟萃分析亦证实，美金刚可以延缓阿尔茨海默病患者的疾病进展。由于美金刚的多巴胺受体激动作用和抗胆碱能作用，其与其他药物合用时应谨防可能出现的药物间相互作用。

3. 维生素D 研究人员发现口服维生素D可以下调结肠大麻素受体1表达水平，上调紧密连接蛋白1和闭合蛋白的表达，改善肠道屏障功能障碍，降低血液循环中的内毒素、前列腺素和肿瘤坏死因子-α的水平。此外，维生素D还能抑制高血糖、高血脂、高胰岛素血症和海马区神经炎症，改善认知功能。

4. 其他药物 某些药物（如利拉鲁肽、褪黑素、益生菌等）可能对糖尿病认知障碍的发生具有一定的治疗和预防作用。研究人员发现，2型糖尿病相关的认知功能障碍与神经炎症有关，褪黑素可以显著降低Toll样受体4、磷酸化蛋白激酶B和雷帕霉素磷酸化机械靶蛋白的表达水平，阻断中枢神经系统小胶质细胞炎症中TLR4/AKT/mTOR信号通路，改善学习和记忆。大量流行病学证据已证明，有效控制血管性危险因素能延缓认知功能衰退、减少痴呆的发生。因此，要积极和严格地控制高血压、高血糖和脂质异常，按照循证医学的要求合理地选择相应的抗血小板聚集、抗凝及降压、调脂药物。此外，对于伴有冲动激越行为的认知功能障碍患者，可酌情给予小剂量第二代抗精神病药进行对症处理，但需注意其可能的QT间期异常、锥体外系反应等不良反应。

（二）非药物治疗

研究发现，均衡饮食、中高等强度的体力活动、益智类脑力活动、规律的日常作息是改善患者认知功能障碍的有效方法。荟萃分析显示，高强度和中等强度的体力活动能降低认知功能障碍的发病风险。益智活动（如阅读识字、学习新知识新技能等）可以增加神经元突触的形成和树突棘的密度，有利于改善患者的认知功能。流行病学研究发现，规律的昼夜节律可以保证睡眠治疗，有利于神经功能的维持和恢复。

认知功能障碍的发展是长期的过程，在疾病进展的后期，已有的损害多不能逆转，因此，早期干预具有重要意义。针对65岁以上的患者，临床医师有必要针对性地开展认知功能障碍的筛查和评估，常用工具包括简易精神状态检查量表（MMSE）和蒙特利尔认知评估（Montreal cognitive assessment，MoCA）。此外，应重视对具有高危因素的中年人群进行筛查和干预，定期进行记忆及智能的检测和评估，早期发现、早期治疗，以获得满意的治疗效果。

（梁　霞）

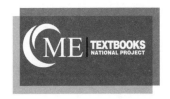

下　部

各　论

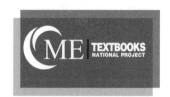

心内及心胸外科常见
心身相关障碍的诊治

第7章

在心脏科就诊的患者大量存在精神心理问题，由于传统的生物医学模式常忽视精神心理因素，使治疗有效性、患者的生活质量和临床预后都明显降低，成为目前心脏科医师在临床工作中必须面对和迫切需要解决的问题。为提高心脏科医师的医疗服务质量，提高心脏科医师对精神心理问题的识别能力和基本的处理能力，应对心血管疾病患者受到来自精神心理因素干扰或表现为类似心血管疾病症状的单纯精神心理问题进行必要、恰当的识别和干预。

一、流行病学

心脏科患者伴精神心理障碍的患病率较高。一项研究于2005年1月至2月在北京10家二、三级医院的心血管门诊对3260例患者的连续调查发现，焦虑的发生率为42.5%，抑郁的发生率为7.1%；在心脏科最常见的冠心病和高血压人群中，抑郁的发生率分别为9.2%和4.9%，焦虑的发生率分别为45.8%和47.2%。但我国非精神专科医师对抑郁/焦虑患者的诊断率较低，分别为3.7%和2.4%，对抑郁/焦虑患者的治疗率更低，均为2.4%。国外研究显示，非专科医师对精神障碍的识别率为15%～25%，治疗率达80%左右。

大量研究资料表明，抑郁和焦虑是心血管疾病发病和预后不良的预测因子。2013年美国心脏病协会（American Heart Association，AHA）发表声明，强调抑郁是急性冠脉综合征（acute coronary syndrome，ACS）患者预后不良的重要因素。Ding等纳入ACS患者672例，随访1年，发现ACS合并焦虑或抑郁的患者1年内非致死性心肌梗死和再住院风险分别增加约2倍和5倍，焦虑、抑郁共病个体分别增加约6倍和14倍，到急诊就诊次数和1年内的医疗花费均明显增加。因此，关注心血管疾病患者的精神心理问题不仅能为患者提供安慰和温暖，还能遏制疾病进展和减少医疗成本负担。

二、发病机制

（一）下丘脑-垂体-肾上腺轴功能失调

下丘脑-垂体-肾上腺轴（HPA）的功能失调与交感神经活性关系密切。已有研究证明抑郁症能导致高皮质醇血症，使HPA功能减退，反馈控制减弱，从而可能增加动脉粥样硬化的进展。HPA功能失调可能与心血管疾病的死亡风险增高有关。

在抑郁患者中，交感神经的过度激活被证实与心血管疾病的发病率和死亡率有关。研究表明，与非抑郁的患者相比，合并抑郁的缺血性心脏病患者的静息心率升高。

（二）血小板活化

有证据表明，虽然血小板激活与抑郁症的关系最密切，但最近的证据表明，其他"负面"社会心理因素（如焦虑和精神压力）也与血小板水平升高相关。血小板活化被认为是联系抑郁与缺血性心脏病风险增加之间的一种机制。血小板活化会导致血栓形成、冠状动脉阻塞，使血小板水平升高，促进凝血，可能与抑郁和不良冠状动脉事件的发生有关。与非抑郁的缺血性心脏病患者相比，在抑郁的缺血性心脏病患者中，血小板因子Ⅳ和β-血栓球蛋白的血浆水平也较高。急性心理压力也被证明会导致内皮功能紊乱。

在健康人群和心血管疾病患者中，增加的血小板活性与较高的抑郁水平相关。此外，抑郁症的严重性已被证实与血小板水平相关，通过选择性5-羟色胺再摄取抑制剂（serotonin-selective reuptake inhibitor，SSRI）或心理治疗改善抑郁症的症状，可以降低血小板水平。

（三）炎症反应

社会心理因素与炎症之间的关系早已得到认可。较高的炎症水平，包括白细胞介素（interleukin，IL）-6、肿瘤坏死因子和C反应蛋白（C-reactive proten，CRP）等水平升高，与低社会支持、长期工作压力、看护紧张、早期的生活逆境、敌意、社会隔离等各种社会心理因素相关。

炎症是常见的导致抑郁症状发展和不良心脏预后的因素。抑郁症患者的炎症因子和CRP水平升高。对抑郁的缺血性心脏病患者的研究表明，炎症指数的升高预示患者对治疗的反应不佳。这可能有助于解释与抑郁相关的心脏事件风险的增高。在抑郁和缺血性心脏病患者中，有报道称促炎性细胞因子（如组织坏死因子、IL-1、IL-2和IL-6）升高，可导致动脉粥样硬化，从而增加心脏风险。

（四）行为和生活方式

各种心理因素与行为（如体力活动和药物依从性）是有关的。此外，消极心理因素（如吸烟、饮酒）的增多与使用非法药物的频率增高有关。抑郁症患者较少参与心脏康复，从而增加了治疗的不依从性。研究发现，有5%的非抑郁患者、7%的轻度抑郁患者和14%的抑郁患者对药物治疗不依从。抑郁也可能延长冠心病患者从症状发作到采取治疗的时间。

三、常见心身相关障碍

（一）心脏病与惊恐

患者就诊时只关心躯体症状，很少诉说情绪体验，惊恐发作可出现心悸、胸闷、呼吸困难，偶有期前收缩和濒死感等。与心肌缺血急性发作表现相似，约50%的患者首先就诊于综合医院相关科室。综合医院急诊室中50%甚至90%的患者的心脏检查是正常的，检查排除了器质性疾病，但患者自疑为心脏病，按照心脏病治疗是无效的。我国综合医院非精神专科医师对精神障碍的识别率较低，因此容易误诊。

据报道，在被误诊为心绞痛发作的焦虑症患者中，有26.0%～34.2%为惊恐障碍。另外，惊恐发作也可加重心绞痛症状。国外研究报道，在连续50例就诊心脏科门诊的受试者中，62.2%的患者患有惊恐障碍伴或不伴广场恐怖症。一个主要问题是，惊恐发作与心脏病症状可能有重叠。另有研究报道，在60%的患者中，X综合征与精神障碍（如惊恐障碍）有关。

（二）冠心病与焦虑抑郁

流行病学研究表明，抑郁症与冠心病之间存在密切关系。与其他人群相比，抑郁症患者发生冠心病的危险性显著增高（相对危险度为 1.5 ～ 2.0），此类患者发生心源性死亡的百分比是无抑郁症患者的 3 ～ 4 倍。研究同时发现，抑郁症对冠心病患者的预后有重要影响，伴有抑郁的冠心病患者发生心肌梗死及心源性死亡的危险性显著增高。即使程度很轻的持续性抑郁情绪，仍可以明显地增高健康人群中冠心病的发病率及冠心病患者中心肌梗死的发病率。另外，普通人群中抑郁症的发病率为 4% ～ 7%，在冠心病患者中抑郁症的发病率显著高于普通人群。因此，抑郁症与冠心病之间可能有很强的关联性，二者之间可能互为因果、互相加重。

冠心病患者发生焦虑的比例也非常高，但由于目前对有关焦虑与冠心病发生发展之间的关系，文献结果仍不一致，并未受到重视。存在焦虑的患者反复就诊和住院的比例明显高于无焦虑的患者，这样一来，不仅增加了患者的家庭负担，也增加了国家的医疗负担，因此，应关注患者的焦虑。

（三）心力衰竭与焦虑抑郁

心力衰竭患者中较常见的情绪异常为抑郁和焦虑。抑郁在慢性心力衰竭患者中的发病率超过 30%，男性和女性的发病率分别为 36% 和 48%。抑郁在难治性心力衰竭患者中的发病率高达 40%，在 60 岁以上的难治性心力衰竭患者中可达 67%。抑郁是慢性心力衰竭患者独立的危险因素，心力衰竭易合并抑郁的危险因素包括纽约心脏病协会（New York Heart Association，NYHA）心功能分级、年龄（＜ 60 岁）、抑郁病史、在日常活动中的依赖程度、劳动力丧失程度等。焦虑障碍（包括惊恐障碍和广泛性焦虑）在慢性心力衰竭患者中的发病率为18.4%。

心力衰竭患者常继发精神心理障碍，患者经历各种治疗后对疾病预后不知情、对前途迷茫。抑郁和焦虑可能是心力衰竭的直接后果，或者伴随或加重心力衰竭的发生。抑郁和焦虑直接影响心力衰竭的预后，增加心血管疾病的病残率、再次住院率和死亡率。心力衰竭合并精神心理问题时，患者的治疗依从性差，生活质量下降，医疗费用增加，死亡危险增加。

（四）白大衣高血压与焦虑

在白大衣高血压的发病机制中，焦虑是导致白大衣高血压的重要危险因素。心理因素和躯体因素均会引发紧张反应，紧张反应和抑郁焦虑的共同之处在于二者均会使血压升高、心率加快、应激能力增强。如果一个人长期处于焦虑状态，就会导致HPA、下丘脑-垂体-性腺轴（hypothalamic-pituitary-gonadal axis，HPG）活动异常，从而导致交感神经系统及肾素-血管紧张素-醛固酮（renin-angiotensin-aldosterone system，RASS）系统激活，5-羟色胺系统功能亢进，去甲肾上腺素系统功能亢进，γ-氨基丁酸（γ-aminobutyric acid，GABA）功能不足等机制，中枢系统去甲肾上腺素能系统、多巴胺能系统、5-羟色胺能系统和GABA能系统4种神经递质系统可能与焦虑症的发病机制有关，从而产生焦虑的各种临床表现，患者出现的诊室高血压即白大衣高血压。

据报道，在根据诊室内偶测血压值诊断为轻中度高血压的患者中，20%～30%为白大衣高血压，在老年人中甚至可达40%。

（五）难以解释的高血压患者的临床问题

当患者血压不易控制、考虑顽固性高血压的诊断时，应逐一排查有可能导致顽固性高血压的病因，筛查出精神心理因素所致的血压控制不良，即应激性高血压的可能性。诊断筛查要点：①符合顽固性高血压的诊断标准；②排除继发性高血压；③注意询问病史，多数患者有明确的应激源（注意询问并寻找曾经遭受的创伤）；④排除精神疾病。可借助于广泛性焦虑障碍量表（GAD-7）、9项患者健康问卷（PHQ-9）对患者进行测评，以初步判断患者是否存在心理问题。必要时可以采用联合会诊的方式，请精神科医师协助诊断。

（六）经皮冠脉介入术后常见心理障碍

经皮冠脉介入术（percutaneous coronary intervention，PCI）是治疗冠心病的重要手段，该项技术为创伤性操作，而且通常要在清醒状态下进行，且手术时间较长，属于重大的负性生活事件，因此，患者易产生较明显的心理应激反应，通过大脑皮质、大脑边缘系统、基底神经节到下丘脑，产生皮质感觉，引起焦虑、抑郁、愤怒、紧张、恐惧等心理障碍。患者不仅术前易产生焦虑、抑郁、恐惧等心理变化，术后仍有较强的负性情绪，且可导致一些负效应的发生。小样本临床研究表明，PCI术前患者的焦虑程度比正常人高14%，差异显著。心脏介入手术前既有焦虑，又有抑郁，存在肯定焦虑者占70%，存在肯定抑郁者占38%，说明患者受手术和基础疾病的双重心理应激，焦虑和抑郁的发生率增高，这种不良的心理反应会直接影响手术过程和术后恢复。

（七）心脏起搏器及植入型心律转复除颤器植入后常见心理障碍

安置心脏起搏器后必须终生携带，因此，心脏起搏器既是保障生命安全的重要工具，又会成为一个应激源。如果患者没有正确、及时地了解心脏起搏器的有关知识，相反对心脏起搏器有不正确的认识，就会造成患者的心理问题。我国目前社区人群中心理障碍的发生率约为4%，心脏起搏器植入者心理障碍的远期发病率为10%～20%，远高于普通的心理障碍的发病率，表现形式以焦虑、抑郁、疑病为主，其发生与患者的体质、精神、环境等因素有关，术前对疾病和/或手术恐惧害怕、焦虑不安者，术后发生率高且症状相对较重，同时与术前心理干预有关。

（八）射频消融术后心理障碍

射频消融术后的心理障碍主要包括抑郁、焦虑、恐惧、躯体化等。尽管射频消融术为微创手术，但患者对反复发作的心律失常的恐惧、焦虑及对治疗效果的担忧，以及对手术过程的恐惧等心理问题广泛存在。

四、评　　估

心脏心身问题的评估方法可分为生理学测量和心理学测量，二者在明确心身问题中必不可少。

（一）生理学测量

1. 心血管检查

（1）心电和血压监测：心电图是从体表记录心脏每一心动周期所产生的电活动变化图形的技术。心电图是测量和诊断异常心脏节律的最便捷的方法，是诊断心电传导组织受损时心脏的节律异常及由于电解质平衡失调引起的心脏节律的改变，必要时建议做24 h动态心电图或长程心电监测。对于血压波动大或血压控制欠佳的患者，建议家庭自测血压及行24 h动态血压监测。

（2）冠状动脉影像学：冠状动脉影像学主要包括冠状动脉计算机体层血管成像（CT angiography，CTA）和冠状动脉造影，是当前检查冠状动脉有无狭窄的主要方法。存在心血管高危因素、胸痛症状无法有效鉴别的患者，可以考虑通过冠状动脉造影直接了解冠状动脉的基本情况，包括有无狭窄病变及狭窄程度、有无钙化、有无血栓等，为治疗决策提供依据。

（3）心脏彩超：是利用彩超技术间接显示心脏的结构、评估心脏功能的一种常用检查手段，能显示各个瓣膜、心室、心房及大血管的结构是否正常，可以为心脏病的诊断和治疗提供依据。

（4）心肺运动试验或运动平板试验：运动平板试验是心电图负荷试验中最常见的一种，可以监测运动中血压、心电图的变化，对冠心病的诊断有重要意义。心肺运动试验是在静息及强度递增运动过程中监测心电图、血压、血氧饱和度、吸气和呼气量等，客观评价人体的呼吸系统、心血管系统、血液系统、神经生理系统、骨骼肌系统及代谢系统的整体反应，可通过观察有无心电图改变、心律失常及心肺偶联指标变化，评估患者有无心肌缺血及心力衰竭。

2. 肺功能检查　肺功能检查内容：评估患者的通气功能，包括肺通气量、用力肺活量和最大呼气中期流量；评估患者的肺容积，包括潮气量、补呼气量和补吸气量、深吸气量、肺活量、功能残气量及肺总量；评估患者有无阻塞性或限制性通气功能障碍，如气道阻塞、肺气肿、支气管哮喘、慢性支气管炎等疾病。肺功能检查可用于鉴别呼吸困难的患者，还可用于评估患者对外科手术（尤其是胸部手术）的耐受力。

3. 甲状腺和肾上腺检查　采用甲状腺彩超、甲状腺功能指标及相关抗体，评估有无甲状腺功能亢进，可用来排除甲状腺功能亢进引起的精神症状。采用血液学检测肾素、血管紧张素、醛固酮、皮质醇等指标，以及肾上腺CT，可排除肾上腺疾病导致的继发性高血压。

4. 自主神经系统检查　通过自主神经系统检查可以了解交

感神经和副交感神经的功能状况。

（1）直立倾斜试验：通过调整倾斜角度使受试者被动倾斜，检测其直立位和平卧位时血压、心率的差异，评估其静脉血管是否正常，可用于激发和诊断血管迷走神经性晕厥。正常人由平卧位变为倾斜时，血液转移至下肢，使静脉容量增加，心室前负荷降低，心输出量减少，动脉压下降，主动脉弓和颈动脉窦压力感受器张力减弱，反射神经传入张力减弱、交感神经传出信号增强，通过心率加快和血管收缩来代偿性增加心输出量，因此，正常生理反应为心率稍加快、收缩压稍降低、舒张压增加，而平均动脉压不变。存在血管迷走神经性晕厥的患者，由平卧位变为倾斜位时，回心血量突然过度减少，可反射性地引起交感神经活性降低，导致心率减慢，外周血管扩张，心输出量减少，血压下降，可表现为面色苍白、出汗、反应迟钝、听力减退等。恢复平卧后症状可消失。严重者可发生晕厥，表现为突发的短暂性意识丧失。

（2）眼球压迫试验：压迫眼球引起迷走神经兴奋、心率减慢，此即为眼心反射，可用于评估迷走神经功能。

5. 脑电监测和睡眠呼吸监测　脑电图是通过仪器，从头皮上将脑部的自发性生物电位加以放大并记录而获得的图形，是神经科常见的重要检查手段，常用于癫痫、颅内感染、肿瘤等疾病。多导睡眠呼吸监测是通过监测患者睡眠过程中的脑电图、肌电图、血压、心率、鼻气流、胸部运动、腹部运动等，反映睡眠中呼吸、心血管、中枢神经等多系统的变化，以综合性地判断患者是否有睡眠中呼吸暂停及其类型、严重程度、与睡眠体位的关系，评估患者夜间低氧血症的程度等，并根据具体情况制定相应的治疗方案。

（二）心理学测量

心理测评量表是心身相关障碍的重要诊治工具，不仅用于协助诊断、判断心理障碍程度，也可用于定期测评以评价治疗效果。常用的心理测评量表包括广泛性焦虑障碍量表（GAD-7）、9项患者健康问卷（PHQ-9）、心身症状评估量表（PSSS）和明尼苏达多相人格调查表（MMPI），这4个量表可分别用于中国人群的焦虑、抑郁、躯体化症状初筛及严重程度评估，具有良好的效度和信度。

1. 广泛性焦虑障碍量表（GAD–7） 用于筛查和评估广泛性焦虑的症状及程度，共7个条目，每个条目分为4级评分（0、1、2、3分），总分为21分，5～9分为轻度焦虑，10～14分为中度焦虑，15～21分为重度焦虑。

2. 9项患者健康问卷（PHQ–9） PHQ-9为抑郁自评量表，用于筛查和评估抑郁症状及严重程度，共9个条目，每个条目分为4级评分（0、1、2、3分），总分为27分，0～4分为无抑郁，5～9分为轻度抑郁，10～14分为中度抑郁，15～27分为重度抑郁。

3. 心身症状评估量表（PSSS） 对于抑郁症、广泛性焦虑障碍、双相情感障碍等综合性医院心理精神科常见的疾病患者，不仅表现为情绪、智能、思维及行为方面的障碍，还常伴随心悸、胸闷、疼痛、乏力等躯体症状。躯体症状的存在大大增加了心理相关障碍患者的临床识别度和诊治难度。PSSS是由中华医学会心身医学分会组织开发的一套评估心身健康状况的自评问卷。该量表包括26个条目，用于评估患者近1个月以来心身症状的严重程度，以识别可能的心身相关障碍。被调查者需要评价自己近1个月以来各项症状的频率（"没有""小部分时间""相当多时间""绝大部分时间或全部时间"）。量表分为2个因子，分别为心理（psychological，P）因子和躯体（somatic，S）因子。其中，P因子包含条目5、10、11、12、17、21和25；S因子包含剩余的条目。因子分为该因子所包含所有条目的得分之和，总分为

26个条目得分之和。男性患者PSSS总分≥10分、女性≥11分提示可能存在心身相关障碍。

4. 明尼苏达多相人格调查表（MMPI） MMPI为精神科、心理科常用的测评量表，属于一种专业检测和筛查精神疾病的量表，因其检测灵敏度高、可信度高而被广泛应用。MMPI包含10个临床量表和4个效度量表，4个效度量表为防御心理（K）、谎言量表（L）、伪装量表（F）、疑问量表（Q）；10个临床量表为疑病量表（HS）、癔症量表（HY）、抑郁量表（D）、精神病态量表（PD）、妄想量表（偏执）（PA）、性别倾向量表（MF）、轻躁狂量表（MA）、内向量表（Si）、精神衰弱量表（PT）、精神分裂量表（SC）。

五、诊断与鉴别诊断

心脏心身问题是排他性诊断思路，除排除可能导致患者所述症状的器质性病变（如冠状动脉粥样硬化性心脏病、心律失常、心力衰竭等）外，还应结合精神心理检查和测量，考虑心身问题。尤其是对于心血管疾病患者而言，可能绝大多数患者或轻或重的器质性病变与心理问题并存，且相互影响。

（一）诊断

1. 心脏心身问题的特点

（1）具有反复困扰患者的躯体症状不适，如胸闷、胸痛、心悸、晕厥、心前区不适等。

（2）发病前存在明显的心理社会等应激因素，并贯穿疾病的演变过程，但患者本人不一定能意识到，一般能感受到某种心理因素加重了自己的病情。

（3）物理检查可以发现躯体症状和体征，部分可有实验室指征。

（4）疾病通常累及自主神经、内分泌系统支配的某一器官。

（5）心身疾病导致的生理变化比正常情绪状态下的相同变化更为强烈和持久，同样强度、同样性质的社会心理因素的影响对一般人只引起正常范围内的生理反应，而对心身疾病易患者则可引起病理生理反应。

2. 心脏心身疾病的诊断程序

（1）全面了解患者的病史，包括发病诱因、症状性质、相关病史及危险因素、起病前中后的心理状态及心理状态演变，如心理应激的可疑来源，患者对自身问题的认知，以及患者的性格特点、人际关系、家庭环境、生活史等。

（2）对患者进行详细的体格检查（如心脏、肺部、甲状腺查体）和必要的实验室检查（如冠状动脉检查、肺功能检查、运动试验等），以明确患者是否存在心血管疾病及其严重程度，并排除其他器质性疾病（如哮喘）。

（3）对患者进行心理生理检查。在给予患者情景性心理刺激的同时检测其心率、血压、呼吸及脑电活动等，以了解心身之间的联系。对患者进行自主神经系统检查（如眼球压迫试验、卧立位试验），以了解其交感神经和副交感神经的功能状况。

（4）对患者进行全面的心理测评以评估心理社会因素、了解患者的人格特点等，测评问卷有90项症状自评量表（SCL-90）、焦虑自评量表、抑郁自评量表、A型行为问卷、MMPI、应激问卷等。

（二）鉴别诊断

心脏心身问题的诊断主要与导致躯体症状的器质性疾病相鉴别，主要包括以下5个方面。

1. 心血管疾病　心血管疾病包括冠状动脉粥样硬化性心脏病、心功能不全、心律失常等器质性心脏病，严重的心血管疾病可以导致心绞痛、胸闷、心悸等躯体症状。对于怀疑心身问题的患者，应首先通过生理学检查排除上述可能导致躯体不适的心源性病因。

2. 其他器质性疾病所出现的精神症状 如甲状腺功能亢进引起的焦虑、抑郁障碍，红斑狼疮引起的躁狂发作，肝性脑病前期出现的精神错乱状态等。

3. 区分常见的心身障碍 常见心脏心身问题有焦虑、抑郁等，鉴别要点如下。

（1）抑郁状态：主要表现为心境低落，如兴趣丧失、精力减退或疲乏感，自我评价过低、自责或有内疚感，甚至反复出现想死的念头，或者有自杀、自伤行为，多合并食欲降低、睡眠障碍（如失眠、早醒），存在上述部分情况持续2周。

（2）焦虑状态：常表现为烦躁、易怒、紧张、坐立不安，伴随睡眠障碍及一些自主神经紊乱的症状，如心悸、胸闷、乏力、出冷汗等，多伴有睡眠障碍。

（3）惊恐发作：即急性焦虑发作，突然发生的强烈不适，可有胸闷、窒息感、心悸、出汗、胃不适、颤抖、手足麻、濒死感、失去控制感，每次发作持续约几分钟至十几分钟，一般可自行缓解，发作可无明显原因或无特殊情境，也有一部分人在某些特殊情境（如拥挤人群、公共车辆）中发作。

（4）躯体化障碍：以类似躯体疾病的不适症状表现出来，使个体感到痛苦或日常生活受到影响，但不能用已知的生理学或医学知识解释。常见症状如下。

1）呼吸循环系统症状，如胸痛、胸闷等。

2）胃肠道症状，如腹痛、恶心、腹胀、反酸、排便次数多、稀便等。

3）泌尿生殖系统症状，如排尿困难或尿频、生殖器或其周围不适感等。

4）皮肤症状或疼痛症状，如瘙痒、麻木、刺痛感、肢体或关节疼痛等。

需要注意的是，躯体化症状与疾病相关躯体症状不同，前者经体格检查和实验室检查，不能发现躯体障碍的证据，不能对症状的严重性、持续性或继发的社会功能损害做出合理的解释；而疾病相关躯体症状可以用相关疾病进行解释，且具有疾病相关的临床特征。

（5）伴焦虑痛苦特征的抑郁症：DSM-5将抑郁症伴焦虑痛苦特征定义为在抑郁发作或持续性抑郁障碍（心境恶劣）的大部分日子里，存在下列症状中的至少2条，且持续存在2周以上。①感到激动或紧张；②感到异常的坐立不安；③因担心而难以集中注意力；④害怕可能发生可怕的事情；⑤感觉可能失去自我控制。这类患者的抑郁症状与焦虑症状均较严重，且病程迁延，认知功能损害明显，自杀风险更高，所需治疗时间更长且临床治愈率更低。

4. 心理因素造成的躯体疾病　器质性心血管疾病的常见诱因包括精神心理因素、长期心理问题导致久坐、高脂高碳水化合物饮食、缺乏运动等心血管疾病危险因素，可进一步引起器质性疾病。

5. 精神心理问题与心血管疾病共存　心脏心身问题往往是复合性共病问题，多数心血管疾病患者同时合并存在不同程度的精神心理问题（如焦虑、抑郁状态），而且心理问题可影响躯体疾病的治疗和康复。

六、治　疗

（一）非药物治疗

1. 认知行为治疗

（1）纠正错误认知：①帮助患者认识自动思维，纠正错误认知，提出积极的想法；②帮助患者建立求助动机，建立良好的医患关系。

（2）运动疗法：运动疗法不仅可以改善患者的情绪状态，还可以改善心血管疾病的预后。进行运动治疗前，需对患者的综合情况进行评估，包括患者的心肺运动功能状态和运动能力，结合患者的兴趣、需要和健康状况制定个体化的运动处方。常用的运动方法包括有氧运动、抗阻运动、柔韧性训练、平衡训练等。传统运动方法（如五禽戏、八段锦等）在年老体弱的人群中也可以应用，可以发挥很好的改善认知行为的作用。常用的有氧运动方式包括行走、慢跑、骑自行车、游泳、爬楼、爬山，以及在器械上完成的行走、踏车、划船等。抗阻运动常用的方法包括利用自身重量的运动（如俯卧撑），以及使用哑铃或杠铃、运动器械及弹力带等进行的运动。其中弹力带具有易携带、不受场地及天气的影响、能模仿日常动作等优点，特别适合在基层中使用。柔韧性运动种类包括动力拉伸和静力拉伸，训练时应循序渐进地增加肌肉群的牵拉次数。平衡训练可使训练者避免因跌倒而发生器官损伤。总之，在各种运动疗法中，有氧运动是基础，抗阻运动和柔韧性运动是补充。

（3）减压疗法：腹式呼吸、渐进式肌肉放松训练、冥想和内观、生物反馈等作为行为心脏病学方法，对心律失常、心内装置、心力衰竭和心脏移植患者的生理和心理问题的干预卓有成效。此外，瑜伽和太极拳既是运动方法，又是减压疗法。

1）腹式呼吸：在患者吸气过程中腹部隆起，此时膈肌下降，向下挤压腹腔脏器，使腹腔内部压力增高而腹部隆起；在呼气过程中膈肌收缩，膈肌向上抬升，腹压下降而使腹部凹陷。坚持腹式呼吸可以放松精神，增加肺活量，提高呼吸效率。

2）渐进式肌肉放松训练：一种逐渐地、有序地、使肌肉先紧张后放松的训练方法，其核心是交替紧绷与放松每一肌肉群。

此训练法通过有意识地控制随意肌的活动，间接地松弛情绪，建立和保持轻松愉快的情绪状态，缓解紧张、恐惧、焦虑等负性情绪。此方法可作为治疗心身疾病的辅助手段。

3）冥想和内观：冥想就是将头脑中思考的事情、想法和念头统统去掉，超脱物质的杂念，达到心身合一的境界。冥想分为不同的方法，主要包括集中注意力冥想、正念冥想、慈爱或同情冥想、重复念咒冥想等。这几种类型在关注点上通常会有重叠。不管何种冥想方式，其目的都是帮助训练者集中注意力，增强洞察力或意识，放松思想，减轻压力，释放焦虑、抑郁、恐惧、孤立等不良情绪，减轻痛苦并增加幸福感。

内观疗法是印度最古老的禅修方法之一，就是观察自己的内心，观察自己的内在思想，通过洞察自己内心的感受、思想和情感，引起自身生活及情感和行为上的变化，进而改变自身一些固有的认知模式，改变以自我为中心的问题。内观疗法通过解决身体上的问题、行为上的问题及思想上的偏差，最终解决心理障碍。

4）生物反馈疗法：利用现代设备和反馈信息原理，训练患者学会调整自身内脏功能（通常不受意志控制）以治疗疾病的一种方法。该疗法利用现代生理科学仪器，将原本不易觉察的微弱心理生理变化过程的信息（如肌电、皮肤电、皮肤温度、血管容积、心率、血压等信息）进行采集，加以记录、放大并转化成为能被人们理解的听觉和视觉信号，以容易辨别的听觉、视觉形式显示出来，个体觉察和体验到这些生理或病理变化后，进行有意识的"意念"控制和心理训练，控制和调节不正常的生理反应，以达到调整机体功能和防病治病的目的。目前可使用肌电反馈、皮肤温度反馈、脑电反馈、心电反馈、血压反馈等多种生物反馈技术治疗双心疾病。

5）瑜伽：瑜伽是一项古老的修炼方式，是一个通过提升意识，帮助人类充分发挥潜能的体系。此方法运用古老而易于掌握的技巧，改善人们生理、心理、情感和精神方面的能力，是一种达到身体、心灵及精神和谐统一的运动方式，包括调身的体位法、调息的呼吸法、调心的冥想法等，这些方法通过运动身体和调控呼吸，控制心智和情感，保持心身健康。

6）太极拳：太极拳作为我国传统的健身方式，与中医养生紧密相连，有平衡阴阳、疏通经络、平稳情绪、顺畅血脉的作用。太极拳可以锻炼肌肉力量，以及灵活柔韧性和平衡感，是较小程度上的有氧运动。太极拳旨在通过缓慢、轻柔和流畅的动作来达到心身和谐。当精神和身体一起进行锻炼时，心身通过正确的呼吸协调起来，整个心理和身体都会达到平衡，由此促进心身健康。

2. 中医非药物治疗　中医非药物治疗包括顺志从欲法、精神内守法、认知引导疗法、情志相胜疗法、暗示疗法、中国传统健身术、五音疗法等。

（二）药物治疗

1. 西医治疗

（1）一线用药：对于心血管疾病合并焦虑、抑郁症状的患者，可以改善其焦虑、抑郁症状，且用药对心血管疾病患者相对安全。

1）选择性5-羟色胺再摄取抑制剂（SSRI）：代表药物有氟西汀、帕罗西汀、舍曲林、氟伏沙明、西酞普兰。用于心血管疾病患者相对安全，一般2周以上起效。适用于各种类型和各种不同程度的抑郁障碍，包括焦虑症、疑病症、恐惧症、强迫症、惊恐障碍、创伤后应激障碍等。

2）苯二氮䓬类药物：可用于焦虑症和失眠的治疗，其特点是抗焦虑作用起效快。①常用的长半衰期药物有地西泮、艾司唑仑、氯硝西泮等，更适合用于伴有失眠的情况，睡眠时用药。由于老年患者代谢慢，第2天上午通常也有抗焦虑效果。需要注意其肌肉松弛作用，老年人要防止跌倒、直立性低血压，重症患者要注意呼吸抑制的情况。②常用的短半衰期药物有劳拉西泮、阿普唑仑、咪达唑仑、奥沙西泮等。其具有一定的成瘾性，现在临床一般将其作为抗焦虑初期的辅助用药，突然停药可引起戒断反应。③新型助眠药物的代表药物有唑吡坦和佐匹克隆，其肌肉松弛作用和成瘾性相对较轻。特点是对入睡困难的患者效果好，晨起无宿醉反应，但相应地缺乏改善中段失眠的作用，也不能改善早醒。该类药无抗焦虑作用。部分老年患者在使用唑吡坦后，可能出现入睡前幻觉（以视幻觉为主）。

3）复合制剂——氟哌噻吨美利曲辛：该药是复合制剂，可降低药物不良反应，并协同调整中枢神经系统功能、抗抑郁、抗焦虑及兴奋特性。主要适用于轻中度焦虑抑郁、神经衰弱、心因性抑郁、抑郁性神经症、隐匿性抑郁、心身疾病伴焦虑和情感淡漠、更年期抑郁、嗜酒及药瘾者的焦躁不安及抑郁。

（2）二线用药

1）5-羟色胺受体拮抗和再摄取抑制剂（SARI）：代表药物是曲唑酮。对轻中度焦虑、抑郁状态合并失眠的患者效果佳，建议夜间使用。

2）5-羟色胺和去甲肾上腺素再摄取抑制剂（SNRI）：代表药物是文拉法辛、度洛西汀。抗焦虑抑郁效果好，用药期间需加强监测。

3）去甲肾上腺素和特异性5-羟色胺受体拮抗剂（NaSSA）：代表药物是米氮平。抗焦虑抑郁效果较好，用药期间需加强监测。

4）多巴胺和去甲肾上腺素再摄取抑制剂（NDRI/NARI）：代表药物是丁螺环酮、坦度螺酮。对心血管疾病伴焦虑状态的患者效果较佳。

（3）三环类和四环类抗抑郁药：因其不良反应较多，药物相互作用复杂，目前已不建议将这类药物用于心血管病患者。

（4）药物治疗注意事项

1）有躯体化症状、惊恐发作、中度以上焦虑抑郁患者，应在认知行为治疗的基础上考虑使用抗抑郁药。需关注抗抑郁药与心血管疾病药物之间的相互作用。

2）剂量逐步递增，采用最低有效剂量，使出现不良反应的可能性降至最低。与患者有效沟通治疗的方法、药物的性质和作用、可能的不良反应及对策，增加患者的治疗依从性。

3）使用抗抑郁药如足量治疗6～8周无效，应重新评估病情（咨询精神科），如考虑换药，应首先考虑换用作用机制不同的药物。

4）治疗持续时间一般在3个月以上，症状完全缓解1个月可考虑减药。关于具体的疗程，目前尚缺乏研究证据，需根据具体病情决定后续康复措施和药物治疗决策。强调治疗时程要足够，以减少复发。

5）加强随访，建议处方药物后1～2周电话随访1次，随访内容包括药物治疗的效果、药物治疗的不良反应、是否停药等，需关注患者的心电图Q-T间期。

2. 中医药治疗　早在先秦时期的《黄帝内经》就阐述了"心主血脉"与"心主神明"的双心理论。中医学认为"人有五脏化五气，以生喜怒悲忧恐"，说明情绪活动与机体各种功能密切相关。心肝失调是情志病发生的基本病机，病理因素多为痰、瘀、郁，治则以理气、活血、养心神为大法。具体用药需根据临床的辨病及辨证分型，病证结合，才能获得良好的疗效。目前心内科就诊患者合并心理疾病最常见的证型有以下4个。

（1）肝火扰心证：治疗上需疏肝理气，宁心安神。代表药物是逍遥散、加味逍遥散、龙胆泻肝丸、当归龙荟丸。

（2）痰热扰心证：治疗上需清热化痰，宁心安神。代表药物是牛黄清心丸。

（3）心血瘀阻证：在心血管疾病患者中最常见，治疗上需活血化瘀，宁心安神。代表药物是冠心丹参滴丸、血府逐瘀口服液、爱维心口服液。

（4）心脾两虚证：治疗上则益气健脾，养血安神。代表药物是人参归脾丸、九味镇心颗粒、乌灵胶囊、天王补心丹。

除使用中药外，针灸、推拿、按摩、拔罐等多种中医治疗手段可使人体达到阴阳调和而康复。

（三）分工、转诊及与精神科合作

具体需要会诊和转诊的情况如下。

1. 难治性病例　即经过1次调整治疗仍不能耐受不良反应或仍无改善者。

2. 依从性不好的病例　在医师恰如其分地向患者交代病情、处理的必要性和注意事项的前提下，患者仍反复中断治疗，导致病情波动。

3. 重症病例　重症焦虑、抑郁，或伴有明显迟滞、激越、幻觉，或转为兴奋、敌对者。

4. 危险病例　有自伤或自杀危险，或有伤人危险者。

5. 投诉病例　抱怨不同医师的处理不当，而理据并不充分者。

目前，大多数患者对心理卫生服务的知晓率低，有误区，甚至排斥，最终拒绝心理治疗，加之心理治疗具有长期性和隐匿性，通常短期看不到效果，就诊的患者通常随访率低、复发率高。基层医师在双心诊治上具有一定优势，对辖区居民较为熟悉，并且可以依托社区公共卫生服务机构建立社区居民健康档案，更好地做到与社区居民的沟通及回访，改善患者的负性情绪，提高其生活质量。基层医师要加强对心理卫生相关知识的学习，进行双心医学的培训，有条件的医院可设立双心门诊，并可与精神心理医师联合出诊或查房。在实践工作中，尽力识别并予以综合诊治或转诊。三甲医院与基层医院需完善转诊及合作机制，真正做到一切以患者利益为出发点，双心都治，双心互治。

（丁荣晶　李忠艳　刘园园　袁丽霞）

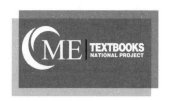

消化科常见心身相关
障碍的诊治

第8章

社会发展和运行机制的变革给人们带来越来越多的精神心理
应激和生活行为的改变，基层医疗机构遇到的与精神心理、饮食
和消化系统健康相关的问题逐渐增多。本章就非精神专科遇到的
消化心身问题和进食障碍两个部分的内容分别进行阐述。

第一节　非精神专科常见消化心身问题

一、概　　念

广义上，合并存在精神心理和消化系统两方面的病因、发病
机制及临床表现的健康问题，均属于消化心身问题的范畴。

（一）从精神和心理医学认知角度

消化心身健康问题的内涵是精神心理问题在消化系统中的表
现。按照DSM-5，其属于消化系统躯体化形式障碍及与精神心
理有关的消化系统问题。临床表现大致可概括为4类：①与情感

和情绪问题相关的胃肠症状;②与认知障碍或偏差相关的胃肠道症状;③想象性或暗示性的胃肠道症状;④与精神心理因素相关的生物性指标改变。

（二）从消化专科认知角度

有关消化心身健康问题的最新研究进展将其定义为"肠脑互动紊乱性疾病（disorder of gut brain interaction，DGBI）"，常可归纳为3类:①精神心理和行为学异常作为病因的消化系统健康问题;②伴有精神心理异常表现的消化系统疾病;③消化专科常规治疗手段不能获得满意疗效，需要借助精神心理专科思路、方法和药物提升疗效的消化系统疾病。

（三）从中医学辨证角度

心身疾病的病机常为肝失疏泄，波及心、脾、肺，日久及肾。消化心身问题的病机通常表现为肝郁脾虚，肝气犯胃，气滞血瘀，痰阻湿困，气逆化火，致脾胃升降失司及脾肾两虚等。多为肝脾同病，肝心同病，肝脾肾虚之证。

二、流行病学

消化心身问题在相关学科领域内因认识角度的不同，现有的流行病学资料有很大的差异。从胃肠病学专科角度来看，中枢神经系统（central nervous system，CNS）因素影响胃肠道的运动、分泌、感觉、抗感染免疫及全身代谢等生理功能，因此精神心理因素与几乎所有的消化系统疾病状态相关。目前最受关注的疾病包括功能性胃肠病（functional gastrointestinal disorder，FGID）、胃肠动力紊乱性疾病和炎性肠病（inflammatory bowel disease，IBD）等。FGID占消化科门诊患者的50%～70%，普通人群中约1/3会有胃肠道不适症状的经历，其中就诊率约为25%。据2014年中国疾病预防控制中心的数据，中国2005—2014年IBD的总病例约为35万人，2025年预计达150万人。伴有精神心理因素是消化系统疾病临床表现为难治性病例的独立危险因子。

三、发病机制

在消化专科领域，基础和临床研究进展的最新观点认为，消化心身问题的病因和发病机制主要归结于"肠脑互动紊乱"。

首先，肠-脑方向的调控异常研究进展显示，不同的精神心理应激及生活行为改变影响特定脑区的功能，这些功能脑区的异常通过脑内、脑内与脑外神经、内分泌、免疫等调控联系，引起胃肠道功能紊乱、炎症反应、生物指标异常等。其次，精神心理应激类型、功能脑区定位、胃肠道临床表现特征三者的对应关系已大致明确。

（一）情感情绪类应激

受累脑区涉及前额叶、扣带回（特别是前扣带回）、岛叶等情绪和情感反应中枢，可引起胃肠道对伤害性刺激的感觉反应异常、胃肠动力紊乱、黏膜抗感染、免疫炎症反应等。临床表现可分为2个趋势：①焦虑、激惹、易怒等偏正性的情绪反应，对应胃肠道内脏高敏感、运动分泌等功能不协调增强的紊乱（如胃食管反流、消化性溃疡、腹鸣、腹泻等）。黏膜炎症反应倾向于自身免疫紊乱性质。②抑郁、压抑、抑制等偏负性的情绪反应，对应胃肠道不适感觉的泛化（定位不精确、特征难以描述、迁延不愈等）。胃肠运动、分泌等功能低下的紊乱（如食欲缺乏、餐后饱胀、干硬便、便意缺乏等）。黏膜炎症倾向于抗感染能力减弱的低度感染性炎症。

（二）用脑模式和思维方式异常的应激

功能脑区常累及眶额区、纹状体、中脑腹侧背盖区、视交叉上核、杏仁核等。其对应的胃肠道问题常为几乎偏执的异常的感受（如口腔异味感、咽部癔球感、无端腹痛腹胀、肛门阻塞感等）及思维和认知偏差（疾病归因偏执、恐病疑病、难以沟通等）。以上 2 类情况有时会合并存在。

关于肠–脑方向的调控异常，迄今为止最突出的西医研究进展是"微肠漏（leaky gut）""漏肠综合征（leaky gut syndrome）"。在自然环境改变、应激、饮食行为不当，以及机体营养和抗感染免疫失衡等因素的参与下，肠黏膜屏障功能减弱，通透性增高。肠腔内有害食物成分、药物、微生物及其产物突破肠黏膜屏障，与黏膜炎症反应的有害产物一起进入体循环（也包括神经调控机制），形成全身炎症反应综合征（systemic inflammatory response syndrome，SIRS），引发包括中枢神经和胃肠道在内的多器官功能障碍综合征（multiple organ dysfunction syndrome，MODS），引发和加剧消化心身疾病的病理生理过程。

祖国医学关于消化心身问题病机的辨证实践认为，情志情绪主要归五脏中肝掌管，并与五脏功能均密切相关。肝藏血，主疏泄，其气升发，喜条达而恶抑郁。肝气郁结对消化系统的影响主要体现在其既不能理顺脾肾胃降和吸收精华的作用，也不能支持脾主运化的功能。郁结生痰，气机不畅，还会影响心主神明和血脉的功能。气血不畅，转而影响脾主运化的功能。气郁化火、肝阴亏损、热极生风等会引发胃肠道气血不畅、湿热淤积等。另外，其他脏腑的功能不佳，如"心不藏神、肾精失养、肺气不畅、脾失运化"等，也可参与情绪障碍相关的消化系统疾病的发生。

脾是气血运化之源，脾本身的统血、运化功能不佳也会通过影响其他脏腑反过来影响自身的状态。

四、分　　类

消化科常见精神心理问题有以下2类。

（一）情感情绪异常

情感情绪异常多始于生活中的一过性精神心理应激事件，如感情纠葛、家人亡故、人际关系改变、工作状态变动等。偏阳性的情绪情感反应，如焦虑、激惹、易怒这类偏阳性特征的情感情绪改变时，胃肠道常出现内脏高敏感，以及运动分泌等功能不协调增强的紊乱（如胃食管反流、消化性溃疡、腹鸣、腹泻等），黏膜炎症反应倾向于自身免疫紊乱性质。相反，抑郁、压抑等偏负性的情绪和情感反应常对应胃肠道不适感觉的泛化（如定位不精确、特征难以描述、迁延不愈等），胃肠运动、分泌等功能低下的紊乱（如食欲减退、餐后饱胀、干硬便、便意缺乏等），黏膜炎症倾向于抗感染能力减弱的低度炎症。

（二）认知障碍

常见的应激因素包括强制学习记忆又叠加青春期心理冲动较多的青少年、长期高强度逻辑思维（如电脑编程、财务报表、科研攻关）、引发长期恐惧感的心理或自然环境（高位环境作业、责任重大的管理岗位等）、药物成瘾、生活行为昼夜节律紊乱等。对应的胃肠道问题常为几乎偏执的异常的感受（如口腔异味感、咽部癔球感、无端的腹痛腹胀、肛门阻塞痛痒等），以及疾病归因偏执、恐病疑病、逛医（doctor shopping）、理解偏差、沟通困难等。

除这些典型的精神心理异常表现外，消化心身疾病还有另外两大特点：①常合并多个系统（如神经、心脑血管、呼吸、内分泌、泌尿、运动、皮肤等）的症状；②常伴有与这些躯体症状严重程度及其危害不相称的过度和非适应性的想法、感受及应对行为。

五、评　　估

消化心身问题的诊断评估实践要点：①建立和自觉践行"心理-社会-生物"医学模式的消化心身整体医学理念；②将精神心理因素的评估贯穿至疾病医患沟通、诊断、治疗、随访及慢病管理的整个医学过程；③目前阶段推荐参考2个经典文献，即功能性胃肠病多维度临床资料剖析（multi-dimensional clinical profile，MDCP）和DSM-5中的"躯体化形式障碍"和"与精神心理有关的其他医学问题"2个章节。

（一）生理学测量

消化心身问题的消化专科评估包括常规的体格检查、实验室检查（外周血、粪、尿三大常规，肝功能和基础生化指标等），以及必要时简单的特殊检查（如心电图、胸部X线片、肝胆胰脾超声等）。目前，消化专科的常规检查是消化内镜（常规胃镜和结肠镜）。鉴于消化心身问题涉及脑功能因素及合并全身多系统功能异常，必要时可进行其他专业的专科检查。

（二）心理学测量

在心理医学评估方面，目前《中华人民共和国精神卫生法》不支持非精神心理医学资质的医务人员单独进行精神心理专科中精神心理专科疾病的诊断和处置。建议和鼓励非精神专科医师将心身整体医学理念贯通于日常诊疗实践中，可参考

MDCP和DSM-5两个经典文献，不断提升自身对精神心理因素或问题的识别能力，还可以运用简单的量表，如9项患者健康问卷（PHQ-9）、广泛性焦虑障碍量表（GAD-7）、躯体化症状自评量表（somatic self-rating scale，SSS）及生活质量问卷简表-36（questionnaire life quality scale，sort form-36，SF-36）等精神心理因素识别工具。可以通过联络会诊，由精神心理专科医师或在其指导和协助下，进行专科评估或应用专科评估工具。有关精神心理专科评估方面的知识，请参阅专科著作。

六、诊断与鉴别诊断

目前《中华人民共和国精神卫生法》不支持非精神心理医学资质的医务人员单独进行精神心理专科疾病的诊断和处置。因此，不具备精神心理专科资质的消化专科或综合科室医师不能诊断精神心理医学范畴内的疾病诊断术语。根据ICD-10体系，可做出术语消化专科范畴的诊断名称，如×××神经征、×××神经功能紊乱、×××功能紊乱、心因性×××等。根据精神心理专科医师的建议，可做出精神心理异常状态的描述性诊断，如抑郁状态、焦虑状态等。对于非精神心理专科医师而言，消化心身问题的鉴别诊断重点在于掌握向专科机构转诊或联络会诊的病情判断。功能性胃肠病罗马Ⅳ标准，建议以下9种情形需要考虑精神专科联络会诊或转诊：①绝大多数时间内有焦虑；②绝大多数时间内有抑郁；③经常有自杀的念头；④有性虐待史；⑤有躯体虐待既往史或现病史；⑥最近4周内有非常严重的疼痛；⑦对身体疾病超乎寻常的担心；⑧躯体症状严重影响生活；⑨滥用药物问题。其中，出现第3、9项任何一项，必须转诊或联络会诊。

关于消化专科临床实践中的鉴别诊断，在消化心身问题的处置过程中，还需注意对躯体化症状等心身问题伴有器质性疾病的甄别及随访检查等。要时刻明晰心身问题与器质性改变常是并存的，互相不具有排他性。不管心身处置手段是否有效，在疾病诊疗的全过程中，均应注重对器质性疾病（如肿瘤等）的规范排查。

七、治　疗

消化心身问题的治疗目标是改善消化道及精神心理异常症状，提高生活质量，减少精神心理因素对所患器质性疾病的不良影响。医患之间良好的沟通和信任关系是准确把握消化心身问题病因和发病机制的关键环节，也是正确选择治疗策略及取得良好依从性和满意疗效的前提。治疗手段应包括饮食、生活方式调整、药物治疗、精神心理、认知和行为学干预等在内的个性化综合方案。药物治疗通常采用神经递质药物、消化专科药物，以及个体化联合应用策略。

（一）非药物治疗

消化心身问题的非药物治疗手段应包括对疾病的知识宣教、指导饮食等生活方式和行为学调整，也包括精神心理、认知和行为学干预。非精神医学专业的医师可指导患者进行对消化系统健康有益的心理辅导和行为学指导。饮食行为学相关的重点是恢复进食和昼夜睡眠节律。如冥想、瑜伽、太极等规律的躯体体格锻炼（每周不少于150 min）对治疗消化心身问题有益。至于催眠等只有精神心理专科资质的医师才可实施的心理治疗手段，法律法规和指南均不支持综合科室的医师实施。相关非治疗方法请参考精神医学专科资料。

（二）西药治疗

消化心身问题的治疗药物包括神经递质药物和消化专科常规药物两大类。

与精神心理专科不同，对于综合科室尤其是消化专科遇到的消化心身问题，在药物治疗上的选择建议可参照"肠脑互动"机制研究进展，考虑CNS、肠神经系统（enteric nervous system，ENS）及CNS-ENS互相作用机制的多靶点作用。伴有焦虑、激惹、易怒等偏正性的情绪情感异常患者，常伴随胃肠道功能激惹的紊乱表现和神经免疫炎症倾向，对这类患者选择具有镇静抗焦虑的抗抑郁药（如三环类抗抑郁药氟伏沙明、帕罗西汀、度洛西汀等）较为合适。一方面，这类制剂的中枢直接作用既可针对性地解决情感情绪问题，也可通过脑-肠方向的调控，回调胃肠道的激惹表现；另一方面，这些神经调节剂在提升5-HT等胃肠道兴奋性神经递质的同时，多具有胆碱能拮抗作用，可抑制性调控胃肠道运动和分泌过激的病理状态。抑郁、压抑、低落等偏负性的情感情绪反应，通常伴随胃肠道功能低下的紊乱及感染性炎症反应表现，对这类患者宜选择以提升精神动力为主的单纯抗抑郁药（如氟西汀、舍曲林、西酞普兰、文拉法辛等）。这类制剂的中枢直接作用可针对性地改善情感情绪低落的问题，同时通过脑-肠方向的调控，可治疗胃肠道功能低下状态。对于精神心理和感受异常的患者，宜选用作用机制复杂的多靶点神经调节药物（如兼用作用于5-HT$_2$受体的抗抑郁药、非典型抗精神病药、生物节律调节药、镇静药等）。诚然，在消化心身疾病临床实践中，两类精神心理应激及其对应的胃肠道问题常共存于一身，即便是情绪情感的两个方向的表现，也会交替出现。这与两类应激对应的大脑区域之间复杂的功能联系有关。神经调节（neuromdulator，NM）药物联合应用方面的知识可参阅精神心理医学专科著作。

与精神心理医学专科临床实践不同，消化专科医师面临的主要问题多是消化专科的疾病。因此，在应用NM的药物种类、剂量和疗程方面，应具备消化专科特色。总结为以下3种情况：①针对精神心理问题的适应证，兼顾避免或减少胃肠道的不良反应。疗效多呈剂量依赖性特征。疗程应遵循精神心理专科的指南和规范。足疗程（一般＞6个月）并且疗效得到巩固后逐渐撤药。②以消化专科的临床问题为就诊原因和主要的临床处置目标，伴有精神心理和情绪异常精神心理和情绪的问题，严重程度尚未达到精神心理专科疾病的诊断标准，精神心理问题不能被确认为临床主要问题和临床问题的主要原始病因。药物种类的选择宜兼顾精神心理和胃肠道病理生理学环节的直接治疗机制。宜选择小剂量开始，逐渐加量，至疗效满意为止。起效时间越长，需要巩固治疗和逐渐撤药的过程越长。对于起效迅速、疗效满意的病例，可参照消化专科常用药物的疗程进行管理。③患者无可以诊断或识别的精神心理问题，但经规范的消化专科药物治疗后不能取得满意的疗效，可尝试小剂量的神经递质药物，药物的治疗作用机制推测为外周神经和/或胃肠道靶器官或组织的直接作用。疗程管理可参照消化专科常用药物的应用规范。

在肠向脑方向调控靶点的治疗药物方面，与"漏肠综合征"相关的治疗靶点主要包括3个：①针对肠道微生态的调控，益生菌、益生元及肠道不吸收的抗生素类制剂。现有的研究显示，益生菌和益生元的治疗作用、种类选择、剂量疗程应遵循个体化原则。益生菌治疗肠易激综合征（irritable bowel syndrome，IBS）患者的研究显示，其疗效呈剂量依赖性，疗程一般需超过4周，8～10周达"天花板效应"而不再增加。终止应用后，疗效还可延续4周。关于肠道不吸收的抗生素制剂应用的适应证和疗程，尚缺乏足够形成共识的证据。②针对炎症反应的药物。对于环氧合酶1（cyclooxygenase-1，COX-1）抑制剂、白三烯受体拮抗剂、炎症细胞稳定剂、组胺$H_{1/2}$受体拮抗剂、5-氨基水杨酸、炎症因子抑制剂、糖皮质激素（如布地奈德）等药物，文献均有提及，其临床应用的意义尚在探索。③改善黏膜微结构完整性和防御机制。

（三）中医药治疗

中医"五行脏腑理论"有很强的治则指导意义，可作为西医背景的医师理解消化心身疾病中医辨证施治的入门切入点。中医学认为肝的功能与精神心理和神经功能有关，疏肝理气、调肝理脾、疏肝利胆等是中医针对消化心身疾病最常用治法。柴胡、陈皮、川芎、白芍、枳壳、香附、白术、防风、炙甘草、川楝子、金钱草、茵陈、大黄等都是常用草药。中成药有舒肝解郁胶囊、气滞胃痛颗粒、枳术宽中胶囊、香芍颗粒等，已被广为采用。心藏神，主神明或神志，与西医所谓的认知有关。宁心安神治法常有助于消化心身疾病的长治久安。常用草药包括丹参、当归、石菖蒲、党参、茯苓、五味子、麦冬、天冬、地黄、玄参、远志、酸枣仁（炒）、柏子仁、桔梗、甘草等。肺主气，"肺在志为忧"，且与大肠相表里。有"宣肺解郁"作用的中药（如佛手、化橘红、枳实、桔梗等）也可用于治疗抑郁症状。中医肾为先天之本，不仅与西医大脑的部分功能（如记忆、思维、认知、神志等）有关，还与免疫防御及部分下丘脑肾上腺/性腺轴有关。所谓"温肾健脾""交通心肾""益肾养心"等治则有时会用于中医消化心身疾病的治疗中。常用中药有黄连、肉桂、黄芩、白芍、阿胶、鸡子黄、乌灵菌等。

中医中药除有卓著的疗效外，中医学理论和实践还是优秀中华文化的精髓之一，国人的认同感有助于减少或消除病耻感。中西医结合的策略有助于提高疗效，减少NM化药的剂量和缩短疗程，减少"撤药反应"和停药后的复发。

八、常见心身相关障碍

（一）难治性胃食管反流病

胃食管反流病（gastroesophageal reflux disease，GERD）的消化科定义为胃内容物反流致食管（甚至咽部及口腔）引发症状、黏膜损伤及相关并发症的一类疾病。难治性GERD（refractory GERD，rGERD）被认为是经过不少于12周的双倍常规剂量抑制胃酸药物治疗后，食管炎不能愈合或症状改善幅度仍不能达到50%的病例。近5年期间国内外公开发布的有关GERD处置的指南或共识已超过10个版本，内容主要阐述抑胃酸药物和抗胃食管连接处结构异常的器械治疗，以及针对Barrett食管（食管下段鳞状上皮被柱状上皮替代）的管理，而精神心理因素的相关问题尚未予以充分考虑。另外，对于食管对反流物的清除功能及胃排空阻力等方面亦未予以足够的重视。事实上，目前抑酸药物（如质子泵抑制剂、钾泵抑制剂）的作用足以达到疾病治疗所需的达标要求（关于反流性食管炎愈合，24 h内黏膜表面pH＞4的时间超过18 h；关于胃酸相关症状：24 h内黏膜表面pH＞5.5的时间超过18 h）；胃食管连接处抗反流结构异常也能给予适合的处理（＞2 cm的膈疝可予以腹腔镜或内镜的修复治疗）；规律的内镜随访也足以防控食管恶性肿瘤的风险。尚未被重视的精神心理因素及食管和胃肠运动紊乱是目前rGERD的主要成因。

当下，rGERD的临床难点主要集中于以下4点：①咽部和/或胸骨后的异物感或癔球感；②夜间症状和睡眠影响；③症状引发的恐病、疑病；④不适当的疾病认知和治疗诉求。

消化心身疾病的诊治重点如下。

1. NM药物应用 准确评估病因和临床表现中精神心理异常的类型，以此选择适当的NM药物，这些药物应能改善食管体部有利于咽下清除效应的运动形式，有利于提高食管下括约肌（lower esophageal sphincter，LES）静息压。单纯的抗抑郁焦虑药物对于癔球感、口腔异味、胃上嗳气、偏执的归因理念及恐癌等的疗效有限，一般需要联合应用多靶点NM药物，或者所谓的增效剂。尽管有的GERD处置指南推荐使用SSRI，但是目前文献报道应用最多的NM药物仍然是三环类抗抑郁药（tricyclic antidepressant，TCA）。

2. 心理认知和行为学治疗 消化专科医师努力的方向是使患者客观地理解GERD的病因（包括心身多种因素）并配合适当的药物治疗，完全可以控制病情及不良预后的风险。能否彻底消除GERD相关的困扰，最终依赖患者自身精神心理和生活行为的调整。有益的心理和行为学指导：①心境平和、善于规划、提高思考效率、有效管控情绪、劳逸结合、增强幸福感等；②保持进食节律，适当避免刺激性食物的摄入；③注意作息节律、规律体格锻炼等。

（二）功能性胃-十二指肠疾病

消化科临床实践中来源于胃和十二指肠功能性的问题主要包括功能性消化不良（functional dyspepsia，FD）、慢性胃炎伴有的症状等。消化心身临床问题表现为频繁嗳气（胃上嗳气和胃嗳气）、上腹饱胀、抑酸药不能解决的烧灼感、上腹痛、内镜发现胆汁反流、恐癌、疑病及伴有其他多系统躯体症状等。

产生这些疑难问题的原因可归纳为以下4点：①诊治策略未覆盖精神心理因素。②诊治策略未覆盖肠脑互动紊乱的某些关键机制（如十二指肠炎症、胃-十二指肠-Oddi括约肌复杂动力紊乱、"漏肠综合征"等"肠-脑"方向的调控异常）。③对慢性胃炎胃黏膜癌前状态的理解和处置不当造成的恐癌应激。④疾病归因偏差和其他疑病表现。

消化心身疾病的诊治重点有以下5个方面。①NM药物的应用。对于普通FD症状（如上腹痛、烧灼感、餐后不适、早饱等），如抑酸药和/或胃肠促动药治疗不能取得理想疗效者，可以加小剂量TCA（精神心理专科疾病常规用量的0.5～1.0倍），多数（文献报道为64%～73%）患者能获得满意疗效。与精神心理科用药剂量和疗程不尽相同，TCA用于消化心身问题时的剂量宜个体化，症状满意且缓解后2～4周即可撤药。对于伴有十二指肠运动紊乱的难治性病例，在评估精神心理异常病因和临床表现类型的基础上，可选择合适的SSRI类药物。偏正性情绪反应的精神心理异常患者，常伴有胆碱能神经旺盛的十二指肠餐后相运动增加，伴随向胃和食管的胆汁反流及远端肠道的腹鸣、腹泻，宜选用具有镇静抗胆碱能作用的SSRI类药物或SNRI类药物，如帕罗西汀、度洛西汀等。偏负性情绪反应的精神心理异常患者常伴有十二指肠运动缺乏和淤滞，临床表现为食欲减退、餐后坠胀、周期性呕吐等，多数病例还伴有干硬便和便意缺乏等功能性便秘的表现，宜选用较为单纯提升精神动力的抗抑郁药，如氟西汀、舍曲林或文拉法辛等。针对NM药物初期胃肠道的不良反应，可以联合使用小剂量抗多巴胺药物进行预防和治疗。对于食欲缺乏、营养不良、低体重、睡眠障碍等情况，可尝试小剂量NaSSA类药物。某些特殊感受（如频繁嗳气、空腔异味感）表现明显的病例，单纯机制的抗焦虑、抑郁药疗效不佳，可以尝试多靶点作用机制的NM药物，如曲唑酮、SNRI、阿戈美拉汀、非典型抗精神病药等。②心理认知和行为学治疗也是非常必要的。③对于胃黏膜癌前改变，目前根除幽门螺杆菌等药物治疗以经济消化内镜的规范筛查和适当微创治疗可以筑牢胃癌防治工作的底线。④针对FD等症状，管控精神心理因素，调整生活和饮食行为是实现治愈的最终途径。⑤提高消化专科理论和药物应用水平也非常重要。最新进展提示，十二指肠炎症是FD、FD重叠GERD及IBS的关键治疗靶点之一。可采用具有抑酸、改善胆盐代谢、降低炎症水平、调整肠微生态、改善黏膜修复和屏障功能等作用的药物进行治疗。

（三）肠易激综合征

在消化科范畴内，IBS属于功能性肠病，表现为与排便行为有关的腹痛、腹胀等不适，排便后减轻或加重。消化专科最新诊断标准（如罗马Ⅳ等）主要以粪便的性状分为腹泻型、便秘型、混合型和不确定型。各个国家和地区有关IBS的诊疗共识不断翻新，主要关注IBS发病机制（肠-脑互动）的研究进展，在处置方面的进展较缓慢，主要聚焦解痉药、肠运动调节剂、与运动相关的肠黏膜分泌药物及肠腔内环境（微生态、局部作用抗生素及不被吸收的食物或电解质成分等）的调节。目前与IBS相关的临床难点大致有以下4点。

1. 药物疗效不能巩固，反复发作 临床表现为药物治疗初期能够改善或消除症状，停药即复发，继续用药疗效则丧失。产生的原因是治疗手段未能全面覆盖病因和发病机制。改进策略应该包括诊治过程中要有疾病的全身观和胃肠道的整体观，治疗药物或行为学应对策略要覆盖生活中的精神心理应激及上下消化道的功能影响等。从胃肠道的整体观角度来说，要注重上消化道的治疗靶点（包括胃的敏感性、近端小肠消化吸收效率），从而从源头上减少胃-结肠反射，改善结肠腔内环境。

2. 难治性腹部症状 难治性腹部症状的临床表现为经规范药物治疗不能缓解原有程度的50%。在必要、足够的鉴别诊断检查和规律随访的基础上，可尝试按照"中枢介导的腹痛"机制，应用NM药物进行处置。

3. 其他相关的不良感受 其他相关的不良感受有肛门阻塞感、肛门痛痒、排便不尽感等。在排查和处置局部结构及黏膜炎症的基础上，可尝试应用NM药物。

4. 恐病疑病、偏执的疾病归因及不当的就医行为或诉求
出现这类情况的患者需要精神心理专科治疗。IBS消化心身疾病的诊治要点：①建立良好的医患信任关系，引导患者对疾病的客观认识，消除患者不必要的恐病疑病；②基于胃肠道整体病理生理功能的调节治疗；③减少和控制肠道炎症；④对于有适应证的患者可尝试NM药物治疗。在NM药物应用方面，TCA和具有抗胆碱能作用的SSRI（如帕罗西汀、氟伏沙明）和SNRI（如度洛西汀）常用于便秘型IBS（IBS-C）的治疗，能促进肠道传输功能的SSRI（如氟西汀、曲唑酮、西酞普兰等）适用于有适应证的腹泻型IBS（IBS-D）。有中枢介导的腹痛等症状的患者，宜采用具有抗焦虑、镇静、降低疼痛感知和改善认知的多靶点NM药物。

（四）炎性肠病

炎性肠病（IBD）包括克罗恩病（Crohn disease，CD）和溃疡性结肠炎（ulcerative colitis，UC），是消化专科领域的热点和难点，也是典型的心身共患疾病。消化内外科专业领域关于IBD的处置共识层出不穷，关注的重点是抗感染、免疫调控药物和遏制炎症反应的生物制剂（以炎症因子和炎症细胞为靶点的单克隆抗体）治疗、肠内外营养，以及肠道并发症的手术治疗。治疗的实质是消除或降低炎症反应水平，最高目标是实现黏膜的组织学修复。在病程管理方面，强调通过药物治疗尽快实现病情缓解，继以缓解期维持治疗。然而，在临床实践中常会遇到许多艰难的挑战：①无法阻止的病情进展；②抗感染和抑制免疫的两难矛盾，致感染此起彼伏，最终无法控制；③无法消除的胃肠道功能紊乱和临床症状；④无法消除与肠道器质性和功能性问题互为因果的复杂精神心理因素和生活质量的下降；⑤随病程进展出现难以纠正的营养不良；⑥患者偏执的认知理念、应对行为及较差的治疗依从性。

消化心身整体医学处置手段的参与是目前有助于突破这些临床挑战的最佳途径。针对"肠道来源的系统性炎症反应内环境—精神心理和认知障碍—抗感染和神经免疫异常"这一闭合的、互为因果的"肠-脑互动紊乱"恶性循环机制，心身处置的重点集中在2个方面：①首先是对患者心理、认知和行为方面的治疗或指导。除只有精神心理专科资质才能实施的心理治疗手段外，消化科医师努力的方向首先是帮助患者客观、理性地认识IBD的实质，即对精神应激和自然环境适应不当的饮食和作息行为导致了肠腔内微环境（微生态和食物代谢产物等）的改变，加之机体的抗感染和免疫机制对上述因素的适应性反应不当。改变环境因素、强调正确的精神心理和行为学应对，才能最终纠正机体内的机制适应性反应，从而阻止疾病进展，甚至治愈疾病。在改善认知的基础上指导患者进行行为学调整（如保持饮食作息节律和规律运动等），有利于维系肠道抗感染和自身免疫平衡及胃肠道的正常生理功能。②其次是NM药物的应用。对于有适应证的IBD，可以使用NM药物治疗。

NM药物治疗对IBD临床实践的贡献体现在以下8个方面：①降低IBD活动指数；②缩短住院时间；③减少糖皮质激素、肿瘤坏死因子-α（tumor necrosis factor-α，TNF-α）抑制剂等生物制剂的应用；④改善患者对治疗药物的耐受性和依从性；⑤延长缓解期，减少复发；⑥改善患者的营养状况；⑦提高患者的生活质量；⑧提高患者的满意度。

选择NM药物种类的原则与其他消化心身疾病相同：①针对

病史中精神心理应激因素的类型和临床表现。②根据周围神经（迷走传出神经、感觉神经系统、肠神经系统）的生理功能，以及脊髓下行疼痛反应易化、胃肠道功能增强的紊乱等因素选择具有镇静抗焦虑作用的NM药物，反之，对于出现疼痛泛化、胃肠道功能低下等紊乱症状的患者，宜选择单纯提高精神动力和外周5-HT功能的抗抑郁药。③外周炎症反应。掌握5-HT和胆碱能系统改善微循环及抗炎作用的平衡。对于偏正性的精神情绪反应和以自身免疫为主的炎症反应，宜选择兼有抗胆碱能作用的抑制神经免疫过旺机制的NM药物；反之，对于偏负性精神情绪反应和以感染为主的炎症反应，则选择不影响胆碱能抗炎症机制的NM药物。④具有多重机制的NM药物（如NaSSA、非典型抗精神病药等）除具有对精神心理障碍适应证的治疗作用，以及其他NM药物的增效作用外，还具有改善食欲、促进合成代谢的作用，有利于增加IBD患者的体重，改善其营养状况。

中医学强调的疏肝理气、宁心健脾、活血祛湿、温肾健脾、宣肺益气等也完美地蕴含了消化心身的理念。

九、展　　望

消化心身问题正在成为消化系统疾病临床工作的重点和难点之一，是社会发展和时代进步对人类消化系统健康状况产生的必然影响。消化专科医师对于消化心身问题的思考、理解及对处置手段的探索是消化专科临床挑战倒逼下产生的应对策略。消化心身医学是有巨大发展前景的交叉学科。鉴于撰稿人的精神心理专科知识有限，文稿中可能存在一些引发争议的观点，期待同行批评指正，以便不断努力完善。

（陈胜良）

第二节 进食障碍

一、概 述

进食障碍（eating disorder，ED）是指以反常的进食行为和心理紊乱为特征，伴有显著的体重改变和/或生理、社会功能紊乱的一组精神障碍。ICD-10将进食障碍归类于"与心理因素相关的生理障碍"，患者进食行为紊乱可导致多数情况下伴有消化系统并发症或消化系统症状，因而本书将其列为消化心身问题。ED主要包括神经性厌食（anorexia nervosa，AN）、神经性贪食（bulimia nervosa，BN）和暴食障碍（binge eating disorder，BED）。

AN是一类患者自己有意严格限制进食，导致体重明显减轻并低于正常，以身体功能损害为特征的疾病，多见于青少年女性，主要表现是患者强烈地害怕体重增加，恐惧发胖，对体重和体形的极度关注，有意造成体重明显减轻，导致营养不良，进而造成累及全身各大系统的并发症，严重者可造成多器官功能衰竭而死亡，被认为是最致命的精神障碍。BN是以反复发作性暴食和防止体重增加的补偿行为，以及对体形和体重过度关注为主要特征的一类进食障碍，多数有AN病史，体重正常或轻微超重。BED是以反复发作性暴食为主要特征的一类进食障碍，与BN的主要区别在于无不恰当的补偿行为，常伴有肥胖。

二、流行病学

国外有关ED的流行病学数据显示，女性明显多于男性。中国精神卫生调查（2019年）公布的数据显示，我国≥18岁的成年人中ED的终身患病率为0.1%，12个月患病率低于0.1%。在上海儿童、青少年（4～18岁）中开展的流行病学研究（2011—2012年）显示，ED的患病率为1.4%。虽然我国患病率明显低于欧美国家，但近年来呈快速增长的趋势。

三、发生机制

ED是复杂的多因素疾病。研究发现，该病与生物（包括遗传基因、神经生化、脑结构和功能）、心理（包括性格、防御机制、应对方式等）、家庭及社会文化等因素均有关。

四、临床表现

1. 精神心理问题 ED患者通常存在对苗条的病理性追求，对"肥胖"的强烈恐惧和对体形、体重的过度关注是其精神心理的核心症状，故意限制进食常是首发症状。部分患者有暴饮暴食行为，为了减轻体重，暴食后常过度运动、催吐、导泻、滥用减肥药等。患者对自己的体形、体重存在体像障碍，对身体的感知存在扭曲，即使已经明显消瘦，但仍感觉自己很胖，并为此焦虑或出现强迫性称重、照镜子或计算食物热量等行为。部分患者存在情绪不稳或情感淡漠，拒绝、回避社交活动，抑郁情绪也很常见，严重时出现自伤、自杀行为。患者常否认病情，否认饥饿感、疲劳感，部分患者否认自己想要减肥，将进食少归因为"没胃口""胃胀""便秘"等消化道问题。

2. 消化道症状及消化系统并发症 尽管ED患者最常见的症状就是消化道症状，但是查体很少发现相应的异常。AN患者胃排空固体和液体的速度都明显减慢，常有恶心、早饱感、胃胀气、恶心、呕吐、便秘等症状。消瘦可以削弱肠系膜对十二指肠水平部的支撑作用，内脏下垂牵拉肠系膜从而导致肠系膜上动脉综合征，引起十二指肠间歇性发作慢性肠梗阻，典型症状表现为餐后上腹部饱胀感、疼痛，随后出现恶心、呕吐，呕吐量较大，含有胆汁。AN的消化道症状常在再喂养后缓解。ED患者的暴饮暴食易导致急性胃扩张。

ED的常见消化系统并发症包括胃下垂、反流性食管炎、食管黏膜撕裂症（Mallory-Weiss综合征）、上消化道出血、胃十二指肠溃疡、胰腺炎、肝功能异常、高胆固醇血症等。

五、评　　估

询问病史时需关注患者是否存在节食、暴食、呕吐或滥用药物（减肥药、利尿药、灌肠剂等）等行为，了解患者饮食方面有何特殊习惯（进食的量和速度、饮水量等）及排便情况。

1. 生理学测量　重点评估ED患者的营养状况和躯体并发症风险，尤其是口腔及消化道症状。检查通常包括三大常规、肝肾功能、电解质、血糖、血脂、甲状腺功能、性激素、24 h心电图、腹部、子宫附件及乳腺B超、血淀粉酶、骨密度、胃镜、肠镜等。许多患者有消化系统症状但无相应的病理学改变，需要结合临床考虑是否进行相关的检查。

2. 心理学测量　在常规精神检查的基础上，要关注患者是否存在冲动伤人或消极的自伤、自杀行为的风险，还需要了解患者的性格、家庭关系特点及社会功能水平。使用进食障碍检查（eating disorder examination，EDE）、进食障碍清单（eating disorder inventory，EDI-2）、进食态度测验（eating attitudes test，EAT-26）、进食障碍检查问卷（eating disorder examination questionnaire，EDE-Q）等量表有助于评估进食相关症状。

六、诊断与鉴别诊断

根据ICD-11诊断标准，AN的低体重必须来自持续性的、防止体重回升的行为模式，包括限制摄入行为、清除行为（如自我催吐、导泻等），以及以增加能量消耗为目的的行为（如过度运动）。成人患者的体重指数（body mass index，BMI）应＜18.5 kg/m²，儿童和青少年患者的体重应低于相应年龄BMI（BMI-for-age）的第5百分位数。BN和BED的诊断均需达到每周1次以上、持续1个月以上的伴有失控感的暴食发作。其中BN患者存在与体重或体型相关的先占观念，具有反复的、不适当的补偿行为以预防体重增加（如自我催吐、导泻等）；而BED患者常伴有负面情绪（如自罪、内疚或恶心），但不具有补偿行为（如自我催吐、导泻等）。BN和BED均无显著的低体重。ED患者的消化道症状表现突出，需要与消化科各类常见疾病进行鉴别。

七、治　　疗

ED的治疗遵循多学科协作、综合治疗的原则，需精神科医师、内科医师或儿科医师、营养师、心理治疗师、社会工作者等共同参与，进行营养治疗、药物治疗和社会心理干预。

1. 非药物治疗　非药物治疗主要指营养治疗和心理治疗。营养治疗（包括饮食监管及禁止暴食和呕吐行为）被各国指南一致推荐为促进AN患者体重增加的一线治疗，是最重要、最紧急的治疗。一般遵循经口进食、起始少量、逐渐增加的原则，以每周体重增加0.5 ～ 1.0 kg为宜。肠外营养只用于抢救严重病例生命的短期治疗方法。再喂养如果过快或过迅猛可能会引起有潜在致命危险的再喂养综合征。在心理治疗方面，家庭治疗是青少年AN患者的首选治疗方式；对于成人AN患者，尚无证据表明某一种治疗优于其他。对于 BN 和 BED，目前证据最充分的一线心理治疗是认知行为治疗，其他循证有效的治疗包括辩证行为治疗和人际心理治疗。

2. 药物治疗　ED 患者的大部分胃肠功能紊乱症状源于营养不良，会随体重增加而缓解，因此，促进体重恢复是根本性的治疗。胃肠促动药多潘立酮可以减少腹胀、腹部不适感及食管反流。根据症状及胃黏膜炎症状态，可选择使用质子泵抑制剂等抑酸药物。对于消化效率降低的患者，可考虑随食物添加消化酶和益生菌制剂。患者的便秘症状通常也会随着饮食规律和体重恢复而逐渐改善，在保证每天液体入量在 2000 ml 以上的基础上可合并服用容积性泻药（如乳果糖等）以助于排便，必要时可临时使用比沙可啶等刺激性泻药，或者使用开塞露、灌肠等实现即刻排便。对于其他消化系统并发症〔如胃下垂、反流性食管炎、食管黏膜撕裂症（Mallory-Weiss 综合征）、上消化道出血、胃十二指肠溃疡、胰腺炎、肝功能异常、高胆固醇血症等〕，均应在明确诊断后进行相应的内科处理。

AN 精神药物治疗的循证基础非常有限，不建议将其作为治疗 AN 的单独或主要方法。治疗 BN 最常使用的是选择性 5- 羟色胺再摄取抑制剂（SSRI），其中氟西汀是唯一获得美国 FDA 批准用于治疗 BN 的药物，舍曲林可用于未成年 BN 患者。此外，抗癫痫药托吡酯也可明显减少暴食和清除症状。二甲磺酸赖右苯丙胺（LDX）是美国 FDA 批准用于治疗成人中至重度 BED 的药物。

（陈　珏）

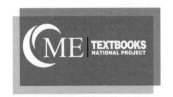

神经科常见心身相关
障碍的诊治

第 9 章

神经系统是人体最精细、结构和功能最复杂的系统，它既能使机体感受到外环境和机体内环境的变化，也能调节机体内环境和内外环境的相互关系，使机体能及时地做出适当的反应，以保证生命活动的正常进行。心身相关障碍在神经系统非常常见，约30%的神经系统疾病患者伴有抑郁。本章主要介绍神经系统常见的心身相关障碍，分别是卒中后抑郁、帕金森病伴抑郁、癫痫伴抑郁和偏头痛伴抑郁。

第一节　卒中后抑郁

一、概　　述

卒中后抑郁（post-stroke depression，PSD）是指发生于脑卒中后，表现出卒中症状以外的一系列以情绪低落、兴趣缺失为主要特征的情感障碍综合征，常伴有躯体症状。流行病学资料显示，PSD在脑卒中后5年内的综合发生率为31% ～ 52%，通常发生于脑卒中后的第1个月，然后逐渐上升，并通常在6个月左右达到高峰。大量研究发现，PSD与脑卒中的不良预后密切相关，不仅可以导致住院时间延长、神经功能恢复障碍、独立生活能力更加丧失，甚至可导致病死率升高。

二、发病机制

PSD的发病机制尚不清楚，目前研究的可能机制和学说主要包括如下4种。

（一）基因学说

5-羟色胺转运蛋白（5-HTT）基因的多态性与PSD之间可能存在一定的关系，这种可能性已在流行病学研究中得到验证。此外，5-HT$_{2A}$受体和脑源性神经营养因子（brain-derived neurotrophic factor，BDNF）基因型的多态性也可能与PSD的发病有关。

（二）生物学机制

研究认为，PSD是一种器质性情感障碍，其神经生物学基础主要是因为5-羟色胺（5-HT）、去甲肾上腺素（NE）和多巴胺（DA）系统的失衡，在PSD患者的血清和脑脊液中也能发现5-HT明显减少。"胺类递质失衡"假说认为PSD的发生由卒中后脑内某些与胺类递质相关部位的损伤导致，如来自脑干，尤其是中脑的上行投射纤维，经过丘脑和基底神经节，最后到达额叶皮质。这些纤维遭到破坏后可导致胺类递质（如5-HT、NE和DA）数量减少或生物活性降低，最终导致抑郁症状的发生。

（三）社会心理学说

在PSD的致病机制中，"生物-心理-社会"模式被广泛接受。脑卒中的突然发生，可使患者的日常生活能力降低，神经功能缺损，社会和经济环境发生改变，导致患者出现心理应激障碍及心理平衡失调，可能诱导PSD的发生、发展。研究表明，创伤后应激障碍在脑卒中患者中非常常见，其与患者对脑卒中的主观感受相关，且伴随抑郁或焦虑样症状，它的发生与PSD患者神经递质（如5-HT、NE等）的改变有关。

（四）其他因素

高龄和女性是脑卒中及预后的重要预测因素。当前多数研究从老年人独居、神经退行性变引发的语言障碍、年龄相关并发症解释老年人脑对PSD的影响。女性罹患PSD的概率为男性的2倍。男性PSD与社交功能和日常生活功能受损相关，女性与既往诊断为心理障碍和认知功能损害相关。

三、评　　估

（一）生理评估

影像学检查是脑血管检查的主要手段，包括头部CT、头部MRI、头颈部CTA、颈血管超声等，必要时需行脑数字减影血管造影（digital subtraction angiography，DSA）检查。另外，需完善血常规、血糖、凝血系列、肝肾功能、血脂、心电图等检查。

（二）心理评估

PSD可以发生在脑卒中急性期及康复期的任何阶段，常见于脑卒中后1年内，所有脑卒中后患者均应考虑发生PSD的可能性。由于目前国内脑卒中人群数量非常庞大，因此，对脑卒中患者推荐使用一些简便易行的问卷以筛选可能的抑郁患者，如采用"90秒四问题提问法"或患者健康问卷-2（patient health questionnaire，PHQ-2）量表。对于经以上筛查后阳性的脑卒中患者，需进一步进行抑郁量表的评估。进一步评估的量表可分为他评量表和自评量表。他评量表包括汉密尔顿抑郁评分量表（Hamilton depression rating scale，HDRS）、蒙哥马利-艾森贝格抑郁评定量表（Montgomery-Asberg depression rating scale，MADRS）等；自评量表包括PHQ-2、Zung抑郁自评量表（self-rating depression scale，SDS）、Beck抑郁自评量表（Beck depression inventory，BDI）等。

四、诊断与鉴别诊断

（一）诊断

针对卒中后抑郁，目前没有统一的特异性诊断标准，可参照2016年《卒中后抑郁临床实践的中国专家共识》所推荐的PSD诊断标准，即同时满足以下条件的患者，可诊断为PSD。

1. 至少出现以下3项症状（必须同时符合第1项或第2项症状中的1项），且持续1周以上：①经常发生的情绪低落（自我表达或被观察到）；②对日常活动丧失兴趣，无愉快感；③精力明显减退，无原因的持续疲乏感；④精神运动性迟滞或激越；⑤自我评价过低，或自责，或有内疚感，可达妄想程度；⑥缺乏决断力，联想困难，或自觉思考能力显著下降；⑦反复出现想死的念头，或有自杀企图行为；⑧失眠，或早醒，或睡眠过多；⑨食欲减退，或体重明显减轻。

2. 症状引起有临床意义的痛苦，或者导致社交、职业或其他重要功能方面的损害。

3. 既往有脑卒中病史，且多数发生于脑卒中后1年内。

4. 排除某种物质（如服药、吸毒、酗酒）或其他躯体疾病引起的精神障碍（如适应障碍伴抑郁心境，其应激源是一种严重的躯体疾病）。

5. 排除其他重大生活事件（如离丧）引起的精神障碍。

需要注意的是，如果第1项中，患者出现了5个以上的症状，且持续时间超过2周，可考虑为重度PSD。

（二）鉴别诊断

1. 颅内占位性病变　颅内肿瘤、硬膜下血肿和脑脓肿可呈卒中样发病，出现偏瘫等局灶性体征，需提高警惕，头部CT或MRI检查有助于鉴别。

2. 颅内感染　尤其是以精神症状为主要表现的脑血管病患者，需要警惕颅内感染，起病缓急、是否有感染史等有助于鉴别。可进一步完善头部MRI及脑脊液检查以协助诊断。

五、治　疗

对卒中后抑郁的治疗，应综合运用非药物治疗、药物治疗及康复训练等多种手段，以达到最佳的治疗效果。

（一）非药物治疗

非药物治疗主要包括认知行为治疗、动机性访谈和问题解决疗法等心理治疗。

（二）药物治疗

选择性5-羟色胺再摄取抑制剂（SSRI）、5-羟色胺和去甲肾上腺素再摄取抑制剂（SNRI）、去甲肾上腺素和特异性5-羟色胺拮抗剂（NaSSA）、三环类抗抑郁药（TCA），以及曲唑酮、氟哌噻吨美利曲辛片等药物均可选择性地用于PSD的治疗。临床研究表明，SSRIs类药物对PSD有效，但基于经典的抑郁循证医学证据，舍曲林和艾司西酞普兰的疗效和安全性均优于其他SSRI类药物，且舍曲林在老年脑卒中患者中的配伍禁忌较少，因此可推荐其为老年脑卒中后抑郁的首选用药。

（三）中药制剂

抗抑郁中药制剂的代表药物有乌灵胶囊和舒肝解郁胶囊。乌灵胶囊具有镇静、安神、抗焦虑抑郁的作用。舒肝解郁胶囊治疗轻中度PSD患者有较好的疗效，且不良反应较轻。

（赵　中　周　华）

第二节　帕金森病伴抑郁

一、概　　述

帕金森病（Parkinson disease，PD）是常见的中枢神经系统变性疾病，主要临床表现为震颤、少动、强直、姿势平衡障碍等运动症状。除运动功能障碍外，不同程度的抑郁、焦虑及精神病性障碍等非运动症状也比较常见，因其对患者的生活质量、日常功能及预后造成影响，近年来备受关注。有报道显示帕金森病患者抑郁障碍的发生率为40%，焦虑障碍的发生率为3.6%～40.0%，抑郁与焦虑障碍经常共存，并可在帕金森病患者出现运动症状之前出现。

二、发病机制

帕金森病伴抑郁的发病机制并不十分清楚，单纯性抑郁的单胺递质假说可能是重要发病机制之一，特别是与5-羟色胺、去甲肾上腺素及多巴胺的紊乱有关。帕金森病的病理改变主要是黑质致密部多巴胺能神经元变性，黑质-纹状体系统多巴胺耗竭，同时去甲肾上腺的蓝斑核和5-羟色胺的中缝核也存在变性，导致5-羟色胺和去甲肾上腺素水平降低。

此外，心因性反应也是抑郁的重要机制。帕金森病作为一种慢性进行性老年疾病，运动障碍常使帕金森病患者的工作和生活受到影响，患者对疾病进展和进行性残疾产生恐惧，失去健康的心理无助及久治不愈常导致患者出现心因反应性抑郁，特别是在中晚期，严重的运动并发症和逐渐衰退的多巴治疗效果，使抑郁症状更加明显，情绪更易与"开关"现象伴随，特别是在"关期"，严重者甚至影响进食等生活基本需求，患者常非常痛苦，易产生悲观厌世甚至自杀的观念。

三、评　　估

（一）生理学测量

生理学测量的主要内容：①血、脑脊液检查。常规检查无异常，脑脊液中的高芳香酸含量可降低。②CT、MRI检查无特征性改变。以^{18}F-多巴作为示踪剂行多巴摄取PET，可发现多巴胺递质合成减少，用^{125}I-β-CIT、^{99m}Tc-TRODAT-1作为示踪剂行多巴胺转运体功能显像可显示多巴胺递质合成显著减少，而且在疾病早期甚至亚临床期即能显示减少。③其他内容，如嗅觉测试可发现患者嗅觉减退，经颅超声可通过耳前的听骨窗探测黑质回声，心脏间碘苯甲胍闪烁照相术可显示心脏交感神经元的功能。

（二）心理学测量

神经心理学测验是临床和科研工作中常用的帕金森病抑郁评估量表，包括15项老年抑郁量表（GDS-15）、汉密尔顿抑郁量表（HAMD）、Beck抑郁量表（BDI）、Montgomery-Asberg抑郁等级量表（MADRS）等。其中，BDI和MADRS量表适用于帕金森病患者抑郁症状的筛查。

四、诊断与鉴别诊断

（一）诊断

目前尚无帕金森病伴抑郁专用的诊断标准。帕金森病的诊断主要参照《中国帕金森病的诊断标准（2016版）》和DSM-5有关抑郁症的诊断标准。同时符合上述2项标准即可诊断为帕金森病伴抑郁。

（二）鉴别诊断

1. 继发性帕金森综合征 二者的共同特点是有明确的病因可循，如感染、药物、中毒、外伤、脑小血管病等，相关病史是鉴别诊断的关键。值得注意的是，使用抗抑郁药和非典型性抗精神病药也可出现继发性帕金森综合征。

2. 帕金森叠加综合征 不少神经变性疾病具有帕金森综合征的表现，还有其他征象，如不自主运动、垂直性眼球凝视障碍、小脑性共济失调、早期出现严重的痴呆等。对左旋多巴治疗不敏感。

3. 抑郁症 单纯性抑郁症也可伴有表情缺乏、随意运动减少及言语单调，但无肌强直和震颤，抗抑郁药治疗有效。值得注意的是，在帕金森病患者中，抑郁症状可能先于运动症状出现。

五、治　　疗

（一）非药物治疗

1. 心理或行为干预　心理或行为干预包括认知行为疗法（CBT）、心理剧、教育、行为疗法及多学科康复锻炼等，其中CBT是目前研究的热点。CBT通过促进帕金森病患者的心理健康和改善总体的生活质量帮助患者战胜生活中的各种挑战，其强调放松锻炼、行为激活、解决问题和心理教育，进而改善抑郁症状。

2. 重复经颅磁刺激（rTMS）　rTMS是一种无创地利用脉冲磁场对大脑皮质特定部位给予重复刺激的治疗手段。rTMS作为一种非侵入性方法，不需要手术和麻醉，且其耐受性较好。但目前关于rTMS治疗帕金森病伴抑郁的研究数据并不一致。

（二）药物治疗

当抑郁影响生活质量和日常生活时，可加用多巴胺受体激动剂（dopamine receptor agonists，DA）、抗抑郁药，包括选择性5-羟色胺再摄取抑制剂（SSRI）、5-羟色胺和去甲肾上腺素再摄取抑制剂（SNRI）或三环类抗抑郁药（TCA）。

DA类药物普拉克索和SNRI类药物文拉法辛的证据较充分［国际运动障碍协会（movement disorder society，MDS）指南显示证据有效，临床有用］，TCA药物去甲替林和地昔帕明改善抑郁症状的证据其次（MDS指南显示证据可能有效，临床可能有用）。但需要注意的是，TCA药物存在胆碱能和心律失常的不良反应，不建议将其用于认知受损的老年患者。其他SSRI类药物和SNRI类药物（如西酞普兰、帕罗西汀、舍曲林、氟西汀）及TCA药物阿米替林的临床疗效结果不一致（MDS指南显示证据不充分，临床可能有用）。

（赵　中　周　华）

第三节　癫痫伴抑郁

一、概　　述

癫痫（epilepsy）是一组由于脑部神经元突然、间歇性、病理性异常放电而引起反复发作的短暂的大脑功能失调的慢性疾病。青少年和老年人是发病的2个高峰期。据世界卫生组织统计，全世界约有5000万人患有癫痫，我国目前有900万以上癫痫患者。流行病学资料显示，癫痫的年发病率为（50～70）/10万。由于不定期、反复的癫痫发作的影响，导致患者心理、认知功能、精神、情绪等问题。癫痫患者共患抑郁症的发生率为8%～48%。一项纳入27项研究的meta分析结果显示，不同的研究类型、地区及不同的年龄分布均显示癫痫与抑郁的共病风险增加。其中在儿童癫痫样本中，焦虑症的发病率为4%～36%，抑郁症的发病率为4%～30%；成人癫痫患者共病抑郁的患病率为10.7%～44.0%，多发生于难治性癫痫患者中，其发病率超过54%。癫痫共病抑郁症可能加重癫痫的发作频率，降低患者的生活质量，影响预后。有抑郁症病史的癫痫患者发生耐药性或难治性癫痫的风险较无抑郁症病史者高2.2倍，前者手术治疗失败的概率也更高。

二、发病机制

癫痫与抑郁的关系可能与原发性癫痫直接相关，也可能与共同的发病机制和环境危险因素相关。既往研究提示，可能导致共病抑郁的危险因素包括生理因素（如女性、高龄等）、社会心理因素（如婚姻状况、教育水平、经济水平、失业、缺乏社会支持、病耻感等）和癫痫因素（如癫痫发作频率高、耐药癫痫、海马硬化等）。抑郁情绪可能部分是由于反复发作的癫痫造成的一种心理反应，但越来越多的研究表明，癫痫患者的抑郁有特定的生物学基础。

（一）神经活性递质的改变

脑内神经递质 5-HT、NE、DA 等单胺类神经递质的生成、释放、灭活及其受体功能异常均可引起神经元高度同步化异常放电，从而诱发癫痫。抑郁症的单胺能理论被认为是主要原因，从而构成了癫痫共病抑郁症的神经递质共同机制之一。

（二）下丘脑 - 垂体 - 肾上腺轴（HPA）调节异常

在癫痫患者的海马体中发现 IL-1β 信号过度激活，从而导致 HPA 兴奋，类固醇激素也随之增加。而类固醇浓度的增加会降低 5-HT 受体的结合力，进而导致抑郁的发生。Wulsin 等发现癫痫患者发作间期的基础皮质酮水平升高，每次发作后可进一步增加，提示癫痫患者 HPA 的调节可能发生了异常的改变。

（三）炎症反应

癫痫的反复发作是一种慢性应激，可以激活免疫系统，其表现之一就是外周和中枢促炎介质水平的增高。同时，癫痫发作本身也是一个炎症产生的过程，通过中枢炎症信号级联，激活神经元和胶质细胞，出现与外周一致的炎症反应。有研究认为，慢性应激可以通过减少5-HT转运体和降低5-HT$_{1A}$受体的敏感性而导致抑郁。

（四）神经影像学改变

Negron-Oyarzo等提出，由于癫痫等慢性应激所导致的神经精神障碍可能与前额叶（PFC）的功能连接异常相关。精神障碍的患者常显示出相关PFC功能的改变，如认知、工作记忆力、恐惧等。颞叶癫痫患者抑郁症状的产生可能与白质（WM）的完整性有一定的相关性，特别是前颞叶边缘（FTL）复合体中的胼胝体膝部与抑郁严重程度相关。

三、评　　估

（一）生理评估

生理评估主要包括脑电图检查、神经影像学检查及脑脊液检查等。脑电图检查是诊断癫痫最重要的辅助检查方法，有助于明确癫痫的诊断、分型及确定特殊综合征。影像学检查包括头部CT和MRI，对明确病因及分型均有帮助。脑脊液检查有助于明确患者是否存在颅内感染、免疫相关性炎症等疾病。

（二）心理评估

目前国际上最常用的有关癫痫共病抑郁症的筛查工具是由Gilliam等开发的包含6个项目的抑郁筛查量表，即癫痫抑郁量表（neurological disordersdepression inventory for epilepsy，NDDI-E）。对其英文版的系统评价进行分析后可得出，在最常见的切点（＞15），其均值灵敏度为80.5%，特异度为86.2%。其他可用于癫痫共病抑郁的筛查量表有贝克抑郁量表第2版（BDI-Ⅱ）、简明国际神经精神访谈中文版、ICD-10症状评分（ISR）、9项患者健康问卷（PHQ-9）等。

四、诊断与鉴别诊断

（一）诊断

目前没有专用的癫痫伴发抑郁的诊断标准。对于癫痫患者出现抑郁症状，如果符合DSM-5中有关抑郁症的诊断标准，即可诊断为癫痫伴抑郁。

（二）鉴别诊断

1. 假性癫痫发作　即癔症样发作，是一种非癫痫性的发作性疾病，是由心理障碍而非脑电紊乱引起的脑部功能异常，可有运动、感觉和意识模糊等类似癫痫发作的症状。患者发作时，脑电图无相应的痫样放电且抗癫痫无效，这一点有助于鉴别。但应注意，10%的假性癫痫发作患者可同时存在真正的癫痫，10%～20%的患者伴有假性发作。

2. 晕厥　晕厥为脑血流灌注短暂、全面地减少，缺血缺氧可致意识瞬时丧失和跌倒。该病多有明显的诱因，如久站、剧痛、见血、情绪激动、严寒等，胸腔内压力急剧增高（如咳嗽、哭泣、大笑、用力、憋气、排便、排尿等）也可诱发。与癫痫相比，晕厥的患者跌倒时较缓慢，表现为面色苍白、出汗，偶可伴有抽动和尿失禁。

五、治　疗

（一）非药物治疗

1. 认知心理治疗　认知心理治疗应被视为非药物一线治疗，特别是认知行为治疗和基于正向的认知行为治疗［如接纳与承诺疗法（acceptance and commitment therapy，ACT）］，与抑郁症结局指标的显著改善和生活质量的显著提高相关。有研究显示，接受认知行为治疗的癫痫共患抑郁患者在抑郁、癫痫发作担忧、认知、药物疗效及生活质量方面均有明显的改善，且女性和癫痫联合用药患者在认知行为治疗中获益最多。

2. 针对癫痫的非药物治疗　治疗方法有迷走神经刺激、反应性皮质刺激治疗等。

（二）药物治疗

1. 抗癫痫药　在选择抗癫痫药的同时，需要关注其对患者心境障碍的影响。

2. 抗抑郁药　对于轻度抑郁患者，如果非药物治疗效果不佳，首选SSRI类药物；对于中重度抑郁患者，SSRI类药物是首选。如果SSRI类药物治疗无反应或仅有部分反应，从SSRI类药物换用文拉法辛似乎是合理的。如果单用抗抑郁药治疗失败，可选择使用米氮平、锂盐、喹硫平、阿立哌唑等。抗抑郁药治疗应在第一次抑郁发作缓解后至少持续6个月，但对于有既往抑郁发作史的患者，应延长至9个月。对于严重抑郁或有残留症状的患者，应继续使用更长的时间，直至症状消退。

（赵　中　周　华）

第四节　偏头痛伴抑郁

一、概　　述

偏头痛（migraine）是临床常见的原发性头痛，其特征是发作性，多为偏侧，中重度、波动样头痛，一般持续4～72 h，可伴有恶心、呕吐，光声刺激或日常活动均可加重头痛，1/3的患者有神经系统先兆症状（有先兆偏头痛）。研究表明，由于共享多种发病机制，偏头痛与抑郁障碍共病颇为常见，且二者共病可能导致更复杂的症状及更差的预后。

流行病学国外数据显示，偏头痛的全球患病率为14.4%，抑郁障碍的全球患病率为4.4%。国内流行病学调查显示，我国偏头痛的年患病率为9.3%，其中女性年患病率达12.8%，抑郁障碍的终身患病率为6.8%。偏头痛患者的抑郁障碍患病风险是非偏头痛患者的2～4倍，抑郁障碍患者的偏头痛患病风险也是非偏头痛患者的2～4倍，二者之间存在双向相关性。

二、发病机制

偏头痛与抑郁障碍共病的病因尚未完全明确，二者双向增加的患病风险可能与它们共享遗传、环境、病理机制有关，也可能是一种障碍为另一种障碍所引发。偏头痛伴抑郁的主要机制如下。

（一）大脑结构基础

神经影像学研究显示，异常的大脑结构和脑区功能连接为偏头痛与情感障碍共病的结构学基础。偏头痛患者的疼痛网络灰质体积降低，其前扣带回、杏仁核、海马旁回灰质体积的减小与头痛发作频率相关，这些区域与应激网络有重合。在偏头痛的间歇期或发作期，存在多脑区过度活化，包括前扣带回皮质、前岛叶、前额叶皮质、海马和杏仁核，这些脑区同样也与抑郁相关。

（二）神经递质异常

神经递质尤其是单胺递质的异常是抑郁障碍发病机制的重要因素，也对偏头痛的发生、发展有重要的意义。无论是情感网络的前额叶、海马、杏仁核，还是疼痛传导相关的中脑导水管周围灰质（PAG）、延髓头端腹内侧区（RVM）、蓝斑（LC），均包含5-羟色胺（5-HT）能、去甲肾上腺素（NE）能、多巴胺（DA）能神经元，其相互之间构成复杂的联系，共同参与情感、行为、疼痛的调节。

（三）遗传因素

偏头痛和抑郁均存在遗传倾向，且均存在多基因遗传背景。双胞胎研究提示，偏头痛和抑郁约20%的变异发生在共同的基因上，其共享的遗传背景或可用来解释抑郁及偏头痛共病的原因。目前发现的与抑郁障碍和偏头痛相关的基因包括5-HT转运体基因（*SLC6A4*）的启动子区（*5HTTLPR*）、多巴胺受体基因等位基因*DRD2*和*DRD4*、γ-氨基丁酸（GABA）能系统的*GABRQ*和*GABRA3*基因，这同样支持偏头痛和抑郁障碍共病中神经递质的参与。另外，编码叶酸代谢关键酶——亚甲基四氢叶酸还原酶（*MTHFR*）基因，其*C677T*变异与有先兆偏头痛显著相关。相关研究同样表明，此变异与抑郁障碍的发病相关，提示*MTHFR C677T*可能也是偏头痛与抑郁障碍的共享基因之一。

（四）环境和应激因素

一项前瞻性队列研究探索了多种应激源（如童年创伤、婚姻、经济和工作问题、慢性应激、社会支援的改变等）对偏头痛和抑郁障碍共病的影响。研究显示，偏头痛和抑郁障碍之间存在双向相关，但矫正应激源后，二者之间的相关性大幅度衰减，提示应激在共病中的作用。动物实验也同样证实了此观点，即不可预测的温和应激会导致大鼠抑郁，且加重上矢状窦电刺激所致的头痛行为学，反复化学刺激大鼠硬脑膜后，大鼠会产生显著的抑郁情绪，前额叶的5-HT及DA水平显著降低，提示头痛同样可能作为一种应激源导致抑郁的发生。

三、评　　估

（一）生理学评估

引起头痛的原因有很多，需要进行相关检查以排除器质性病变，如头部CT、MRI、MRA，以及头颈部CTA、脑脊液检查等。

（二）心理学评估

对于有慢性头痛病史的患者和偏头痛治疗效果不佳的患者，应评估其情绪及睡眠情况。常用的筛查工具包括9项患者健康问卷（PHQ-9）、患者健康问卷躯体症状群量表（PHQ-15）、贝克抑郁自评量表（BDI）、汉密尔顿抑郁量表（HAMD）等。

四、诊断与鉴别诊断

（一）诊断

当患者的临床表现同时符合偏头痛和抑郁障碍的诊断标准时，即可诊断为偏头痛与抑郁障碍共病。对偏头痛的诊断可依据国际头痛疾病分类第三版（ICHD-3），对抑郁障碍的诊断可依据DSM-5。

（二）鉴别诊断

偏头痛伴抑郁障碍应与紧张性头痛和丛集性头痛等其他原发性头痛及其他继发性头痛鉴别。

1. 丛集性头痛 丛集性头痛是较少见的一侧眼眶周围发作性剧烈疼痛，持续15 min至3 h，发作从隔天1次到8次/天。本病具有反复密集发作的特点，但始终为单侧头痛，并常伴有同侧结膜充血、流泪、流涕、前额和面部出汗、Horner征等。

2. 紧张性头痛 紧张性头痛表现为双侧颞枕部或全头部紧缩性或压迫性头痛，常为持续性，很少伴有恶心、呕吐，部分病例可表现为阵发性、搏动性头痛，多见于青、中年女性。情绪问题或心理因素与紧张性头痛密切相关，可诱发或加重头痛。

五、治 疗

对偏头痛伴抑郁治疗的目标是早诊早治、兼顾精神症状和躯体症状、提高生活质量、恢复社会功能。

（一）非药物治疗

1. 心理治疗 偏头痛与抑郁障碍共病的心理治疗手段包括

认知行为治疗、生物反馈治疗、放松训练等。

2. 神经调控技术　神经调控技术中证据比较充分的是经颅磁刺激（transcranial magnetic stimulation，TMS）和经颅直流电刺激（transcranial direct-current stimulation，tDCS）。重复TMS（rTMS）目前在有些国家已获批用于抑郁障碍的治疗，美国FDA先后批准单脉冲TMS（sTMS）用于有先兆偏头痛的急性期治疗和偏头痛的预防性治疗，sTMS也可用于改善慢性偏头痛。tDCS是预防和治疗偏头痛的安全、有效的手段，能减少头痛发作次数及缩短头痛持续时间，减轻头痛程度，还可调节自主神经功能。另外，电针治疗是一种侵入性较小的神经调控技术，可用于治疗抑郁障碍，也可用于减轻原发性头痛患者的严重程度及残疾和抑郁评分，是难治性原发性头痛伴发抑郁的有利选择。

（二）药物治疗

1. 偏头痛急性发作期治疗药物　常用的治疗药物包括非处方药物和处方药物，按照作用机制分类，包括非甾体抗炎药、曲普坦类药物、麦角胺类药物等。

2. 预防性治疗药物　目前有多种药物可用于偏头痛的预防，包括抗抑郁药、β受体阻滞剂、非特异性钙通道阻滞剂、抗惊厥药物等。抑郁障碍治疗的一线药物及A级推荐药物主要包括SSRI、SNRI和NaSSA类药物等，其中阿米替林和文拉法辛预防偏头痛的疗效均已有多个随机对照试验证实。

（赵　中　周　华）

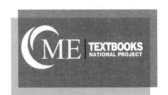

风湿科常见心身相关障碍的诊治

第10章

风湿科心身相关障碍主要包括两大类疾病，一类是由焦虑、抑郁等心身因素引发或与其密切相关的功能性风湿症状和疾病，典型疾病是纤维肌痛；另一类是器质性风湿病（如类风湿关节炎、系统性红斑狼疮、强直性脊柱炎等）继发出现焦虑、抑郁等心身疾病。心身疾病症状与原发疾病症状重叠可导致症状复杂化及原发疾病病情加重。

第一节 纤维肌痛

一、概 述

纤维肌痛（fibromyalgia，FM）又称"纤维肌痛综合征"，是一种常见的慢性广泛性疼痛性疾病，也是一种典型的心身疾病，最常就诊于风湿免疫科。它以持续性和广泛性疼痛为特征，与侵扰性疲劳、睡眠障碍、认知和躯体功能受损及心理困扰相关。ICD-11将其归类为慢性原发性疼痛。

二、流行病学

FM在普通人群中很常见，是继腰痛和骨关节炎之后第三位常见的肌肉骨骼疾病。全球平均患病率为2.7%，女性平均患病率为4.2%，男性平均患病率为1.4%，可以发生在任何年龄段。

三、发病机制

FM的发病机制尚未完全明确，目前认为其具有伤害可塑性疼痛的特征，并且与中枢敏化的许多特征一致。研究显示：在FM患者的脑脊液中检测到的P物质水平升高；参与疼痛调节的大脑区域（包括伏隔核、杏仁核和扣带回背侧）的μ-阿片受体的可用性较低，脑脊液中的阿片受体水平较高；体液中去甲肾上腺素能和5-羟色胺能神经递质的水平降低。还有研究显示，FM患者存在小神经纤维功能障碍。

长期以来心理问题被认为是FM最重要的影响因素，同时也是FM的主要症状之一。日常的身心压力和焦虑、抑郁等都会增加FM的发病率。有关研究表明，25% ～ 65%的FM患者可能存在心理健康问题（如抑郁和焦虑）。研究表明，FM患者一级亲属的患病风险比健康人群的家属高8倍。另外，有研究显示肥胖是FM的独立危险因素。

四、临床表现

（一）症状和体征

1. 疼痛和压痛　疼痛是FM的核心症状，一般起病隐匿，表现为全身多部位疼痛。疼痛的性质多样，常表现为酸痛、刺痛、麻痛、电击样疼痛、痉挛牵扯痛等。疼痛呈弥漫性，常遍布全身各处，患者常很难准确定位。疼痛主要以躯干、肢体为常见，其中颈、肩胛带、背、髋等部位为最常见。疼痛也可出现在关节部位，但不会出现关节肿胀和功能受限。疼痛程度时轻时重，严重时可影响患者的睡眠，休息常不能缓解疼痛，不适当的活动和锻炼可使疼痛症状加重。劳累、应激、精神压力，以及寒冷、阴雨天气等均可加重疼痛症状。

压痛是FM的唯一、可靠的体征，压痛点分布于肌腱、肌肉及其他组织中，常呈对称性分布，且FM患者对在压痛点部位的"按压"异常敏感，表现为痛觉超敏，常出现痛苦的表情，或者拒压、后退、躲闪、惊叫等防卫性反应，但在压痛点以外的部位无疼痛感觉。

2. 疲劳和睡眠障碍　疲劳是FM的主要症状，患者常诉即使在清晨醒后也有明显的疲倦感，行走、爬楼梯、手提物品明显受限，严重影响患者的日常生活，部分患者可出现不同程度劳动能力的下降，甚至无法从事普通家务劳动。90%的患者有睡眠障碍，表现为入睡困难、睡眠浅、易醒、多梦、无恢复性睡眠、精神不振等。神经紧张、过度劳累、气候等因素会使上述症状加重。

3. 神经、精神症状　情感障碍是FM常见的临床表现，主要表现为情绪低落、烦躁，对自己病情过度关注，甚至呈严重的焦虑、抑郁状态。很多患者出现注意力难以集中、记忆缺失、执行能力减退等认知障碍。此外，还有眩晕、发作性头晕，以及躯干及肢体的麻木感、蚁走感、烧灼感等感觉异常，但无任何神经系统异常的客观证据。

4. 头痛　头痛是FM的常见症状，主要为在枕区或整个头部的压迫性钝痛，偏头痛更多见。通常由颈部肌肉紧张引起，也可能由头颈部压痛点导致。

5. 关节症状 关节疼痛和晨僵是FM的常见症状，患者常诉关节疼痛及关节周围肿胀感，但无客观体征。绝大多数患者会出现关节及肌肉的僵硬感，以夜间及晨起为著，活动后逐渐减轻。

6. 畏寒、畏风 多数患者有怕凉怕风的症状，对环境中温度、湿度及空气流动异常敏感，在环境温度低或吹到凉风时患者常感到不适和疼痛，并因此加重FM的症状。其他常见的躯体症状有口干、眼干、视物模糊、耳鸣、咽部异物感、胸闷、气短、食欲减退、恶心、呕吐、性功能下降、直立耐受性差、低热、盗汗等，很多患者喜叹气，部分患者可合并肠易激综合征、膀胱刺激征、不宁腿综合征等。

（二）辅助检查

1. 实验室检查 迄今为止，尚未有足够准确的客观检查或生物标志物用于诊断FM。

2. 影像学检查 对FM患者行功能性磁共振成像（fMRI）检查可出现大脑部分区域激活反应异常，以及相互之间的纤维联络异常。

五、评 估

FM的评估具有挑战性，在疼痛方面可以采用疼痛视觉模拟评分法（visual analogue scale，VAS）或疼痛数字评分法（numeric rating scale，NRS）进行疼痛程度的评估，以及采用简明疼痛评估量表（BPI）对疼痛多个相关临床方面进行评价。可以使用25条目中枢敏化量表（central sensitization inventory，CSI）评估疼痛的中枢敏化程度。在疲劳方面可以采用多维疲劳量表（multidimensional fatigue inventory，MFI）进行评价。

FM严重程度积分，即弥漫性疼痛指数（widespread pain index，WPI）和症状严重程度评分（symptom severity score，SSS）评分之和，可用于评估FM的疾病严重程度。可以使用FM功能影响问卷或2009年修订版评价FM的功能。对FM患者的生活质量进行评价可以采用健康调查简表（SF-36）。

六、诊断与鉴别诊断

（一）诊断

若不明原因出现全身多部位慢性疼痛，伴躯体不适、疲劳、睡眠障碍、晨僵，以及焦虑、抑郁等，经体格检查或实验室检查无明确器质性疾病的客观证据时，需高度警惕FM的可能。1990年美国风湿病学会（american college of rheumatology，ACR）制定了以压痛点计数为核心的诊断标准，2010/2011年ACR对其进行了更新，以WPI和SSS取代了压痛点数量的体格检查。2016年Wolfe等对2010/2011年版诊断标准进行了修订。目前多数国家、地区都推荐采用2016年的诊断标准对FM进行诊断，具体内容如下（最终的症状严重程度评分为0～12分）。

1.诊断标准 当患者的临床表现满足以下前3条时，可诊断为FM。

（1）同时满足WPI≥7，SSS≥5；或者WPI为4～6，SSS≥9。

（2）弥漫性疼痛定义为5个区域中至少有4个区域出现疼痛，其中颌部、胸部、腹部的疼痛不包含在弥漫性疼痛的定义内。

（3）症状持续在相同水平3个月以上。

（4）即使存在其他疾病，FM的诊断也是有效的，FM的诊断不排除其他临床重要疾病的存在。

2. 诊断流程 医师通过患者的反馈进行WPI和SSS评估。

（1）WPI：过去1周内19个部位发生疼痛的数量，每一个部位出现疼痛记1分，总分为19分。19个部位如下。

1）左上区域（区域1）：左颌部、左肩胛带、左上臂、左下臂（左前臂）。

2）右上区域（区域2）：右颌部、右肩胛部、右上臂、右下臂（右前臂）。

3）左下区域（区域3）：左髋部（臀、大转子）、左大腿、左小腿。

4）右下区域（区域4）：右髋部（臀、大转子）、右大腿、右小腿。

5）中轴区域（区域5）：颈项部、上背部、下背部、胸部、腹部。

（2）SSS：指过去1周内3个主要症状严重程度评分的总分（0～9分）、过去6个月内头痛及下腹疼痛或绞痛、心情压抑发生的数量（0～3分）的总和。

1）过去1周内以下3个症状的严重程度：疲劳感、睡醒后仍觉困乏和认知症状。其中每个症状为0～3级评分：0分代表"无问题"；1分代表"轻度、轻微或间断出现"；2分代表"中度、经常出现和/或中等水平"；3分代表"重度、持续出现而影响生活"。

2）过去6个月内以下3个症状的发生情况：头痛、下腹疼痛或绞痛和心情压抑。其中每个症状计0分或1分，0分代表"否"，1分代表"是"。

（二）鉴别诊断

FM因为表现为全身多部位的慢性疼痛，经常需要与多种风湿病相鉴别，如类风湿关节炎、脊柱关节炎、骨关节炎、风湿性多肌痛等。风湿免疫系统疾病多具有自身特点，如自身抗体阳性、炎症指标升高、关节肿痛或破坏等。

临床还有一些表现为慢性疼痛的疾病（如慢性疲劳综合征、肌筋膜痛综合征等），需要与 FM 鉴别。慢性疲劳综合征好发于20～55 岁女性，表现为持续或反复发作的慢性疲劳（超过 6 个月），伴随肌肉疼痛、多关节疼痛、新发头痛、记忆力下降或注意力受损、咽喉肿痛、淋巴结肿大等。肌筋膜痛综合征好发于中老年人，表现为局部疼痛综合征，以激痛点为主要临床特征，按压肌筋膜激痛点时，可产生局限性及牵涉性疼痛。

FM 还要与神经、精神系统疾病鉴别，如抑郁症、焦虑障碍、创伤后应激障碍等。抑郁症主要表现为心境低落、兴趣减退，可能伴有焦虑和运动性激越，常伴有躯体表现。焦虑症表现为持续的紧张不安、无充分现实依据地感到将要大难临头。创伤后应激障碍表现为创伤性再体验症状、回避和麻木类症状、警觉性增高等症状。

2016 年版诊断标准强调 FM 的诊断无须排除其他疾病诊断，因为临床中共病很常见。不同的报道显示，FM 与其他疾病的共病率大约如下：类风湿关节炎为 21%，系统性红斑狼疮为 37%，脊柱关节炎为 12%～20%，骨关节炎为 17%，慢性腰痛为 25%，肠易激综合征为 17%～23%，慢性偏头痛为 28%，慢性紧张性头痛为 67%，桥本甲状腺炎为 62%，肥胖为 45%，抑郁症为 38%，贝赫切特综合征（又称"白塞综合征"）为 80%，2 型糖尿病为 14.8% 等。

七、治　疗

（一）非药物治疗

1. 患者教育　患者教育是 FM 的首选基础治疗。教育的目的是帮助患者正确认识并以积极乐观的态度对待疾病，使其明确治疗目标是减轻症状、恢复功能、提高生活质量，从而提高其应对疾病及其所带来的功能问题的能力，提高其对疾病的自我管理能力。教育内容包括疾病知识、治疗计划与策略、预期结局及自我管理。自我管理具体包括疼痛应对、改善睡眠、科学运动、合理饮食、药物治疗及非药物治疗的应用。

2. 有氧运动和力量练习　有氧运动和力量练习是FM非药物管理的基础。有氧运动是指全身大肌肉群参与的反复的周期性节律性运动，运动过程中机体通过有氧代谢供能，其主要功能是增强心肺耐力、改善代谢、调节血压和血脂、改善情绪等，主要形式有慢跑、快走、游泳、踏车等。力量练习是指利用肌肉的等长、等张、离心或向心收缩来增强肌肉力量的练习，常利用弹力带、哑铃、自身体重作为负荷进行抗阻练习。

3. 冥想运动治疗　太极拳、气功、瑜伽、八段锦、五禽戏等可以改善FM患者的疼痛程度、运动质量、功能受限程度及生活质量。

4. 心理治疗　推荐FM患者采用高水平和高强度的心理治疗。对FM患者进行心理治疗的目的是激发和调动患者改善的动机和潜能，促使其心理、行为及躯体功能的积极变化，从而达到缓解和消除症状、提高患者心理健康及促进其人格发展的目的。

5. 其他非药物疗法　手法治疗、低能量激光、经颅磁刺激、经颅直流电刺激、不同形式的水疗等。

（二）药物治疗

严重疼痛或睡眠障碍等症状较重的患者，以及不能坚持非药物治疗或非药物治疗效果差的患者可应用药物治疗。药物起效较慢，建议在治疗前详细告知患者可能的不良反应，并从初始剂量逐渐增加至治疗剂量以提高患者的耐受性。病情得到完全缓解并维持足够时间后，在药物减停过程中亦须缓慢以防复发。

1. 普瑞巴林　普瑞巴林通过减少钙离子依赖的兴奋性神经递质的释放而起到镇痛作用，在减轻疼痛、改善睡眠及提高生活质量方面均有较好的疗效，尤其适用于疼痛为主伴睡眠障碍和疲劳的患者。一般从75 mg（2次/天）起始，根据疗效和耐受性逐渐加量，最大量为300～450 mg/d。普瑞巴林的长期耐受性良好，常见不良反应为头晕、嗜睡、水肿、体重增加等，肾功能减退者需减量。

2. 度洛西汀　度洛西汀为5-羟色胺和去甲肾上腺素再摄取抑制剂（SNRI）类抗抑郁药。度洛西汀可显著改善FM患者的疼痛程度和抑郁症状并维持长期效果，但不能改善疲劳症状，对睡眠障碍的影响尚不确定。常见不良反应有失眠、恶心、食欲减退、口干、便秘、乏力、嗜睡、多汗等，可通过缓慢增加剂量的方法减少其不良反应，起始剂量宜为20 mg/d，可逐渐加量至40 mg/d、60 mg/d。病情控制良好的药物需要减量时亦应缓慢。

3. 阿米替林　阿米替林为三环类抗抑郁药，低剂量阿米替林具有良好的镇痛效果。阿米替林可用于未同时合用其他抗抑郁药的FM患者，25～75 mg/d可改善疼痛和睡眠障碍，并可在一定程度上减轻疲劳。阿米替林常有抗组胺、抗肾上腺素能等不良反应，因此，口干、便秘、视物模糊、排尿困难者，以及青光眼患者、老年人、有心血管疾病的患者在应用时需谨慎。

4. 米那普仑　米那普仑属于SNRI类抗抑郁药，但临床应用不如度洛西汀广泛。米那普仑（20～100 mg/d）可改善FM患者的疼痛及全身不适，但对睡眠障碍效果不佳。米那普仑最常见的不良反应有心动过速、失眠、口干、便秘等。

5. 曲马多　曲马多为弱μ阿片类受体激动剂，有改善疼痛的作用，但不能改善健康相关的生活质量。曲马多通常用于对其他治疗无效的中至重度疼痛患者，一般短期应用，剂量最高为150 mg/d。若服药后患者症状无改善，不建议继续应用。

6. 其他药物　对乙酰氨基酚、环苯扎林、加巴喷丁、选择性5-羟色胺再摄取抑制剂（SSRI）、喹硫平等药物治疗FM的研究结果不一致。在应用前述主要药物效果不理想的情况下可以试用，或者针对FM的某些症状及抑郁、焦虑等情况进行个体化选用。

7. 药物合用的选择与禁忌　临床尚无针对FM的标准药物治疗方案，药物治疗的选择应基于患者的临床特征、不良反应和治疗反应，一般从低剂量开始并逐渐增加药量以提高药物耐受性。SNRI和抗惊厥药对有严重疲劳、抑郁或严重睡眠障碍的患者显示出一定的有效性和安全性，是临床常见的联合治疗方案。若对联合治疗反应不佳者，应考虑"多模式"疗法（包含心理支持、体力活动等）。

8. 中药治疗　中药内服是最常用的方法，本病总体从肝论治，核心病机为肝郁气滞、痹阻筋脉。常见证候为肝郁气滞、寒湿痹阻、痰热扰心、肝肾不足等。肝郁气滞证治疗以疏肝解郁、行气镇痛为主，常用柴胡类方以减轻疼痛，可选逍遥散、柴胡桂枝汤、柴胡加龙骨牡蛎汤等。寒湿痹阻证治疗以散寒除湿、温经通络为主，常用当归四逆汤、温阳定痛蠲痹方等。痰热扰心证治疗以清热化痰、宁心安神为主，常用温胆汤。肝肾不足证治疗以补益肝肾、养血柔筋为主，常用独活寄生汤，偏阴虚者佐以左归丸，偏于阳虚者佐以右归丸。中药外用［如中药熏洗（常用透骨草、艾叶、红花等）］可作为辅助治疗，以改善患者的WPI和SSS评分。

八、展　　望

FM是一种以功能领域改变为特征的疾病，不会造成明显的器质性损害，通过积极干预，患者的病情一般可得到控制。FM

会严重影响患者的日常活动和工作，因此，在治疗初期和症状稳定之前，需密切随访，动态观察患者病情的变化，根据病情改善状况及疗效和并发症调整治疗方案。长期休病假的FM患者应参加适当的康复计划，以期能重返工作岗位。患者应自我管理那些可以独立进行的活动（如体育锻炼等），以达到长期治疗的效果。

（徐晓龑　梁东风）

第二节　其他心身风湿疾病

一、概　　述

随着社会经济及科技的发展，人民的社会活动和生活方式发生了巨大的变革，医学模式转变为生物-心理-社会医学模式，同时随着现代社会竞争压力的增加，精神层面上的压力逐渐成为当今新的致病源，心理疾病也成为主要的公共卫生问题。与精神应激相关的风湿心身健康问题日益成为风湿病专科临床实践中的巨大挑战。

二、流行病学

慢性疼痛与抑郁关系密切，而且是最为常见的功能性风湿症状。国外一项针对14项研究的数据汇总分析显示，平均65%的抑郁患者诉及各种类型的疼痛；焦虑障碍患者疼痛的患病率也较高，是普通人群的2倍左右；抑郁与焦虑障碍共病患者的疼痛患病率可高达78%。

三、发病机制

心身风湿病学的病因和发病机制目前仍不清楚。中枢敏化是其发病的主要机制之一，其他方面（如神经递质失衡、神经功能异常、下丘脑-垂体-靶腺轴异常等）也可能与其发病相关。

（一）中枢敏化

中枢敏化是指中枢神经系统对刺激的反应性过度，包括对正常致痛刺激和非伤害性刺激引起的疼痛感增强。脊髓背角电压门控钙离子通道上的 $\alpha 2\delta$ 亚基过度表达，引发钙离子依赖的兴奋性神经递质的释放增加，脊髓背角突触后膜的N-甲基-D-天冬氨酸受体介导、调节脊髓下行抑制疼痛的通路受损均可导致中枢敏化。

（二）神经递质失衡

疼痛相关的兴奋性神经递质和抑制性神经递质失衡在心身风湿病的发病中发挥作用。已有研究证实，促进中枢神经系统疼痛信号转导的神经递质（如P物质、谷氨酸、神经生长因子等）增加，而抑制疼痛传递的神经递质（如5-HT、NE和DA）等减少。

（三）神经功能异常

与情感活动相关的脑区（如前额叶皮质、岛叶和边缘系统等）与参与疼痛信号调节的脑干结构之间的功能活动密切相关。这些脑部结构主要以5-HT和NE能神经元为主，其功能活动的改变影响对痛觉信号的调节，放大抑郁状态下各种躯体不适感及疼痛信号，使抑郁症患者更易出现躯体不适及疼痛症状。

（四）下丘脑-垂体-肾上腺轴异常

一些经典的研究认为，应激与疼痛之间存在因果关系，慢性疼痛的发生与下丘脑 - 垂体 - 肾上腺轴（HPA）功能的改变相关。在慢性应激反应状态下，多种信息反复作用于上述神经内分泌系统，可能破坏HPA的负反馈，从而出现焦虑、抑郁情绪及慢性疼痛等症状。

（五）抑郁导致怕冷畏寒的机制

研究表明，抑郁症患者体内线粒体功能和结构发生了显著变化，这些变化可导致腺苷三磷酸减少、常规和非耦合呼吸指数异常，最终造成线粒体能量代谢障碍。细胞线粒体产生的能量为细胞各种代谢活动所必需，一旦其功能和形态异常，必然会对机体产生影响，在中枢表现为神经损伤，在外周则表现为疲劳、畏寒等躯体症状。

（六）焦虑导致怕冷畏寒的机制

一些研究通过检测与外周动脉张力变化相关的脉搏波幅度证明了精神压力可引起外周血管收缩。心理和身体上的焦虑、紧张引起的交感神经活动增强可能导致周围血管收缩，进而导致四肢寒冷。近年来，日本的一项临床研究也证实了女性寒冷感的发生与焦虑程度呈正相关。

四、临床表现

（一）功能性风湿症状

焦虑、抑郁引起的很多功能性症状与器质性风湿病的症状相同或很相似，如躯体慢性疼痛、颈肩部僵硬不适、口眼干、低热等。也有很多是中医"风湿"的概念或通俗的观念，如畏寒、麻刺感、酸沉感及其他多种感觉异常等。

　　躯体慢性疼痛是最为常见的一种心身风湿病症状，可累及全身多处骨骼、肌肉、关节等部位，疼痛一般呈慢性，间断性和持续性都可见，特点可为刺痛、胀痛、酸痛、烧灼样痛、窜痛等各种类型的疼痛。一般无关节肿胀、压痛和活动受限，炎症指标（如红细胞沉降率和C反应蛋白）正常，影像学不能发现明显的异常，这与类风湿关节炎（rheumatoid arthritis，RA）、强直性脊柱炎（ankylosing spondylitis，AS）等器质性风湿病急性期有明显的不同。颈肩僵硬不适也是较为常见的心身风湿病症状，尽管影像学未发现其颈椎等有明显的异常或轻度异常，但患者常被诊断或自认为颈椎病。口干是心身风湿病患者的常见症状，患者常因疑诊干燥综合征而就诊，但实验室检查无风湿免疫相关的实验室异常。长期低热是风湿免疫科常见的另一类心身风湿病，患者常做过各种与风湿免疫、感染相关的检查，可能经过长时间抗结核治疗仍无效，而焦虑、郁闷是此类患者的特点，其体温升高的原因则是心身因素导致的自主神经紊乱。

　　畏寒、麻刺感、酸沉感和其他多种感觉异常等常被患者认为是"风湿"，这与大众受中医风湿概念的影响较多密切相关。该类症状在西医所指的器质性风湿免疫病中较为少见。这些症状多为心身因素导致的躯体症状，国内有研究已经观察到畏寒是躯体形式障碍患者最为常见（31.9%）的症状表现。梁东风等回顾性分析了55例产后女性冷敏体质患者的患者健康问卷躯体症状群量表（PHQ-15）、产后抑郁筛查量表（PDSS）和焦虑自评量表（SAS）得分，发现产后女性冷敏体质患者常伴有多种躯体症状，位列前3位的躯体症状分别为感到疲劳或无精打采（92.7%），手臂、腿或关节（膝盖或髋部等）疼痛（90.9%），睡眠问题或烦恼（80.0%），另外，比例比较高的是抑郁（80.0%）和焦虑（50.9%），其躯体症状严重程度与焦虑程度之间呈正相关。

（二）器质性风湿病继发的心身问题

1. 类风湿关节炎（RA）　RA是一种对称性、多关节受累的慢性自身免疫性滑膜炎，初期主要表现为关节疼痛、肿胀和晨僵，病情进展后可出现关节的破坏、畸形、致残，最终丧失劳动力和生活能力。该病好发于育龄期女性，在此期间女性要经历婚姻、妊娠、生育，甚至绝经等生理过程，此类患者的心理活动更为复杂，严重影响患者的生活质量。老年RA患者更易出现焦虑情绪，疼痛、担心致残是影响老年患者的主要因素。一项针对女性RA人群的亚组研究（研究对象为老年女性）也提示，老年女性的偏执和焦虑较其他年龄组患者明显增高。另一项研究提示，焦虑、抑郁障碍与RA疾病活动、关节疼痛肿胀、患者健康评定量表（health assessment questionnaire，HAQ）评分等相关，改善病情的抗风湿药（disease-modifying antirheumatic drug，DMARD）治疗可以改善焦虑，而对抑郁的改善不明显，需要对抑郁进行额外干预。

2. 强直性脊柱炎（AS）　AS是脊柱关节炎中具有代表性的一个亚型，也是一种慢性炎症性疾病，隐匿出现慢性下腰痛是患者出现最早、最具特征性的临床表现，主要于15～30岁发病，男性明显多于女性。这一类患者最常出现的心理症状是焦虑、抑郁、恐惧及疲劳。焦虑和抑郁会明显影响疾病的发展、转归，并且AS患者的疾病活动与负性心理之间形成恶性循环，进一步相互影响，使患者的生活质量持续下降。睡眠作为生活质量的一个重要组成部分，在AS的患者中被发现，其中伴有睡眠障碍的患者比例达35.5%，明显高于正常人群。而焦虑、抑郁及夜间炎性腰背痛与睡眠质量的相关性。影响AS患者生活质量的因素除病情活动、焦虑抑郁、睡眠外，患者对待疾病的方式也很重要。能够采取"面对"的积极应对方式对待疾病的患者，要比采取"屈服"的消极应对方式患者的生活质量更高。

3. 系统性红斑狼疮（systemic lupus erythematosus，SLE）

SLE是一种累及多系统损害的自身免疫性疾病，病情迁延反复，临床表现多种多样，多见于年轻女性，需要长期应用糖皮质激素、免疫抑制剂等药物治疗。在全球范围内，成年人中SLE的患病率为（30～150）/10万，每年发病率为（2.2～23.1）/10万。SLE患者中出现心身问题的比例极高，在SLE青少年女性患者中，因疾病出现的皮肤红斑和应用激素后的向心性肥胖等导致的外貌改变与抑郁症状之间有显著的相关性。与健康人群相比，SLE患者在乐观、希望、韧性、自我效能4个维度上的积极心理资本水平明显降低。以上SLE患者的心理特点提示要对此类患者进行广泛且有针对性的心理干预。

五、治　疗

适用于一般心身疾病的非药物治疗方法及抗焦虑、抑郁药物均可用于本类疾病的治疗。因盐酸度洛西汀除具有改善焦虑、抑郁的作用之外，还可缓解疼痛，因而是伴疼痛症状的心身风湿病患者的较好选择。

对于以畏寒为主要表现的躯体形式障碍患者，应用心理治疗、运动治疗、放松疗法和抗焦虑、抑郁药物等获得了较好的疗效。近年来中国传统医学对产后女性出现畏寒也有了新的认识，不再单纯地把此类表现归因于"产后体虚、外感风寒"，而是提出"结气致痹""郁症性畏寒"的理论，注重疏肝理气散结、解郁安神的治疗理念，同样获得了较好的疗效。

（邓长财　梁东风）

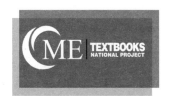

皮肤科常见心身相关障碍的诊治

第11章

第一节　概　　述

皮肤病患者的心身问题非常常见。与内脏疾病不同，位于体表的皮肤问题具有可见性，而且暴露部位的皮损可被他人发现与评论，加之很多人认为皮肤病可能都具有传染性，从而导致皮肤病患者容易有心理负担及病耻感。大量研究证实，精神压力也是银屑病、特应性皮炎、荨麻疹、斑秃、痤疮复发及加重的原因。此外，有些精神障碍以皮肤症状为主要表现，如以反复洗手为突出表现的强迫症、为皮肤或毛发上并不存在或极其微小的瑕疵而困扰的躯体变形障碍，以及拔毛癖、皮肤搔抓障碍、寄生虫妄想症等。

英国的全国性调查结果显示，85%的皮肤病患者存在明显的心理问题。其中，3%的皮肤病患者存在强迫、躯体化障碍或精神分裂等原发性精神障碍，8%的患者因皮肤病出现焦虑、抑郁等继发性精神病理状况，14%患者的皮肤问题因精神压力而加重，17%的患者需要通过心理干预缓解继发于其皮肤问题的社会心理障碍。皮肤病既可以是精神障碍、社会心理问题的原因，也可以是其结果，其间的关系极为复杂。

需要指出的是，心身性皮肤病患者不仅就诊于皮肤科，在临床各科都可以遇到。例如，患者可能在整形外科或普通外科接受手术（如躯体变形障碍患者），在妇科和泌尿外科就诊（如外阴痛、阴茎头痛或其他皮肤感觉障碍患者），也可以寻求内科（如寄生虫妄想症）及儿科（如拔毛癖）医师的帮助。

由于缺乏相关的知识，患者和医师常忽略与皮肤病相关的压力或心理因素的作用。利用生物-心理-社会医学模式理论有助于更好地解释心身性皮肤病的易感、诱发及维持因素。管理心身性皮肤病患者的关键是了解心理因素对皮肤病的影响及皮肤病引起的精神障碍。对患者进行全面的检查和评估有助于正确理解皮肤病患者的心身问题，并对长期管理慢性皮肤病患者、提高患者的治疗依从性产生有益的影响。

心身性皮肤病的治疗应采取多学科融合的多维度治疗，包括全科医师、皮肤科医师、精神科医师和心理治疗师都应参与慢性皮肤病患者的管理。除常规的皮肤病治疗药物外，许多研究均已证实认知行为疗法、行为逆转疗法、压力管理技巧和精神药物可以有效地减轻多种心身性皮肤病的严重程度。

（张海萍）

第二节　特应性皮炎

一、概　　述

特应性皮炎（atopic dermatitis，AD）是一种慢性、炎症性、瘙痒性的涉及全生命周期的皮肤病。常始发于婴幼儿期，也有成年人或老年人始发的报道，以剧烈瘙痒、反复搔抓和湿疹样皮损为特征，心理压力是本病复发、加重的重要诱因，常伴睡眠障碍及情绪障碍，严重影响患者的生活质量和心身健康，常被认为是典型的心身疾病。

二、流行病学及发病机制

调查显示，中国部分地区1～7岁儿童的患病率达12.9%，成人患病率为2.4%。AD是多种皮肤和免疫相关易感基因与环境因素相互作用后激发皮肤、免疫及神经内分泌系统相互作用的结果。气候、变应原、微生物成分、紫外线、机械力及心理应激等因素可刺激皮肤发生神经源性炎症反应，引发瘙痒和搔抓反应及皮肤屏障功能的失调。此外，痒觉中枢神经通路敏化和连接性的改变与AD患者痒觉异常、习惯性搔抓、睡眠障碍及焦虑抑郁等心理病理学症状密切相关。2型炎症相关因子［如IL-31、IL-4、IL-5、IL-13、胸腺基质淋巴细胞生成素（thymic stromal lympho protein，TSLP）］在AD的发生、发展中发挥重要的作用，并通过JAK-STAT信号转导通路致敏和/或激活外周痒觉神经，产生慢性瘙痒、搔抓及相应的炎症反应，从而导致皮损的形成。

三、诊断与鉴别诊断

AD为临床诊断，其诊断标准：①剧烈瘙痒。②典型的湿疹样皮损和年龄特异性分布模式，即在婴幼儿中，湿疹样皮损（如红斑、丘疹、渗出及抓痕或苔藓样变）主要好发于面部、颈部及四肢伸侧，腹股沟及腋窝很少受累，而在儿童和成年人中，湿疹样皮损好发于屈侧或皱褶部位。③慢性或复发性病程。一般具备以上3条标准即可初步诊断。其他特征（如婴幼儿期发病、特应性个人和/或家族史、毛周角化、毛囊突起、眶周改变、口周耳周皮炎等）可辅助诊断。此外，还需要通过鉴别诊断以排除临床表现类似的疾病（如接触性皮炎、银屑病、疥疮、药疹及淋巴瘤等皮肤病）。

四、治　　疗

AD的治疗策略主要分为皮损治疗、瘙痒治疗和精神心理共病治疗3个层面，包括非药物治疗和药物治疗。

（一）非药物治疗

AD的非药物治疗措施：①针对患者及其家属进行疾病、激发因素、外用药物使用方法的教育和指导，目的在于保证治疗和管理方案的最适依从性和应有的疗效。②使用包含尿素、凡士林、神经酰胺等成分的润肤剂可以修复皮肤屏障、缓解皮肤炎症、减轻瘙痒，特别是当联合湿包裹治疗或使用食品保鲜膜简易封包技术时，可快速润肤和阻断瘙痒—搔抓循环，达到快速减轻症状和/或控制病情加重的目的。③心理治疗有助于缓解病情，如采用针对慢性搔抓行为的习惯逆转疗法可有助于控制AD发生、发展的重要环节。该疗法包括意识训练、诱导非搔抓反应取代功能失调的搔抓行为及增强控制搔抓习惯的动机（如搔抓愉悦性），特别是联合应用习惯逆转疗法和外用治疗方法时，可显著减少AD患者的搔抓行为并改善其皮肤疾病状态。

（二）药物治疗

1. 局部治疗　局部治疗可以选择糠酸莫米松、氟替卡松、卤米松软膏等糖皮质激素类药物，也可应用他克莫司软膏、吡美莫司乳膏、克立硼罗软膏及JAK抑制剂膏剂等非糖皮质激素类制剂，这两类药物均可抑制瘙痒和皮肤免疫炎症反应。一般面部和外生殖器等敏感部位的皮损以外用非糖皮质激素类药物为主，或者短期联合外用软性糖皮质激素类药物。

2. 系统治疗　对于重度或泛发性AD患者，最好转诊至皮肤专科并考虑全身药物治疗，如系统应用针对IL-4受体的生物制剂或小分子药物（如JAK抑制剂），或者使用短期糖皮质激素控制病情后桥接应用免疫抑制剂，或者应用传统的免疫抑制剂。这些药物具有明显的缓解瘙痒和清除皮损的作用，但应注意长期应用免疫抑制剂的不良反应。对于合并焦虑及睡眠障碍的严重瘙痒AD患者，可联合使用加巴喷丁、普瑞巴林，或者联合使用具有抗焦虑作用的抗抑郁药（如多塞平和米氮平），以辅助缓解顽固性瘙痒。对于共病抑郁症和抠皮症（搔抓障碍）患者，建议转诊至精神心理专科治疗。

3. 中医治疗　基于AD的病因、病机及症状，可将其分为脾虚蕴湿、心脾积热、血虚风燥、心火脾虚等证。应根据患者的皮损情况辨证论治，也可选择外洗、溻渍、熏蒸，以及针灸、拔罐、穴位埋线等中药外治法治疗。

（谢志强）

第三节　银　屑　病

一、概　　述

银屑病是一种免疫介导的慢性炎症性皮肤病，临床表现为鳞屑性红斑或斑块，可分布于全身任何部位，常伴瘙痒，同时由于皮肤损害易被他人发现，患者常出现多种社会心理障碍，如广泛性焦虑障碍和重度抑郁障碍，严重影响患者的生活质量。

二、流行病学

世界范围内银屑病的患病率为0.1%～5.0%，目前全球约有1.25亿银屑病患者。中国银屑病患病率1984年为0.12%，2008年为0.47%，呈上升趋势。经估算，目前中国有600万～700万银屑病患者。银屑病可发生于任何年龄，约2/3的患者在40岁之前发病。大部分患者冬重夏轻。

三、发病机制

流行病学研究和遗传学研究均提示银屑病有遗传倾向，但个体是否发病及发病的严重程度受诸多环境因素的影响，如精神紧张、感染、创伤、季节变化、熬夜、吸烟、酗酒、某些药物反应等。精神心理因素（如不良情绪、应激性生活事件、过度劳累等）是银屑病发生、加重或复发的重要因素。多种内、外环境因素的作用造成中枢和周围神经系统功能异常，神经递质和神经肽类可引发免疫系统紊乱，辅助性T淋巴细胞（T helper cell，Th）Th1、Th17及其分泌的细胞因子［如肿瘤坏死因子-α（TNF-α）、γ干扰素（IFN-γ）、白细胞介素（IL）-17、IL-21、IL-22等］可刺激角质形成细胞过度增殖或关节滑膜细胞的炎症反应，从而诱发和加重银屑病。

四、诊断与鉴别诊断

（一）寻常型银屑病

寻常型银屑病是最常见的类型，约占90%。其诊断依据：①边界清楚的红色丘疹、斑块，上覆银白色鳞屑；②有典型的

"蜡滴现象""薄膜现象""点状出血现象"和"束状发现象"等，进展期可出现"同形反应"；③好发于头皮、背部和四肢伸侧；④伴或不伴瘙痒；⑤皮损反复发作，多数冬重夏轻。

寻常型银屑病需要与特应性皮炎、副银屑病、扁平苔藓、玫瑰糠疹、毛发红糠疹、二期梅毒、蕈样肉芽肿等疾病鉴别。指（趾）甲受累者需要与甲真菌病、甲扁平苔藓等疾病鉴别，发生于生殖器部位者需要与性传播疾病鉴别。

（二）脓疱型银屑病

1. 局限性脓疱型银屑病 在掌跖部位红斑基础上发生脓疱，伴或不伴其他部位银屑病皮损，考虑为掌跖脓疱病，而自指（趾）末端发生的红斑、脓疱可考虑为连续性肢端皮炎，常有外伤等诱因。该病需要与湿疹、手足癣、掌跖角化病、汗疱疹等疾病鉴别。

2. 泛发性脓疱型银屑病 该病表现为迅速出现的小脓疱，密集分布，可融合成"脓湖"，累及全身，导致肿胀、疼痛，可出现寒战和高热。该病需要与急性泛发性发疹性脓疱病鉴别。

（三）关节病型银屑病

对关节病型银屑病的诊断目前主要应用CASPAR诊断分类标准，需要与类风湿关节炎、强直性脊柱炎、Reiter病、骨关节炎、痛风性关节炎、系统性红斑狼疮引起的关节炎、反应性关节炎、贝赫切特综合征相关关节炎、弥漫性特发性骨肥厚等疾病鉴别。

（四）红皮病型银屑病

红皮病型银屑病一般由其他类型银屑病皮损加重或用药不当引起，或者由其他刺激导致弥漫性红斑、肿胀、脱屑。患者的皮损面积超过全身体表面积的90%，可伴发热、低蛋白血症等。该病需要与其他原因的红皮病鉴别。

五、治　疗

（一）非药物治疗

1. 心理治疗　心理治疗包括精神分析心理治疗、认知心理治疗、支持性心理治疗、行为心理治疗、人际心理治疗等。

2. 物理治疗　物理治疗包括紫外线A（ultraviolet A，UVA）、紫外线B（ultraviolet B，UVB）、311 nm窄谱UVB、308 nm激光等，也可采用糠麸浴、淀粉浴、强氧化离子水浴、温泉水浴、中药沐浴、死海盐泥浸浴等方法。

（二）药物治疗

1. 系统药物治疗　系统药物主要包括以下5类：①维A酸类药物，如阿维A；②免疫抑制剂，如甲氨蝶呤（MTX）、环孢素；③生物制剂，如英夫利西单抗、阿达木单抗、依那西普融合蛋白、乌司奴单抗、古塞奇尤单抗、司库奇尤单抗、依奇珠单抗、布罗利尤单抗等；④小分子靶向药物，如磷酸二酯酶4抑制剂阿普米司特等；⑤其他药物，如维生素类药物，以及青霉素类、大环内酯类、头孢类抗生素等。

2. 局部外用药物治疗　局部外用药物包括凡士林、矿物油、石蜡、尿素等润肤剂，水杨酸制剂，焦油，糖皮质激素，维A酸类，维生素D_3类似物，钙调磷酸酶抑制剂，芳香烃受体激动剂，生物制剂外用乳膏等。

3. 中医治疗　根据辨证施治原则，可选择中药饮片、中成药（如复方青黛胶囊、克银丸、百癣夏塔热片、消银颗粒、紫丹银屑胶囊等）及中药合成剂（如复方甘草酸苷片/注射液、雷公藤多苷片）等。

（庞晓文）

第四节 痤 疮

一、概 述

痤疮是一种常见于青春期和青年期的慢性炎症性皮肤病，可以导致永久性瘢痕，对患者心理的影响尤为显著，而这种影响在临床上在很大程度上被低估了。痤疮及其后遗症会影响生活的诸多方面，导致患者出现社交障碍、精神及教育问题等。目前尚不清楚心理压力与痤疮发病之间的关系。各种内源性和外源性压力通过一系列复杂的过程释放压力相关因子，参与痤疮的发病。其中，下丘脑-垂体-肾上腺轴及氧化应激等可能参与其中。

二、流行病学与发病机制

痤疮好发于青春期，此外，14%～54%的成年女性患有痤疮。研究表明，患有痤疮的青少年易出现抑郁、焦虑、社交恐惧、自杀风险及自伤行为。与青少年相比，成年女性表现出更明显的与痤疮相关的精神心理的困扰，并增加后遗症（如皮肤二次感染、瘢痕、炎症后色素沉着等）的发生风险。一项纳入723例面部痤疮瘢痕患者的横断面研究显示，即使轻度瘢痕也会对患者的生活质量产生显著的影响，而且这种影响随着瘢痕严重程度的增加而加剧。值得一提的是，在新型冠状病毒感染流行期间，与非痤疮人群相比，痤疮患者发生创伤后应激障碍（PTSD）的风险明显增高，提示在出现压力性应激时，需注意评估痤疮患者的心理状态。

三、临床表现

轻度寻常痤疮表现为散在的粉刺或较小（＜5 mm）的炎症性丘疹，皮肤受累局限，无炎症性结节，不伴瘢痕形成。中重度寻常痤疮则表现为大量粉刺性或炎症性丘疹，以及脓疱、结节，皮损散在身体多个区域，数量较多，伴有瘢痕形成。

四、治　疗

轻度寻常痤疮的治疗主要以外用维A酸类药物、过氧苯甲酰及抗生素为主。目前中重度痤疮的系统性治疗主要包括异维A酸和抗生素治疗，但目前业内关于这些治疗对心理健康的影响还知之甚少。关于异维A酸与精神疾病的风险之间还存在争议。尽管一些证据表明异维A酸与抑郁及自杀意念的风险增加有关，但这类患者通常有抑郁症的既往史或家族史。在一项纳入2939例患者的荟萃分析中，与接受其他药物治疗的患者相比，接受异维A酸治疗的痤疮患者在治疗结束时并未出现显著增多的抑郁症状，相反，患者治疗后的抑郁评分显著下降。另一项研究也显示，与口服抗生素相比，口服异维A酸的痤疮患者的抑郁症状和心理困扰较少。但鉴于异维A酸对精神疾病的潜在作用，建议在开始使用异维A酸之前应进行详细的评估（包括对精神障碍进行常规筛查），并在使用药物时进行定期监测，同时对患者进行心理健康教育。另外，生物反馈疗法和认知行为治疗对许多痤疮患者也有一定的疗效。

总之，痤疮会对患者产生严重的心理影响，患者经常表现为抑郁症状。及时有效的治疗不仅有助于最大限度地降低永久性瘢痕的发生风险，而且有助于心理及生活质量的改善。适当的心理干预、美容治疗，并与药物治疗相结合，将有助于减少药物不良反应、改善治疗效果。

（柏冰雪）

第五节 脱 发

一、概 述

应激会改变毛发生长和循环周期，是脱发和其他毛发疾病的常见诱发因素。斑秃为单个或多个圆形的秃发斑。短期内出现大量弥漫性毛发脱落可能是休止期脱发。雄激素性脱发的特点是毛发进行性变稀，男性患者表现为额颞部发际线后退和头顶秃发，女性以额顶部毛发稀疏为特征，发际线保留。拔毛癖是患者习惯性、重复地去除自己的头发，表现为形状奇异、大小不一的不完全性脱发斑及参差不齐的断发，好发于儿童。各种脱发都会引起额外的压力或情绪障碍、焦虑、抑郁等，导致生活质量下降及自尊心下降。脱发患者常合并精神障碍，有毛发疾病的患者需要予以额外的心理支持。

二、发病机制

应激对脱发的影响近年来备受关注。皮质醇和促肾上腺皮质激素释放激素（corticotropin releasing hormone，CRH）可以直接在皮肤中释放，促进炎症发生或激活肥大细胞，最终导致毛囊破坏。研究证实，应激可以通过P物质抑制头发的生长，诱导毛囊凋亡，影响毛囊间充质－上皮细胞的相互作用，改变毛囊的生长时间、真皮毛乳头大小及真皮乳头细胞、角质形成细胞和黑色素细胞的活性。

全身和局部雄激素代谢的异常改变是雄激素性脱发（androgenetic alopecia，AGA）发病过程中的重要环节。研究发现，与斑秃患者相比，AGA组患者的疾病认知和生活质量较低，而临床抑郁和焦虑的患病率较高；两组患者的疾病感知均与心理困扰和低生活质量相关；AGA女性患者更不容易自我满足，在自我评价和自尊心方面的得分更低、问题更多。

发热、重大疾病、手术、药物、饮食和营养不良、维生素和矿物质缺乏等因素可以使毛囊提早进入休止期，毛干提早脱出，表现为休止期脱发。通常发生于应激事件后3～4个月。

斑秃是由遗传因素和环境因素共同作用所致的毛囊特异性自身免疫性疾病。急性或慢性应激在斑秃脱发过程中的作用尤为重要。66%的患者发作前经历过情感创伤，如近亲死亡、离婚、失业等。多项研究均证实斑秃与抑郁、焦虑、睡眠障碍之间存在相关性。

拔毛癖先证者一级亲属患拔毛癖及伴焦虑障碍的发病率升高。成年人有拔毛癖可能揭示潜在的精神障碍，一些小型神经影像学研究发现，拔毛癖患者可能在大脑支配感兴趣的区域结构发现差异。

三、诊断与鉴别诊断

雄激素性脱发的诊断主要依据脱发的特殊模式、家族史、皮肤镜及实验室检查。

休止期脱发的每天脱发量可达200～300根或超过300根，部分可出现拉发试验阳性。毛发镜下见毛发粗细正常，有特征性的再生毛发，尤其是额叶和颞叶。

根据临床表现和皮肤镜检查基本可以诊断斑秃。斑秃需要与拔毛癖鉴别，拔毛癖患者也表现为斑片状脱发，但脱发区的形状通常不规则，边缘不整齐，脱发区毛发并不完全脱落，可见大量牢固的断发。

拔毛癖多见于儿童，通过拔毛行为史可以诊断。临床上，患者可出现不规则的长度不等的头发或斑片状无毛区域。通常头顶受累，称为"剃度式拔毛癖"或"僧侣征"。拉力测试为阴性。毛发镜下出现典型的火焰发、卷曲发及多根断发的征象。

四、治　疗

患者教育非常重要，有精神心理障碍的患者应该由皮肤科、精神心理科共同诊治，根据患者自身情况制定个性化诊疗方案。

1. 非药物治疗　催眠疗法已用于斑秃的治疗。对拔毛癖患者应进行全面的精神心理评估，确定其是否共病精神障碍，可采用习惯逆转疗法治疗。

2. 药物治疗　米诺地尔几乎适用于所有弥漫性非瘢痕脱发的治疗。男性雄激素性脱发可口服非那雄胺，女性雄激素性脱发可选择环丙孕酮或螺内酯。休止期脱发和轻度斑秃患者在祛除病因后通常可以自愈，也可采用外用糖皮质激素、皮损内注射或激光治疗等方法。中重度斑秃患者可以采用局部免疫疗法，使用糖皮质激素、免疫抑制剂及JAK抑制剂。对于久治不愈及全秃患者，使用假发和发片也是一种合理的对策。抗抑郁药可以改善伴有重度抑郁障碍的斑秃患者的症状。奥氮平、三环类抗抑郁药氯丙米嗪、屈大麻酚可用于拔毛癖患者，对部分患者有效。N-乙酰半胱氨酸有助于拔毛癖患者减少拉扯冲动。

（施　为）

第六节 瘙 痒

一、概 述

瘙痒是令人产生搔抓欲望的皮肤特有的感觉。瘙痒症则是一种仅有皮肤瘙痒而无原发性皮损的皮肤病。

二、流行病学

据报道，成人瘙痒症的患病率为8%～22%，老年瘙痒症的患病率为11%～78%，目前尚无关于儿童瘙痒症的流行病学研究。

三、发病机制

瘙痒的发病机制较复杂。角质形成细胞、炎症细胞和神经末梢之间复杂的相互作用产生多种生物活性物质，如组胺、类胰蛋白酶、类阿片肽、白三烯、前列腺素、乙酰胆碱、细胞因子及各种活性肽等，这些活性物质可激活与瘙痒相关的神经纤维，诱导瘙痒。另外，免疫反应、皮肤屏障受损、刺激物暴露、微生物菌群等因素也参与瘙痒产生的过程。

四、诊断与鉴别诊断

（一）诊断

根据无原发性皮损、仅有继发性皮损的全身性或局部性瘙痒症状可做出瘙痒的诊断。

（二）鉴别诊断

瘙痒需要与只有瘙痒而无原发性皮损的疾病鉴别，可依据病史、体格检查和实验室检查结果，排除由皮肤病引起的瘙痒和非皮肤病引起的瘙痒（包括胆汁淤积、肾病、骨髓增生异常性疾病、甲状腺功能亢进症、神经系统疾病、精神系统疾病等）。

1. 与皮肤病相关瘙痒的鉴别　可导致瘙痒的皮肤病包括干燥综合征、疥疮、荨麻疹、昆虫叮咬反应等。

2. 与全身性疾病相关瘙痒的鉴别　可导致瘙痒的全身性疾病包括肝脏疾病（肝硬化、胆道闭锁、胆汁淤积）、肾衰竭、糖尿病、甲状腺功能障碍、血液系统疾病、感染、药物反应、恶性肿瘤（霍奇金病、中枢神经系统肿瘤）、心因性瘙痒（情绪变化、过度担忧）等。

五、治　　疗

瘙痒的基本治疗措施包括防止皮肤干燥，保持皮肤湿润，保持凉爽，避免烫洗、搔抓等局部刺激，避免穿羊毛衣物，忌食刺激性食物等。

（一）非药物治疗

1. 心理治疗　针对与瘙痒相关的认知、情绪和行为进行心理干预，对"瘙痒—搔抓"循环的治疗可以应用习惯逆转训练（habit reversal therapy，HRT）、放松训练和认知行为疗法。

2. 物理治疗　紫外线疗法［如紫外线A（UVA）、紫外线B（UVB）和长波紫外线（PUVA）］和淀粉浴对部分瘙痒有效。

（二）药物治疗

1. 西医治疗

（1）外用药物治疗：常用药物有止痒剂（如炉甘石洗剂、辣椒素，以及含薄荷、樟脑的乙醇制剂等）、表面麻醉剂（如含普莫卡因、利多卡因、丙胺卡因的外用药等）、外用钙调磷酸酶抑制剂（如吡美莫司、他克莫司等）、外用糖皮质激素等。

（2）系统药物治疗：抗组胺药（如羟嗪和苯海拉明）对夜间瘙痒有效。抗抑郁药（如多塞平）可治疗焦虑和抑郁相关的瘙痒，但因其损害认知能力，老年人慎用。米氮平和选择性5-羟色胺再摄取抑制剂（如帕罗西汀、舍曲林、西酞普兰和艾司西酞普兰）可减少中枢神经对瘙痒的感觉。抗惊厥药（如加巴喷丁和普瑞巴林）能提高痒觉神经的兴奋阈值、减少神经递质的释放，从而抑制瘙痒。沙利度胺具有直接神经效应、免疫调节作用和镇静作用，也可用于瘙痒的治疗。

2. 中医治疗
中医以养血、祛风、安神为治疗原则，因此，可辨证地选用中药或中成药内服、外用。常用中成药有防风通圣颗粒、肤痒颗粒等。

（田亚萍）

第七节　拔　毛　癖

一、概　　述

拔毛癖（trichotillomania，TTM），又称"习惯性拔毛"，以反复捻转、拔除自己或他人的毛发为主要表现，从而导致脱发，患者常因此而感到焦虑和痛苦，回避日常的工作和社交活动，社会心理功能受到严重的损害。拔毛癖是皮肤科中常见的精神疾病之一。

二、流行病学

国外流行病学资料显示，拔毛癖的终身患病率为0.6%，时点患病率为0.5%～4.0%。拔毛癖的发病年龄有2个高峰期，一个是5～12岁，另一个是成年患者。其中大部分在青春期发病，女性更常见。

三、发病机制

研究显示，拔毛癖在同卵双生子和异卵双生子中的发病率分别为38.1%和0，提示遗传在发病中的作用。神经影像学显示，拔毛癖患者的小脑体积更小，左侧壳核体积异常，小脑、双侧和右顶叶皮质脑代谢增强。患者大脑左额下回体积减小，而右楔叶皮质体积增大。

精神分析理论认为，拔毛行为由潜意识的冲突导致，有攻击、性和自我惩罚的主题，包括失去权力、被阉割、失去吸引力及对自我的惩罚。

另外，童年创伤和不良生活事件对拔毛癖的发生也有影响。拔毛癖患者中符合创伤后应激障碍（PTSD）诊断的比例高于普通人群。面对压力或冲突竞争，为了宣泄情绪而出现拔毛行为，以作为压力的释放与转移和应对环境压力时的自我安抚。在拔除毛发后，患者的紧张感可得以缓解，从而促进拔毛行为的强化，使拔毛行为成为无意识的一种习惯。

四、临床表现

拔毛行为可发生于身体任何长毛发的部位。但是，最常见的部位是头皮、眉毛和眼睑。较少见的地方是腋窝、面部、阴部和肛周。男性拔毛区域集中于腹部、背部及胡子所在部位，女性则以拔头发居多。也有部分患者可能会泛化到沙发、毛绒玩具及宠物的毛等。患者在拔毛过程中常伴随情绪状态的改变。通常患者在拔毛过程中能体验到快乐的情绪，在拔除毛发后，之前的紧张、焦虑、抑郁、悲伤、尴尬、沮丧等情绪会有所减轻，而安心和放松的情绪会有所增强。在拔毛行为结束后，有些患者会出现一系列负面的情绪，如失控感或羞耻感。但也有些患者并未在拔毛过程中出现明显的情绪变化。拔毛行为的严重程度和持续性是变动的，症状轻时，患者并无明显的痛苦体验；症状重时，可导致个体斑秃、脱发及一些躯体症状，从而损害患者正常的社会心理功能。

五、诊断与鉴别诊断

（一）诊断

根据DSM-5，诊断拔毛癖需要符合以下标准：①反复拔自己的毛发而导致脱发；②重复性地试图减少或停止拔毛发；③拔毛发引起具有临床意义的痛苦，或者导致社交、职业或其他方面重要功能的损害；④拔毛发或脱发不能归因于其他躯体疾病（如皮肤病）；⑤拔毛发不能用其他精神障碍的症状来更好地解释（如躯体变形障碍中的试图改进感受到的外貌方面的缺陷或瑕疵）。

（二）鉴别诊断

1. 与正常情况鉴别（界限）　偶尔拔除白发是正常的，拔毛癖患者通常伴有显著的痛苦或损伤。

2. 其他脱发性疾病　通过病史、特殊形状脱发斑、毛发镜特点等可协助鉴别。

3. 精神分裂症　精神分裂症患者可以出现拔毛行为，但多因幻觉或妄想而出现；拔毛癖患者的拔毛行为并非源于幻觉或妄想。

4. 其他疾病（强迫及相关障碍）　强迫症的个体可能存在拔毛行为，通常还表现出其他的仪式及与拔毛无关的强迫思维和强迫行为。

六、治　疗

（一）药物治疗

有研究显示，SSRI和SNRI类抗抑郁药能改善患者的部分症状，奥氮平、喹硫平及阿立哌唑可改善拔毛行为，安非他酮缓释剂和纳洛酮也在一些研究中显示出较好的疗效。抗癫痫药托吡酯、心境稳定剂拉莫三嗪也可能有效，但均需进一步研究来验证。

（二）非药物治疗

习惯逆转治疗是目前非药物治疗的一线治疗方法，主要分为以下4个部分。

1. 自我监测　记录拔毛行为。

2. 意识训练　提高患者对于某些诱发拔毛场景及拔毛行为

的意识。

3. 刺激控制 防止或干扰拔毛行为，如采用运动、绘画、听音乐等，通过转移注意力等方式干扰拔毛行为。

4. 竞争反应训练 用其他行为代替拔毛行为，如紧握拳头、捏搓手球等，以形成新的习惯动作。另外，趋近回避训练、接纳与承诺疗法也可能有一定的效果。

（蔡启霞 樊国珍）

第八节 搔抓障碍

一、概 述

搔抓障碍［excoriation（skin picking）disorder，SPD］又称"抠皮障碍"，患者常反复搔抓皮肤，造成皮损，因此感到痛苦，并试图停止搔抓。搔抓行为发生前患者的焦虑水平常增高，在搔抓后可感觉满足和放松。患者可以不同程度地觉察到自己的搔抓行为，表现为对行为的关注，抑或是自动化、无意识地进行搔抓。

搔抓障碍（抠皮障碍）是皮肤科中常见的精神疾病之一。

二、流行病学

美国一项社区流行病学调查研究显示，搔抓障碍的发病率为1.4% ～ 5.4%，女性约占75%。搔抓障碍常起病于青春期，12 ～ 16岁常见。

三、发病机制

（一）遗传因素

搔抓障碍存在家族遗传性。Neziroglu等的研究发现，搔抓障碍患者一级亲属的同病率为28.3%～43.0%。另外，Creer等报道 *Hoxb*8基因敲除鼠存在过度的拖拉皮毛和搔抓行为。

（二）神经解剖学因素

大脑弥散张量成像显示，搔抓障碍患者的脑白质束自顶向下的运动生成和抑制出现异常。另外，搔抓障碍患者在前额叶-纹状体环路上存在异常，其前扣带回及颞叶白质的各项异性分数下降。

（三）心理因素

常见的心理易感因素有压力、厌烦、疲惫、愤怒、焦虑等。压力及创伤均可能与搔抓障碍的发生有关。另外，搔抓行为也可被个体的触觉和视觉所触发，因此，原本就存在皮肤病变的个体更容易罹患搔抓障碍。

四、临床表现

当患有皮肤病（如痤疮、粉刺）时，常会诱发搔抓障碍的发生。最常见的受累部位是面部、手臂和手，以夜间为著，有时睡眠时也会发生。除搔抓外，还有其他方式（如皮肤摩擦、挤压、切割、牙咬等），但是搔抓伴皮肤疼痛者少见。大多数患者使用指甲搔抓，也有一些使用镊子、针或其他工具。患者可能寻找特定种类的结痂来抠剥，有32%～35%的患者会吞咽抠剥下来的皮肤。搔抓障碍常与情绪障碍伴发，这些情绪很可能在抵抗搔抓冲动时产生，或者在搔抓后得到缓解。患者常反复搔抓皮肤而造成皮损，因此感到痛苦，并试图停止搔抓。这种搔抓行为会影响患者的工作、学习或社会功能。

五、诊断与鉴别诊断

（一）诊断

在ICD-11中，搔抓障碍和拔毛癖一同归类于"强迫及相关障碍"章节中的"聚焦于躯体的重复行为障碍"。DSM-5则将搔抓障碍与拔毛癖同时作为"强迫及相关障碍"章节的2个独立的诊断。

根据DSM-5，诊断搔抓障碍需符合以下标准：①反复搔抓皮肤而导致皮肤病变。②重复性地试图减少或停止搔抓皮肤。③搔抓皮肤引起具有临床意义的痛苦，或者导致社交、职业或其他方面重要功能的损害。④搔抓皮肤不能归因于某种物质（如可卡因）的生理效应或其他躯体疾病（如皮肤病）。⑤搔抓皮肤不能用其他精神障碍的症状来进行更好的解释。例如，精神病性障碍中的妄想或幻触，躯体变形障碍中试图改进外貌方面感受到的缺陷或瑕疵，刻板运动障碍中的刻板行为，非自杀性自我伤害中的自我伤害意图等。

（二）鉴别诊断

1. 继发于皮肤疾病的搔抓行为　继发于皮肤病（青春痘、痤疮）的搔抓行为通常范围较局限，其程度与皮肤病的程度相关，而搔抓障碍者搔抓的范围和程度不能用所患皮肤病解释。

2. 精神病性障碍　精神分裂症患者可在妄想或幻觉支配下

发生搔抓行为，但精神分裂症患者不因为症状而苦恼，没有主动克制、求治的意愿，同时伴有幻觉、妄想等症状。

3. 非自杀性自伤 非自杀性自伤好发于青少年，常伴有强烈的负性情感，患者常主动寻求痛苦的感觉，而搔抓障碍者并不以伤害自己为目的。

4. 人工皮炎 人工皮炎患者会故意损伤皮肤，以达到装病和扮演患者角色的目的。人工皮炎常见的有抓痕、水疱、溃疡等皮损，皮损常处于同一阶段，可单发或多发，一般发生在双手可触及的部位。患者通常自诉突然出现整个损伤，无前驱症状，且对症状表现得"泰然淡漠"和毫无沮丧感。

六、治 疗

（一）药物治疗

SSRI类药物作为治疗强迫症的一线药物，临床上也经常用于搔抓障碍的治疗，但其疗效仍有待进一步研究证实（SSRI类药物治疗搔抓障碍的剂量参照强迫症部分）。

（二）非药物治疗

常用的治疗方法包括认知行为疗法、习惯逆转疗法、接纳承诺疗法等。

（蔡启霞　樊国珍）

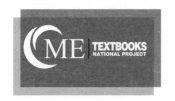

肿瘤科常见心身相关障碍的诊治

第12章

一、概　　述

　　心身健康与肿瘤的发生、发展、治疗效果及预后都有密切的关系。当个体被诊断为恶性肿瘤时，会因心理遭受重创而引发严重的心理应激反应，这种心理应激又会导致体内出现一系列病理反应。研究发现，癌症患者存在明显的心理障碍，主要表现为抑郁、焦虑、躯体化等，这些负面情绪直接影响患者的治疗、康复效果和生活质量。近年来的相关研究表明，肿瘤的致病因素极具多样性，其中社会心理因素占近30%的致病比例。在应激性刺激的作用下，机体免疫系统可通过适当调节以避免肿瘤的生成和发展演变。病前负性生活事件的发生率、不良社会心理因素等都可促进肿瘤的发生。

二、流行病学

　　精神疾病可能对癌症患者的健康产生重大的影响，但往往诊断及治疗不足。抑郁、焦虑、适应障碍和创伤后应激障碍都可能是癌症诊断、治疗、预后及复发的结果。

（一）肿瘤与抑郁障碍

肿瘤患者较普通人群和其他慢性病患者具有更高的抑郁患病风险，早在十年前，国外便有研究发现肿瘤患者抑郁障碍的检出率高达20.7%。

近年来，一些在亚洲国家开展的研究发现，在伊朗的癌症患者中，抑郁症的患病率为35%，新加坡癌症患者中27% ～ 38%患有抑郁症，而在对印度肿瘤患者的研究中发现，抑郁症的发病率为46.4%，巴基斯坦肿瘤患者的抑郁症发病率为48.7%。在北美洲，加拿大一项全国性的针对成年癌症患者抑郁症状及负担的调查显示，近1/3的成年癌症患者患有抑郁症，10%的患者患有中度/重度抑郁症，然而，只有1/4的符合抑郁症标准的患者被告知患有情绪障碍。

中低收入国家癌症患者的抑郁症患病率似乎比发达国家要高得多，这可能是由经济、社会、文化、健康等各种因素造成的。例如，在经济状况较好的国家，癌症患者不太担心自己的医疗成本，因此，他们承受的压力和抑郁更少。另一方面，低收入社会的经济压力可能是抑郁症的一个原因，这显著影响了这些患者的心理健康和抑郁症的患病率。癌症患者应该得到医疗保健系统的支持，因为他们可能会因为医疗条件和经济成本的增加而罹患抑郁症。因此，足够的保险覆盖范围有助于减轻疾病的负担。

（二）肿瘤与焦虑障碍

在中国，癌症患者的抑郁和焦虑与性别、年龄、文化程度、收入水平等社会因素，以及疾病严重程度、治疗方式等疾病因素相关。早年的一些研究显示，癌症患者焦虑的发生率为2.90% ～ 49.69%。2020年荷兰的一项纳入2144例患者的研究显示，其中22%的癌症患者出现了焦虑相关障碍。大多数（58%）

焦虑障碍开始于癌症诊断后，其中有68%的患者是首次焦虑发作。最常见的是广泛性焦虑障碍（41%），其次常见的是特定恐惧症（14%）和社交焦虑症（13%）。少数（31%）焦虑障碍患者同时伴有重度抑郁发作。对于既往无焦虑障碍的癌症患者，通常在经历长时间的肿瘤治疗不良反应后出现诊断后首次焦虑发作。对于在被诊断为癌症前就患有焦虑障碍的患者，报告为一个较高的癌症分期往往会导致患者出现诊断后首次焦虑发作。

（三）肿瘤与睡眠障碍

国外研究发现，每天睡眠时间＜6 h的人群较每天能保证7 h睡眠的人群结直肠腺瘤的发病率至少高50%。一项针对绝经后女性的研究发现，每晚睡眠时间＜5 h及＞9 h的女性结直肠癌的发生率较睡眠时间在7 h左右者明显增加。睡眠时间短和睡眠质量差都会增加乳腺癌的风险。

肺癌患者的睡眠质量最差。在新诊疗的肺癌患者中，失眠的发病率为30%～50%；诊疗2～5年患者的失眠发病率为23%～44%。睡眠障碍与乳腺癌转移呈正相关。乳腺癌患者的失眠率为42%～69%。

非转移性乳腺癌患者在诊断之前，睡眠障碍的患病率为25%，诊断为癌症时睡眠障碍的患病率增加至46%。

一项对142 933例绝经后女性平均进行11年的纵向研究发现，失眠严重的女性患甲状腺癌的风险更高。

对复发胶质瘤患者的回顾性分析发现，46.8%的患者存在失眠。

对鼻咽癌患者的研究发现，放疗前失眠率为37.3%，放疗后失眠的患病率为64.7%，比放疗前显著增加。

（四）肿瘤与适应障碍

适应障碍发生在压力事件后6个月内，通常在6个月后消退。

相对于创伤后应激障碍等严重的精神病理反应，适应障碍的发生通常是急性的和情境性的，但也可表现为慢性。适应障碍的症状不足以诊断焦虑障碍或抑郁障碍，但会显著降低患者的生活质量，甚至可增加癌症特异性死亡率。适应障碍在癌症患者中非常普遍，是该类人群中最常见的精神疾病。一项对血液科和肿瘤科超过 10 000 例癌症患者进行的荟萃分析显示，适应障碍的患病率为19.4%，具体研究估计患病率可能更高，预计为25% ～ 35%。适应障碍的症状可由正常的痛苦和癌症或治疗的病理特征共同引起，如类固醇和肿瘤分泌物的致焦虑作用。

（五）肿瘤与创伤后应激障碍

除了与癌症相关的强烈情绪压力外，许多患者的诊断或治疗经历了严重的创伤。他们对死亡的认识及最初进退两难的医疗决策过程，都可能导致创伤后应激障碍的出现。随后的治疗往往会导致情绪和躯体不适，即使在达到缓解后，许多患者也会长期恐惧疾病的复发。因此，诊断后的经历也可能导致创伤后应激障碍的发生。研究表明，约50%的癌症患者认为他们的诊断和治疗是创伤性的经历。根据患者自我报告的症状，创伤后应激障碍患者的比例为7.3% ～ 13.8%，而来自结构化临床访谈的数据估计其终身患病率为12.6%，目前患病率为6.4%。另外，癌症患者可能经历创伤后应激障碍，这也可能会导致较低的生活质量和较高的社会功能障碍。越年轻的患者，患创伤后应激障碍的风险越高。最近接受过治疗、有晚期疾病史、有既往创伤史、有家族史或个人精神疾病史等许多危险因素均会影响创伤后应激障碍的发生。生物学因素也可能在癌症相关的创伤后应激障碍的发生中发挥作用。许多研究已经将糖皮质激素失调和皮质醇水平与创伤后应激障碍联系起来。然而，很少有专门关注与癌症相关的创伤后应激障碍生物学方面的研究，对此还需要更多的研究来得出明确的结论。

（六）肿瘤与谵妄

谵妄是恶性肿瘤患者常见的神经精神综合征，表现为急性认知功能紊乱和注意力改变，症状包括意识清晰度下降、感知觉障碍、思维混乱且不连贯。罹患恶性肿瘤的患者因疾病本身和肿瘤复杂的治疗方式成为谵妄发生的高危人群。国外研究显示，恶性肿瘤患者住院期间谵妄的发病率为10%～30%，终末期癌症患者谵妄的发病率可达85%。国内的一项研究显示，在312例恶性肿瘤患者中45例发生谵妄，谵妄的发生率为14.42%。谵妄可增高患者的死亡率，延长住院时间，增高非计划性插管率，严重影响患者的康复及预后。

三、发病机制

（一）慢性心理应激影响肿瘤的神经内分泌机制

长期应激状态下应激相关激素和神经递质的持续分泌对肿瘤的发展有重要影响。下丘脑-垂体-肾上腺轴（HPA）和交感神经系统（SNS）是控制应激反应的神经内分泌系统的两个分支。HPA的激活主要通过糖皮质激素（glucocorticoid，GC）的释放而影响肿瘤的进展。

（二）慢性心理应激影响肠道菌群失调

肠道菌群作为肠道微环境的重要调节因子，在肿瘤的发生、发展过程中起着重要的作用。肠道中最常见的细菌门包括厚壁菌门、拟杆菌门、放线菌门和变形菌门，肠道菌群的组成对慢性心理应激高度敏感。肠道菌群失调与癌症的发生、发展和治疗密切相关。

（三）慢性心理应激抑制肿瘤免疫

慢性心理应激导致 SNS 和 HPA 的长时间激活，使免疫系统持续暴露于升高的应激激素水平，通过削弱机体固有免疫和适应性免疫影响癌症的进展。

（四）个体资源

1. 个体内部资源　个体内部资源主要包括：①认知水平；②应对方式；③个性特征（C型个性特征）；④遗传素质；⑤经验（尤其是早期经验）。

2. 个体外部资源　个体外部资源主要包括：①社会态度；②社会环境条件；③社会支持。

其中社会支持的主要来源有亲属（如配偶、父母、同胞兄弟姐妹、其他亲戚等）、社会（如朋友、同学、同事、社团组织等）、社区（如社区服务机构、患者自助小组等）、健康专业领域（如肿瘤科医师、护士、心理医生）等。

（五）心理特征

患者在得知自己的诊断后可能会出现心理应激反应。其心理状态一般分为5个阶段。

1. 否认期　怀疑诊断错了或与别人搞混了，对医师的诊断表示否认，多数患者要求复查。

2. 恐惧焦虑期　当诊断确切无疑时，立即出现焦虑、恐慌和惧怕心理，感到死神就要降临。

3. 妥协期　一类患者会积极地接受诊断，认为既然无法摆脱这一命运，不如在有限的时间里多感受人生的乐趣，他们常能配合治疗和护理，并主动参加社会活动。另一类患者则消极地接受命运，认为自己无法与命运抗争，死亡在所难免，他们经常交替出现愤怒和抑郁，从而加速癌症的进程。

4. 抑郁期　患者往往因医疗费用问题而感觉自己成为家庭的负担，表现为消极被动、活动减少、情绪低沉、沉默不语及行为退缩，从而陷入极度的沮丧和绝望中。

5. 接受期　经过以上1个或几个时期的经历后，有些患者逐渐接受自己身患癌症的现实，情绪趋向稳定，比较正确而客观地面对现实、面对未来。

四、常见心身相关障碍

（一）焦虑障碍

焦虑障碍（anxiety disorder）是一组以焦虑症状群为主要临床相的精神障碍的总称，其特点是过度恐惧和焦虑，并出现相关的行为障碍。

根据 ICD-11 和 DSM-5 的疾病分类，目前的焦虑障碍包括：①广泛性焦虑障碍；②惊恐障碍；③场所恐惧症；④社交焦虑障碍；⑤特定恐惧障碍；⑥分离性焦虑障碍；⑦选择性缄默；⑧其他药物或躯体疾病所致焦虑障碍。

肿瘤患者常发生的焦虑障碍包括一般医疗状况引起的焦虑、广泛性焦虑障碍、惊恐障碍、特定恐怖症、场所恐惧症、社交焦虑障碍和物质/药物所致焦虑障碍。与普通焦虑患者相似，在肿瘤患者中特别突出的特征包括：①患者不愿意就诊；②过度担心肿瘤病情，反复打电话给临床医师询问检查结果或回避有关预后的信息；③难以决定治疗方案；④出现惊恐的躯体症状（如呼吸困难或心动过速），患者可能害怕接触新的事物或治疗；⑤对检查、注射、手术等治疗或不良反应产生恐惧心理而抵触治疗；⑥

社交焦虑的症状，如患者因害怕尴尬而避免与临床医师讨论个人问题，患者也尽可能地避免受到关注。

（二）抑郁障碍

抑郁障碍表现为情绪低落、兴趣和愉悦感下降、食欲缺乏和睡眠障碍、精神运动性激越或迟钝、注意力下降、精力丧失、无价值感、内疚、绝望、无助、有死亡的想法及功能障碍等，持续至少2周。临床医师可以从临床症状中快速识别肿瘤患者的抑郁状态：①情绪低落（烦躁不安）；②失去兴趣或乐趣；③食欲改变；④睡眠障碍；⑤能量损失；⑥神经认知功能障碍；⑦精神运动的激动或减慢；⑧过分的愧疚；⑨自杀意念和行为。

在年龄和性别相同的人群中，肿瘤患者比一般人群的焦虑、抑郁程度更高，当出现中重度焦虑、抑郁时，肿瘤患者的自杀倾向明显升高，且焦虑、抑郁的肿瘤患者的死亡率比非焦虑、抑郁患者更高。

（三）躯体症状及相关障碍

癌症躯体化症状并不威胁生命，但是会放大癌症造成的残疾，干扰患者的治疗依从性和决策，导致恢复延迟、不良结局和复发，降低患者的整体幸福感和生活质量，因而其在癌症的管理和预后中具有重要的影响。

面对癌症群体，由于躯体症状很容易与癌症本身、细胞毒性药物抗癌治疗、放疗、精神疾病等所致的躯体症状重叠，因此，诊治癌症群体中的这类患者面临相当大的挑战。

（四）适应障碍

对于肿瘤患者，应激源或困难处境大多数是指最近遇到的与疾病相关的压力源，如恶性诊断、治疗并发症、对治疗的不反应或即将死亡的意识等。

（五）谵妄

谵妄是癌症患者最常见的一组非特异性的脑器质性综合征。

（六）睡眠障碍

睡眠障碍在癌症发生前或发生后都可能伴有。

五、评　估

（一）生理学检查

目前，虽然神经精神领域快速发展，但精神心理问题依然缺乏可靠的生物学指标来指导临床，大多数还是依据症状学进行诊断。由于许多脑器质疾病、躯体疾病、精神活性物质及某些药物也会产生精神症状，因此，临床上仍需完善一些检查和/或检验以用于鉴别诊断。临床医师可以选择脑电图、头颅CT、头颅MRI等检查以排除脑器质性疾病，选择激素水平、血常规、电解质、肝肾功能等实验室检验以排除某些躯体疾病。

（二）心理学测量

心理测量是依据一定的法则，用数量化手段对心理现象或行为加以确定和测定，主要采用量表的形式进行。在心理评估中，除心理测量之外常用的方法还有观察法、会谈法、调查法等，但心理测量在其中占有十分重要的地位。因为心理测量可以对心理现象的某些特定方面进行系统评定，并且测验一般采用标准化、数量化的原则，因此，所得到的结果可以参照常模进行比较，这就避免了一些主观因素的影响，使结果更为客观。

心理测验根据功能分类可分为智力测验、人格测验、神经心理学测验、评定量表等。需要注意的是，在使用量表时必须意识到量表不是万能的，而且存在自身的局限性，远远不能替代精神检查。如果量表结果支持临床印象，便具有重要的参考价值；假如与临床相悖，那就应该慎重斟酌。

六、诊断与鉴别诊断

（一）诊断

诊断肿瘤患者的精神心理问题，除了熟练准确地掌握躯体疾病的检查外，还要注意以下内容。

1. 病史 需要注意患者的精神症状及其演变情况和时间，家庭中有无精神疾病患者，有无促发因素，患者已接受过何种治疗，以往是否有精神疾病史，这次的表现是否与之前一样，以往何种治疗是有效的，是否有可以解释目前表现出的躯体原因或医源性原因等。

2. 精神检查 精神检查与躯体疾病的检查有不同之处，其侧重点主要是患者的一般表现（如进食情况、有无睡眠障碍），是否有意识障碍，有无错觉、幻觉、感知综合障碍、言语和思维障碍，是否有联想障碍、逻辑障碍及妄想，是否有情感障碍（包括情感高涨、低落、焦虑、恐怖等）和记忆障碍。

3. 辅助检查 可以选择脑电图、CT、MRI等检查以排除器质性脑疾患，实验室检查要除外其他有关的躯体疾患。

4. 心理量表的使用 对肿瘤患者的精神心理评估多采用量表评估法，从人格、症状严重程度、治疗的相互作用问题、生活质量等方面进行评估，可应用明尼苏达多相人格测验（MMPI）或艾森克人格问卷（EPQ），了解患者的人格特质；可应用90项症状清单（SCL-90）、汉密尔顿抑郁量表（HAMD）、汉密尔顿焦虑量表（HAMA）、焦虑自评量表（SAS）、抑郁自评量表（SDS）、广泛性焦虑障碍量表（GAD-7）、抑郁症筛查量表（PHQ-9）、病人健康问卷（PHQ-15）、躁狂症状量表（HCL-32）等进行抑郁、焦虑、双相、强迫、精神症状等常见精神心理问题的初筛；可应用简明精神病量表（BPRS）、阳性和阴性症状量表（PANSS）进行幻觉、妄想、思维障碍等精神病性症状的评估；可应用匹兹堡睡眠质量指数（pittsburgh sleep quality index，PSQI）评估睡眠质量；可使用治疗满意度量表（FAMCARE-P16）、慢性疾病治疗-精神健康功能评估表（FACIT-Sp）、癌症治疗-肺功能量表（FACT-L）、生活质量调查表（QLQ-C30）、生命临终生活质量评估量表（QUAL-E）及埃德蒙顿症状评估表（ESAS）；可使用癌症康复评估系统药物相互作用量表（CARES-MIS）评估治疗相互作用问题、生活质量等；可应用家庭环境量表、应对方式、防御方式量表了解患者的家庭环境，了解患者面对问题时的应对方式及其潜意识的防御方式。

（二）鉴别诊断

对肿瘤患者心理异常及精神症状的鉴别诊断应包括以下4个方面：①要排除脑器质性疾病的影响，特别是脑的原发或转移性肿瘤。恶性肿瘤多以意识障碍合并记忆障碍为主。②要排除其他躯体疾病。③要排除医源性因素的影响，主要排除可引起抑郁的相关药物。④要排除内源性神经症及精神病。

七、治　疗

恶性肿瘤对人们的身体和心理健康造成了严重影响，患者普遍存在恐惧、紧张、焦虑等心理障碍，常导致严重的自主神经功能紊乱，严重影响患者的生活质量和治疗效果。因此，对于患者实施有效的治疗尤为重要。

（一）非药物治疗

1. 认知行为治疗 纠正患者对疾病的错误认识，消除不恰当的猜测，树立信心，积极配合各项治疗计划的实施。治疗的重点应是纠正患者对于癌症的错误认识，减轻或消除悲观和恐惧情绪，让患者学会应对生活应激的方法并采取恰当的应对方式。

2. 支持性心理治疗 采用劝导、启发、鼓励、支持及说服等方法帮助患者发挥潜在的能力，提高其克服困难的能力，从而促进患者身心康复。

3. 生物反馈疗法 利用生物反馈治疗仪，通过人体内生理或病理信息的自身反馈，经过反复训练后使患者能够有意识地控制和消除病理反应，促进其康复。

4. 放松训练 针对患者焦虑、烦躁、紧张、恐惧、激动易怒的情绪状态采用渐进式放松训练。首先让患者静坐或静卧，闭上眼睛，全身自然放松，然后实施具体的治疗。从上到下逐渐放松（首次应在治疗师的指导下进行），每天练习2次，每次15～20 min。通过训练使患者有意识地控制自身的心理生理活动，降低唤醒水平，以改善机体功能紊乱。放松训练可与生物反馈治疗技术相结合。

5. 治疗性沟通 治疗性沟通是护患之间围绕患者的治疗问题及对治疗起积极作用的信息进行传递的沟通形式。

6. 音乐疗法 当音乐传入人的大脑时，其作为一种分散患者注意力的形式，可调节疼痛的神经传导，导致传入大脑的痛觉信号减少，进而减少患者对疼痛感知。

（二）药物治疗

1. 西医治疗 治疗原则与功能性精神疾病不同，主要原则：①剂量宜小；②充分考虑药物的不良反应和禁忌证，选用同类药品中不良反应较少者；③待症状缓解后即应停药。根据不同的精神症状选择合适的药物，抑郁、焦虑状态患者可服用小剂量抗抑郁药，以不良反应较小的新型抗抑郁药（如舍曲林、氟伏沙明、帕罗西汀、西酞普兰、艾司西酞普兰等）和抗焦虑药（如劳拉西泮、阿普唑仑、丁螺环酮等）为宜。对有意识障碍的患者，应慎用或禁用安定类镇静催眠药及抗精神病药，以防止意识障碍的加重。对于失眠患者可选择易于排泄且不良反应小的催眠药，如唑吡坦、佐匹克隆等。

2. 中医治疗 中医学把心理因素致病归入七情病因之内，历来重视情志与疾病发生、发展的关系。中医情志理论强调以调和阴阳、调节气血、疏导情志、平衡五脏、三因制宜为治疗原则，可配合中医特色疗法，如中医心理疗法（中医情志疗法、修身养性疗法、中医行为疗法、情境疗法、激情疗法、导引吐纳法等）、辨证论治中药疗法（主要为安神定志的方剂与中药）、中医非药物疗法（针灸、推拿、贴敷治疗等）、中医健身功法（五禽戏、八段锦、太极拳、易筋经等）等，帮助患者缓解心理压力。

虽然癌症患者的心理问题很常见，但目前临床常规治疗仍较注重对原发疾病的治疗，对患者的心理问题并未给予足够的重视。如果临床医师能够在诊治患者躯体疾病的同时关注其心理健康，及时邀请专科医师或心理治疗师进行有针对性的心理治疗和药物治疗，相信治疗效果会事半功倍。当然，如果能够在各综合医院开展肿瘤、心理、社会方面的会诊联络服务，将有利于患者身心康复并提高肿瘤的治疗水平。

（邹韶红　李淑英）

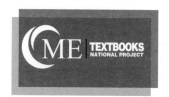

妇产科常见心身相关障碍的诊治

第13章

一、概　　述

　　妇产科心身问题是女性健康的重要组成，女性作为不可或缺的重要角色，多年来在家庭和社会关系中多处于弱势或不平等的地位，这就使她们较男性发生精神障碍的风险更高，她们可能还要面对性别歧视、家庭暴力、性暴力、贫穷、饥饿及面临不平等的教育资源等问题，这些社会因素均会增加女性患躯体及心理疾病的风险。从心身医学的角度来看，即使健康的妊娠状态对于女性来说也是一个充满挑战的过程，她们要为婴儿的到来做好准备，又要应对身体及心理的变化，接受妊娠的现实，应对妊娠的过程，应对身体的变化，面对诸多不确定和不可预测的因素及角色和关系的变化，甚至是可能的妊娠并发症。

　　妇产科心身疾病是近年来临床中日益被关注的问题，身心的融合无论对于妇科、产科，还是精神科都至关重要。在一些特殊时期（如月经期、妊娠期、分娩期、围绝经期），都可能是女性心身疾病发病的高危时期，若未得到很好的识别与治疗，会导致女性的母亲角色功能发生改变，从而影响婴幼儿的健康及家庭的生活质量。此外，母亲的抑郁和焦虑还会损害其与婴儿建立联系的能力，对婴幼儿的成长和发展带来不良的影响。过去几十年以来，妇产科医师在多数情况下都按照生物医学思维模式进行诊治，这种模式在大多数临床情况下是成功的、有效的。然而，临床经验表明，妇产科医师也经常面临不符合生物医学模式的问题，同一疾病在不同个体中可引起完全不同的反应，如流产、癌症、慢性疼痛、出血性疾病等患者的临床表现差异明显。这些差异从何而来？医师该如何理解它们？其所呈现的症状不符合任何已知的疾病，例如，感觉不适、筋疲力尽、乏力、恶心及在身体不同部位感到疼痛，但没有可以检测到的原因及医学难以解释的躯体症状。历来许多观点都认为躯体化与女性同在。女性具有较多的躯体症状，她们更愿意承认身体不适并寻求医师的帮助，也更容易罹患精神疾病（如抑郁症和焦虑症），童年心理创伤（童年性虐待）也可能导致躯体化。中年女性也常表现为较多难以解释的躯体症状，许多医务人员将这些症状归因于绝经时的内分泌改变，但实际上这些症状或许与绝经无关，更可能与子女独立、事业受挫或婚姻问题有关。显然将这些症状简单地归因于绝经并不妥，会导致患者对治疗结局不满意，引起漏诊、误诊，这都是对精神心理问题的忽视。除此之外，部分女性还会在青春期、经期、妊娠期、产后、围绝经期和绝经后表现出很多个人问题，如性困难、与伴侣及家庭成员产生冲突、压力性生活事件等，她们会因此而寻求妇产科医师的帮助。医师该如何应对这些需求和问题？这些问题既让患者感到困难和痛苦，也让妇产科医师感到疲惫和苦恼。因此，该如何治疗这些疾病、这些症状是从哪里来的、医师应该如何处理，这些问题显得尤为重要。当患者的情绪症状不被承认时，她们会迷失方向，在医师和各个医院之间徘徊，耗尽资源并对医疗失去信心。

因此，女性心身问题的识别和治疗对妇产科医师、精神科医师或社区的基层、全科医师等都是重大的挑战。随着各学科对心身疾病的关注，人们越来越认识到妇产科心身问题是精神病学及妇产科、儿科等各个医疗机构都不可忽视的疾病，更是一个重大的公共卫生问题，因此，关注女性独特的生物学和社会心理学机制有助于促进女性身心健康。为了在基层服务中更好地识别伴有心身疾病的女性，建议将女性的精神心理健康纳入医疗日常工作中，在基层医疗保健机构对女性开展心身疾病的健康宣教并进行疾病筛查，采用基本的药物和各种形式的心理治疗予以干预。

本节内容旨在为基层医师提供基本的指导以让基层医师能够从生物-心理-社会医学模式出发，将心身统一的思维方式融入日常工作中，以为广大女性同胞提供更好的服务。

常见的妇产科心身问题包含躯体化障碍、分离转换障碍、疼痛障碍、疑病症、经前期综合征、孕产妇焦虑抑郁、围生期精神障碍、人工流产术和绝育相关的精神卫生问题、围绝经期综合征、不孕不育及妇科肿瘤所致心身问题、进食障碍、物质滥用、其他妇科疾病（如慢性盆腔疼痛等）所致心身问题等。

二、流行病学与发病机制

在整个生命过程中，抑郁症和焦虑症在女性中的发病率比男性高约50%。总体而言，患有精神障碍的女性（13.5%，5.08亿）略多于男性（12.5%，4.62亿）。在西方文化中，约95%的女性报告说她们在部分或整个月经期前几天的身体和情绪状况发生了变化。同时，精神障碍在孕妇和刚分娩的女性中很常见，这对母亲和婴儿都会造成严重的影响。在全球范围内，超过10%的孕妇和刚分娩的女性患有抑郁症。经历过伴侣暴力或性暴力的女性也特别容易出现心理问题。研究发现，受害者与抑郁、焦虑及创伤后应激障碍（PTSD）、内在压力、自杀意念之间存在显著相关。女性患抑郁症风险最高的年份大致与月经初潮和更年期之间的时期相吻合，高达10%的女性符合经前烦躁综合征的表现，至少10%的女性在分娩后会出现产后精神障碍。广义抑郁症的期间患病率（产后前3个月）为19.2%，重度抑郁症的患病率为7.2%。一项纳入19 284例参与者的研究对妊娠期抑郁症进行了荟萃分析，结果显示，妊娠期抑郁症的患病率分别为7.4%（妊娠早期）、12.8%（妊娠中期）和12.0%（妊娠晚期）。国内流行病学报道产前抑郁症的发病率为12%，产后抑郁症的发病率为3.8%～16.7%。多项研究发现，在分娩后的前6个月内，广泛性焦虑症的发病率为6.1%～7.7%。妊娠期强迫症的发生率为1.2%～5.2%，妊娠期恐惧症的发病率为1.4%～9.1%，妊娠期社交焦虑症的患病率为2.0%～6.4%。一项有后续诊断评估的大规模产后筛查研究发现，66%的产后重度抑郁症女性合并焦虑症，产后精神病的患病率为0.1%～0.2%，产后6周强迫症的发病率约为4%，围绝经期女性心悸的发生率约为26%、失眠的发生率约为67%、易怒的发生率约为56%。

生物学差异是造成上述表现的部分原因，特别是雌激素、孕酮和甲状腺激素对情绪的影响，还有心理和社会因素。越来越多的证据表明，5-羟色胺可能与敏感性差异有关，并且在发病机制中起到很重要的作用。性腺类固醇激素、皮质醇、促肾上腺皮质激素释放激素在分娩后的快速下降与产后早期情绪变化的发生之间存在密切关联。尽管雌激素和孕激素可能是女性易患抑郁症的共同因素，但这种联系的具体机制尚不清楚，而且疾病的发生还涉及脆弱性或易感性环境、社会和人格因素、生物学因素的共同作用。在妊娠晚期、分娩后和新生儿喂养期间，频繁的睡眠剥夺和昼夜节律的改变及负性生活事件的影响也会导致女性情绪不稳定。

三、评　　估

对在基层就诊的女性除进行全面的身体检查外，还需要对其心理健康进行全面的评估。评估主要包括医师对症状的识别、诊断与鉴别诊断、治疗的依从性、适应证、禁忌证、不良反应及临床疗效（图13-0-1）。

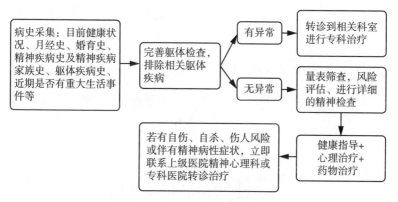

图13-0-1　基层就诊女性管理流程

（一）方法

评估方法包括病史的采集、详细的精神检查、实验室与影像学检查及量表（如爱丁堡产后抑郁量表、产后抑郁筛查量表、广泛性焦虑量表、PHQ-9抑郁自评量表、汉密尔顿抑郁量表、汉密尔顿焦虑量表、耶鲁-布朗强迫症量表、自杀风险量表等）的评定等。

（二）内容

在患者就诊时，应对患者以往是否有精神疾病史、疾病严重程度、临床表现、曾接受的治疗等内容进行常规和系统的询问，还要询问患者近期是否有较大的压力或创伤性事件、是否有自杀和伤害婴儿的风险。产后评估通常在产后4～6周进行。产后3～4个月是筛查产后抑郁的另一个时机。由于孕妇和产后女性经常与基层卫生专业人员接触，这就为患有精神障碍或有精神障碍风险的女性提供了筛查疾病和治疗的机会。因此，针对当前或既往罹患过精神疾病的女性，医师在患者每次复诊时都应当对其心理状态进行评估。评估尽量在尊重患者隐私及舒适、安静的环境中进行，必须有时间和耐心与患者交谈，探讨患者提出的任何问题。

（三）需要注意的问题

评估时需要注意的问题：①如何轻松识别产前或产后抑郁症的高危人群，以及能为这些患者做什么？②如何对一般人群进行产后筛查？

四、常见心身相关障碍

（一）经前紧张综合征

1. 定义　经前紧张综合征又称"经前烦躁综合征""经前综合征""经前心境不良障碍"，是指月经来潮前1周开始并在月经开始后几天内结束的痛苦、紧张、易怒及闷闷不乐，导致工作或社会功能明显受损。经前紧张综合征的定义包括症状的性质、严重程度（对日常功能的干扰）和症状出现的时间。卵泡期的无症状期被认为是区分经前紧张综合征与先前存在的焦虑和情绪障碍的关键。在临床实践中，更重要的是卵泡期和黄体期之间的差异。该病常见于20～40岁的女性。研究表明，心理和社会因素（包括压力、生活事件、婚姻问题等）与经前症状的发生有关，但患者多将负面情绪归因于月经周期。压力和性格因素可能使一些女性对经前的情绪变化更加敏感。

2. 临床表现　可能的经前症状范围很广，最常见的躯体症状包括腹胀、体重增加、乳腺痛（乳房疼痛）、腹部不适和疼痛、精力不足、头痛，以及哮喘、过敏、癫痫等慢性疾病的恶化，或者偏头痛。最常见的情绪和行为变化包括情绪低落、易怒、焦虑、紧张、攻击性，以及无法应对和失去控制感。

3. 诊断　根据经前期出现的周期性典型症状，诊断并不困难。一般需考虑以下3个方面：一是经前期综合征的症状；二是黄体晚期持续反复发生；三是对日常工作、学习产生负面影响。诊断需要与精神障碍及躯体疾病引起的水肿相鉴别。

（二）围生期精神障碍

1. 定义　围生期精神障碍是国际公认的术语，也是最常见的妇女精神卫生问题，是指妊娠和产后1年的情况。围生期精神病学不仅包括分娩后新发的疾病（如产后抑郁症和产后精神病），还包括先前存在的在妊娠期和产后可能再发、复发或持续的疾病。它不仅涉及母亲的医疗和社会心理管理，还涉及疾病和治疗对出生前后发育中的婴儿的影响。围生期的焦虑和抑郁症状可发生在产前或产后，但围生期焦虑、抑郁最大的危险因素是先前的焦虑、抑郁病史。对于女性来说，围生期是一个值得关注的时期，因为在产后任何精神障碍都有可能再发。世界卫生组织在ICD-11中将产褥期抑郁症定义为从产后6周开始的轻度精神和行为障碍。围生期精神障碍是指在妊娠期间和分娩后长达1年的精神疾病。业内对于产后的时间框架是有争议的，大多数调查人员使用的时间范围从分娩后4周到分娩后3个月不等。因此，从轻度抑郁和焦虑、躁狂症到严重的精神疾病，都属于围生期精神障碍的范畴。此外，妊娠前出现的疾病，或者在妊娠期或产后出现的疾病，都被认为是围生期精神障碍。

2. 临床表现

（1）围生期抑郁：围生期抑郁是指在妊娠期间或分娩后1年内发生的抑郁发作，分为产前抑郁症和产后抑郁症。产前抑郁症的特征是持续性情绪低落、内疚感和绝望感，对事物兴趣减退、哭泣、食欲改变、精力下降、缺乏动力及孤立感和退缩感（至少持续2周）。产后抑郁是目前讨论最多的围生期情绪障碍，在分娩后的第1周左右开始出现，女性通常会经历各种身体不适和症状，这些不适被称为"产后忧郁"或"婴儿忧郁"。产后忧郁的症状包括烦躁情绪、哭闹、情绪不稳定、焦虑、失眠、食欲缺乏和易怒。这些症状在产后第3天和第5天之间达到高峰。婴儿出生后，母亲的大脑会发生生化失调，在妊娠期间处于如此高水平的雌激素和孕酮在短时间内骤降至最低水平，势必会导致大脑生物学失调。但对于多数女性来说，大脑神经递质和生殖激素会重置并达到平衡。产后抑郁症常见的临床表现是情绪低落、易怒、对习惯性活动失去兴趣、失眠、疲劳和食欲缺乏，严重的患者会伴有精神病特征及自杀意念。在产后抑郁期间，还有一些母亲发现她们出现疑病症并诉许多身体症状。

（2）围生期焦虑：指在妊娠或产后发生的广泛性焦虑症、惊恐症、社交焦虑等。围生期焦虑会导致多种不良结局，包括先兆子痫、恶心和呕吐、妊娠期病假延长和看产科医师次数增加、剖宫产和分娩时硬膜外镇痛的次数增加、婴儿接受新生儿护理的次数增多、早产、低出生体重等。妊娠期间严重焦虑的常见原因是害怕流产（特别是有流产史和生育异常史的患者）或胎儿发育异常，而在分娩后害怕婴儿猝死或害怕养育技巧被批评是最常见的。虽然产前焦虑症常与抑郁症并存，但症状多集中于婴儿出生或养育子女、反刍、易怒及不能控制的恐惧、担忧上。此外，妊娠期间未经治疗的心理压力也会影响分娩结果，例如，早产、低出生体重、宫内生长受限及各种分娩并发症。还有一些女性在焦虑发作期间经历过胸痛，并经常去急诊室确认他们是否有心脏疾病。

（3）产后精神病：指在分娩后出现的幻觉/妄想等精神病性症状。多发生于产后2周，是最严重的产后情绪障碍，包括激动、偏执、思维混乱和幻觉或强迫性思维等症状，伴有情绪波动、精神错乱及明显的认知障碍，如谵妄、行为怪异、失眠、幻视、幻听或不寻常的（即触觉和嗅觉）幻觉等，孩子经常成为妄想的一部分，并且具有较高的自杀率和杀婴率。早期症状包括兴奋、兴高采烈或情绪高涨、睡眠减少、精力充沛或活动增多、言语增多等。产后精神病的女性多被诊断为双相抑郁、躁狂或混合状态，并伴有精神病特征。与其他时间相比，女性分娩后更容易患情感性精神病。在疾病早期的表现通常是非特异性的，如失眠、激动、困惑和奇怪的行为。这些症状很容易被忽视或归因于产后抑郁，但可能在几个小时内出现严重的精神病性症状，因为其发病通常非常迅速。

（4）强迫症：指反复侵入性的重复想法或强迫行为（如计数、清洁、洗手等），可能伴随或不伴随抑郁症。强迫症可能在妊娠或产后首次发作。产后的症状大多数为强迫性检查行为（即高度重复的夜间检查婴儿呼吸），对于新手妈妈来说，关心婴儿的健康检查行为可能被认为是适当的，但在强迫症母亲中，它已加剧到损害母亲的日常照看能力。强迫症状还可能集中在清洁或洗手上，并且强迫性担心婴儿可能会摄入脏东西或被细菌污染。检查行为往往在关注婴儿的健康上，特别是观察婴儿是否在夜间仍然呼吸。强迫症状包括探索所有感官的幻觉（如视觉、听觉、嗅觉、味觉、触觉等）和妄想（即"婴儿是魔鬼，另一个人住在我体内"）。这需要与产后精神病相鉴别。有强迫症的产后女性对这些想法感到苦恼，一般不会在无敏感提问的情况下透露这些想法。强迫症的母亲认为这些想法是怪异和侵入性的，这是强迫症与精神病之间的区别。很多女性可能会因为害怕造成实际伤害而极度回避婴儿。产后强迫症还可能在再次妊娠时复发，因此，应密切监测有既往病史的女性。

（5）创伤后应激障碍：指在经历创伤性事件后所产生的痛苦的焦虑症状，包括认知、情绪、与创伤性事件相关的高度觉醒及避免与创伤性事件相关刺激的变化。一部分女性在经历产科和妇科事件后患有创伤后应激障碍，如分娩、死产、流产及各种妇科手术后。当发生急性创伤后，或者女性在生命或身体的完整性受到威胁时，或者另一个重要人物（如伴侣或婴儿）的生命或身体的完整性受到威胁时，也会发生创伤后应激障碍。压力性分娩事件包括极度疼痛、母亲对自己生命或婴儿生命的恐惧，患者会高度恐惧和回避与事件相关的因素。临床症状一般分为3组：①再次经历噩梦和闪回等症状；②回避和麻木症状，如回避所有对事件的提醒和情绪麻木；③唤醒症状，如过度唤醒、易怒和攻击性。

患者还可以表现出不同的情绪，如恐惧、愤怒、羞耻或内疚。女性通常也会对之后的妊娠和分娩有强烈的恐惧，接受器械或手术分娩且缺乏支持的人、既往有精神疾病病史的患者更易患病，其症状也可能被抑郁症等合并症所掩盖，因此，询问患者是否再次经历症状（如噩梦和闪回）很重要。如果不经治疗，可能发展为慢性疾病，且更有可能导致其他共病（如抑郁症、惊恐症和药物滥用），这些疾病需要在较长时间内进行更强化的治疗，且治疗效果不甚理想。症状一般多在3个月内恢复。对于那些没有康复的患者，可能会引起一系列心身问题甚至对婴儿的依恋，甚至对婚姻关系产生影响。

3. 诊断　由于缺乏特征性的躯体表现及实验室和影像学检查作为依据，围生期精神障碍的诊断主要依靠详细的病史采集、精神检查、心理评估及其他实验室检查。其诊断主要是在症状学、严重程度、病程和排除其他疾病的基础上进行。目前多采用ICD-11中相关疾病的诊断标准。

（三）围绝经期综合征

1. 定义　围绝经期综合征指女性绝经前后出现雌激素波动或减少所致的一系列躯体及精神心理症状。更年期是女性衰老的阶段，标志着从生殖状态到非生殖状态的转变，是由卵巢功能衰竭引起的。卵巢功能在胎儿20周时最多有700万个卵泡，从妊娠中期开始，生殖细胞呈对数级减少，直至卵母细胞储存耗尽，平均年龄为51岁。围绝经期女性雌二醇和抑制素水平下降，促性腺激素水平升高。在末次月经前几年，卵巢对促性腺激素的反应逐渐减弱，最终会发生卵泡发育的完全失败，雌二醇的产生不再足以刺激子宫内膜而导致闭经，促卵泡激素和黄体生成素水平持续升高。

2. 临床表现　围绝经期综合征的临床表现包括躯体症状和精神症状，躯体症状有潮热/盗汗（50% ～ 75%），失眠，短期记忆和注意力困难，精力不足/疲劳，疼痛，体重改变，肠道变化，皮肤/毛发改变，性欲减退，阴道干燥（性交困难、阴道炎），性交疼痛，膀胱问题（尿频、尿急、排尿困难、膀胱炎和失禁），骨质疏松症，心脏病和一般健康问题等。精神症状有情绪波动，关系转变，孤独，空巢综合征，自我形象改变，身体和情感上的担忧，难以接受衰老过程，性功能的改变，家庭问题，工作/职业变化问题，财务问题，面临退休等。

3. 诊断　诊断需注意除外相关症状的器质性病变及精神障碍，卵巢功能评定等实验室检查有助于诊断。血清卵泡刺激素（follicle-stimulating hormone，FSH）值及E_2值的测定有助于了解卵巢功能。绝经过渡期血清FSH > 10 U/L，提示卵巢储备及功能下降。闭经、FSH＞40 U/L且E_2＜10 pg/ml，提示卵巢功能衰竭。进行抗米勒管激素（anti-Müllerian hormone，AMH）测定时，AMH低至1.1 ng/ml提示卵巢储备下降；若＜0.2 ng/ml提示即将绝经；绝经后AMH一般测不出。

（四）其他心身相关障碍

除上述几种常见的妇产科心身疾病外，以下几种妇产科疾病也易伴随心身问题，如先兆流产、反复流产后状态、妊娠呕吐、早产、先兆子痫、HELLP综合征、慢性盆腔疼痛、乳腺炎、不孕症、人工流产术和绝育，以及辅助生殖技术受孕的女性和妇科肿瘤疾病等。

五、鉴别诊断

上述所有的疾病均应与躯体疾病、酒精和药物滥用、常见精神障碍等疾病进行鉴别。此外，还需注意共病问题。例如，具有边缘型人格障碍特征的女性可能会表现出极端的情绪（不一定与月经周期或分娩相关）。

六、治　疗

妊娠期和哺乳期用药需考虑多方面的因素，如疾病的严重程度、药物对母体和胎儿的影响等。医师与患者及其家属必须进行良好的沟通与合作，最终考虑是否用药，用药需谨慎。

（一）经前紧张综合征

1. 药物治疗推荐　5-羟色胺再摄取抑制剂为首选治疗方法，氟西汀20 mg/d，西酞普兰10～30 mg/d，帕罗西汀10～30 mg/d，舍曲林 50 ～ 100 mg/d。对于特别的症状，利尿药可以缓解黄体期的水潴留，多巴胺激动剂可以缓解乳腺痛。

2. 心理治疗及其他　推荐基于认知行为疗法（CBT）的心理治疗用于治疗经前问题。同时应注意生活方式的改变，如健康饮食，规律膳食，摄入富含复合碳水化合物的食物，低盐、低脂和低咖啡因饮食，规律运动，限制饮酒，规律睡眠，以及按摩、芳香疗法、瑜伽等方法都可以帮助患者放松和应对压力。

（二）围生期焦虑抑郁

1. 药物治疗　2019年，FDA批准别孕烯醇酮用于治疗产后抑郁症，但我国尚未引进上市。对安非他酮、曲唑酮、文拉法辛、米氮平等药物的生育安全性研究较少，妊娠时应避免使用。妊娠早期暴露于5-羟色胺再摄取抑制剂可能会增加胎儿先天性畸形（尤其是帕罗西汀导致的心脏畸形）的风险，需慎用。最好避免使用帕罗西汀，但如果患者在服药期间怀孕，必须在换药或停药前进行全面的风险-收益评估。对非精神病性产后抑郁症急性期的治疗建议是抗抑郁药和社会心理干预相结合。若产后抑郁伴有精神病性症状、产后患有精神病或有自杀行为，除了使用抗抑郁药和/或情绪稳定剂外，还需要使用抗精神病药或无抽搐电休克治疗，具体方法取决于疾病的确切性质。目前，多数妊娠期患者倾向于选择5-羟色胺再摄取抑制剂，如氟西汀相对较安全，有约2/3的专家将其列为一线药物。但也有专家认为舍曲林也可以作为首选药物。

2. 心理治疗　CBT为首选，还可使用团体疗法、个体疗法、放松疗法、心理咨询和健康教育。人际心理治疗也适用于患有抑郁症的孕妇。少量的患者可以使用补充疗法，如按摩、草药、针灸、光照疗法等。此外，英国NICE指南建议对妊娠期间出现亚综合征症状的女性进行心理社会干预，如果患者有抑郁症史，建议对其进行人际心理治疗或CBT；如果患者没有抑郁症史，建议在妊娠期间和产后给予社会支持。

3. 物理治疗及其他 重复经颅磁刺激治疗可用于围生期焦虑抑郁，对有睡眠问题孕妇的管理首先应该是关于睡眠卫生的建议，如睡前常规避免咖啡因和减少睡前活动等。只有当这些方法失败或问题严重，或者转为慢性或难治性疾病时，才使用低剂量药物治疗。

（三）产后精神病

诊断为产后精神病的患者需要接受住院治疗。除抗精神病药外，情绪稳定剂也需要立即开始使用。目前非典型抗精神病药是较快、有效的抗精神病药，首选奥氮平和利培酮。奥氮平的胎盘通过率似乎最高，其次是氟哌啶醇、利培酮和喹硫平，必要时可加用镇静类药物。注意在躁狂/精神病得到控制后，可能会出现抑郁症，可以较温和、谨慎的方式添加抗抑郁药。如果剂量增加过快，可能会出现轻躁狂或快速循环。服用抗精神病药期间应避免母乳喂养。

（四）围生期出现的强迫症

1. 药物治疗 与普通强迫症的治疗基本一致，在大多数情况下，5-羟色胺再摄取抑制剂治疗有效。以马来酸氟伏沙明为首选，必要时可配合使用小剂量非典型抗精神病药（如利培酮等）。服药期间应尽量避免母乳喂养。

2. 心理治疗 一般首选药物配合CBT，但症状较轻的患者也可单独使用CBT。

（五）创伤后应激障碍

1. 药物治疗 5-羟色胺再摄取抑制剂治疗可以改善许多常

见的症状，如焦虑、失眠、过度惊吓、侵入性创伤相关回忆、情感麻木及回避行为。抗焦虑药（苯二氮草类药物）是抗抑郁药的辅助药物，可以降低唤醒状态并治疗失眠。闪回、频繁侵入性创伤可加用非典型抗精神病药（如奥氮平、利培酮、阿立哌唑等），建议每个可疑有创伤后应激障碍的患者都应转介到当地的精神心理科进行评估和治疗。

2. 心理治疗　英国和美国推荐的首选治疗方法是心理治疗，尤其是CBT。在治疗早期阶段，需要支持性心理治疗与药物治疗相结合。

（六）更年期综合征

1. 药物治疗　雌激素治疗为首选，可有效减少或消除潮热，改善睡眠质量、情绪和记忆力，改善阴道干燥，减少性交困难，减轻急症和性交后膀胱炎的症状，减轻关节疼痛，延缓更年期骨关节炎的发展，减少与年龄相关的肌肉质量损失等。临床循证表明出现抑郁、焦虑症状时，5-羟色胺再摄取抑制剂类药物（如氟西汀、草酸艾司西酞普兰等）是首选，文拉法辛也可以改善抑郁症并可能有助于潮热的改善。另外，可辅助中草药、按摩、针灸、瑜伽等。

2. 生活方式改变和心理治疗　CBT仍然是心理治疗的首选。对于更年期综合征患者同时还需要进一步改善生活方式，加强营养（饮食结构要多样化，粗细搭配，增加多种水果、蔬菜的摄入，选择全谷物或高纤维食物等碳水化合物），还需补充钙（400～600 mg/d），补充维生素D，增加锻炼。运动不仅对情绪改善有帮助，而且对心血管系统、骨骼健康和整体健康也有积极的影响，更有证据表明它可能会降低抑郁症的发生率并改善潮热症状。

（邹　涛　陈　静）

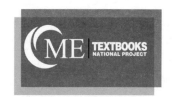

内分泌科常见心身相关障碍的诊治

第14章

随着社会竞争日益激烈，人们生活节奏不断加快，沉重的生活压力使人们的身体和心理健康均受到严重的影响。精神心理疾病成为临床工作中常需要面对的一类问题，其中以焦虑、抑郁最为常见。在内分泌科就诊的许多患者存在精神心理问题。由于内分泌心身疾病缺乏特异性，临床医师对其认识不充分，经常造成诊断延误，进而导致患者的生活质量和临床预后明显降低。因此，为提高内分泌科医师对精神心理问题的识别能力和基本的处理能力，提高内分泌心身疾病患者的生活质量，本章针对非精神专科遇到的内分泌心身问题的相关内容进行阐述。

一、概　　念

一般来讲，存在精神心理和内分泌系统两方面病因、发病机制和临床表现的健康问题，均属于内分泌心身问题范畴。

（一）从精神和心理医学认知角度

内分泌心身健康问题的内涵是精神心理问题在内分泌系统中的表现。它包括内分泌系统躯体化形式障碍及与精神心理有关的内分泌系统问题。临床表现大致可概括为4类：①情感和情绪问题相关的内分泌症状；②认知障碍或偏差相关的内分泌症状；③想象性或暗示性的内分泌症状；④与精神心理因素相关的生物性指标的改变。

（二）从内分泌专科认知角度

内分泌心身健康问题也可称为神经内分泌疾病，常可归纳为3类：①精神心理和行为学异常作为病因的内分泌系统疾病；②精神心理异常作为临床表现的内分泌系统疾病；③内分泌专科常规治疗手段不能获得满意疗效，需要借助精神心理专科思路、方法和药物提升疗效的内分泌系统疾病。

（三）从中医学辨证角度

心身疾病的病机常为肝失疏泄，累及心、脾、肺，日久及肾。内分泌心身问题的病机通常表现为气血不足，气滞血瘀，脏腑失调，温热内蕴，寒热失衡，经络失调，脾肾两虚等。

二、流行病学

由于缺乏充分的认识，内分泌心身问题现有的流行病学资料有很大差异。从内分泌学专科角度来说，心理因素可以影响内分泌激素的分泌、调控及全身代谢等。精神心理因素几乎与所有内分泌系统疾病状态相关，主要包括糖尿病、甲状腺疾病、垂体疾病、肾上腺疾病等。糖尿病是内分泌科门诊最常见的疾病。中国糖尿病患者人数已达1.4亿。未来20余年，糖尿病的患病人数仍呈增长的趋势。目前糖尿病患者伴精神心理问题的发生率为19%～45%。糖尿病患者认知障碍的发病率约为普通人的2.14倍。我国临床甲状腺功能亢进症（简称"甲亢"）的患病率为0.78%，甲状腺功能减退症（简称"甲减"）的患病率为1.1%。研究显示，甲亢或甲减患者发生抑郁症的风险是甲状腺功能正常者的1.36～1.67倍。国外文献报道，库欣综合征的年发病率为（2～3）/100万，患病率约40/100万。荟萃分析显示，20%～83%的库欣综合征患者会出现精神症状。伴有精神心理的内分泌疾病患者的医疗成本负担加重，其预后及结局往往较差。因此，关注内分泌疾病患者的精神心理问题不仅有助于提高患者的生活质量，还可有效缩减医疗成本。

三、发病机制

内分泌系统疾病与心身相关障碍之间的关系涉及复杂的生理和生物学机制，主要概括为以下6种机制。

（一）下丘脑-垂体-肾上腺轴功能失调

心理疾病，特别是焦虑、抑郁等情绪障碍，可以引起身体的应激反应。这可能导致肾上腺分泌应激激素（如肾上腺素和皮质醇）增加，从而影响内分泌系统的平衡。

内分泌系统疾病患者的激素分泌异常，例如，肾上腺激素（如皮质醇）的增加可能导致应激反应增强，通过影响神经系统的功能，进而影响情绪、认知和行为。

（二）炎症和免疫反应

心理疾病可能影响免疫系统的调节，而免疫系统与内分泌系统紧密相连。免疫系统失调可能干扰甲状腺、肾上腺、胰腺等器官的正常功能，导致激素分泌异常。

某些内分泌系统疾病可能引发炎症和免疫反应。炎症因子和免疫分子可能通过神经和免疫途径影响大脑功能，导致精神心理问题。

（三）神经递质平衡

心理压力和心理疾病可能导致激素的分泌紊乱，而激素分泌紊乱又会影响神经递质（如血清素、多巴胺）的产生及平衡，进而影响情绪和心理状态。

（四）代谢和能量平衡

某些心理疾病可能导致食欲的改变，从而影响体重。而体重的变化可能进一步影响内分泌激素的分泌，从而形成恶性循环。

内分泌系统调节代谢和能量平衡，而代谢障碍可能影响脑功能和情绪调节。例如，甲状腺功能异常可能导致能量水平的波动，从而影响情感和行为。

（五）脑结构和功能

内分泌系统与脑结构和功能密切相关。内分泌激素可以影响神经元的生存、生长和连接。当内分泌紊乱时可能影响神经回路，导致情绪和行为的变化。

（六）心理社会因素

内分泌系统疾病本身及治疗过程可能导致患者心理社会因素（如压力、社会支持和生活质量）的变化。这些因素可能直接或间接地影响心身健康。

四、常见心身相关障碍

（一）糖尿病

糖尿病（diabetes mellitus，DM）由胰岛素分泌功能缺陷和/

或胰岛素作用缺陷引起，以慢性血糖水平增高伴碳水化合物、脂肪及蛋白质代谢障碍为主要特征的一组病因异质性的代谢性疾病群。糖尿病不仅是一种常见的代谢性疾病，同时也是公认的心身疾病。患者心理状态、社会心理因素和社会支持在糖尿病发生、发展及结局中起到重要的作用。

糖尿病相关的社会心理因素主要有糖尿病痛苦、抑郁、焦虑、饮食行为紊乱，以及认知功能受损等。糖尿病作为一种慢性疾病，往往会伴随患者终生，需要患者长期进行自我管理。心理和社会问题会损害个人或家庭执行糖尿病护理任务的能力，从而损害患者的健康状况。荟萃分析显示，社会心理干预使糖化血红蛋白和心理健康结果均得到改善。糖尿病患者及其家属在将糖尿病管理融入日常生活时，面临复杂的、多方面的挑战。为了优化健康结果和提高生活质量，应在常规诊疗中实施协作性的、以患者为中心的社会心理问题识别、筛查、诊断评估及干预服务。但目前仅有约1/3的糖尿病合并精神心理问题的患者得到诊断和治疗。

1. 糖尿病心理痛苦　糖尿病心理痛苦（diabetes distress，DD）是一种常见的心理问题，是指糖尿病患者面对复杂而又长期的疾病相关的治疗途径、自我管理、疾病支持时产生的情绪负担及与担忧相关的显著负面心理反应。在2型糖尿病患者中，糖尿病心理痛苦的患病率为18%～45%，其中18个月的发病率为38%～48%。DAWN2研究显示，具有严重的糖尿病痛苦的患者占45%，但其中只有24%的患者曾被询问糖尿病对生活的影响。糖尿病心理痛苦不仅常见于病程长的成年糖尿病患者，也存在于1/3的青少年糖尿病患者中。

2. 糖尿病抑郁状态　糖尿病患者患抑郁症的风险是非糖尿病人群的2倍。糖尿病患者中至少25%伴有抑郁症状或抑郁障碍，而抑郁症患者并发糖尿病的风险亦增加37%。糖尿病共病抑郁症导致这两种疾病在严重程度、是否出现并发症、治疗抵抗率和死亡率等方面的预后都变得更差，患者的生活质量和糖尿病自我管理能力下降，个人和社会的医疗成本显著增加。

2型糖尿病与抑郁症之间存在双向关联，并可能存在共同的心理和生物学机制。遗传因素、下丘脑-垂体-肾上腺轴过度激活、先天免疫和炎症反应、肠道菌群失调等因素均参与共病的发生，并且各种机制通过共同通路互相关联。这些通路可导致胰岛素抵抗及2型糖尿病、抑郁、痴呆及心血管疾病的发病风险或死亡率增高。

3. 糖尿病焦虑状态　焦虑症状和焦虑障碍（广泛性焦虑障碍、躯体变形障碍、强迫障碍、特定恐惧症和创伤后应激障碍）在糖尿病患者中很常见。国内报道住院糖尿病患者中40%伴有焦虑症状。国外研究显示糖尿病患者广泛性焦虑障碍的终身患病率为19.5%。焦虑症状的存在可能影响糖尿病患者治疗的依从性，从而增加其发生严重并发症的风险，同时也导致患者生活质量下降，增加疾病负担。

引起糖尿病患者焦虑的常见因素有低血糖恐惧感、血糖控制不达标、胰岛素注射或输注相关（针头恐惧症、低血糖恐惧），以及对糖尿病并发症的担忧。广泛性焦虑是胰岛素注射相关焦虑的预测因素，并与低血糖恐惧感（fear of hypoglycemia，FoH）相关。低血糖恐惧和无症状性低血糖经常同时发生。糖尿病患者产生低血糖恐惧的根源是无症状性低血糖的发作。糖尿病患者强迫症的症状通常与糖尿病自我管理相关。

4. 糖尿病饮食行为紊乱　饮食治疗是糖尿病管理的重要组成部分，已成为防治糖尿病及其并发症的重要手段。糖尿病患者饮食问题的发病率是非糖尿病同龄人的2倍。糖尿病患者饮食行为紊乱（disordered eating behavior，DEB）包含的种类很多，2型糖尿病患者常见暴饮暴食，1型糖尿病患者常见为了控制体重而采取极端行为（如过度减少进食、自我诱发呕吐、滥用泻药或故意漏用胰岛素等）。严重的DEB可增加糖尿病酮症酸中毒、视网膜病变、神经病变、肾脏病及过早死亡等急性和慢性糖尿病并发症的发生风险，并且与抑郁、焦虑和药物滥用存在高的共病率，患者甚至出现自杀行为。因此，近年来糖尿病患者的饮食行为紊乱问题越来越受到重视。

糖尿病患者的某些临床特征可提示饮食行为紊乱：①存在无法解释的高血糖和显著的体重变化；②忽视糖尿病治疗，遗漏血糖监测和注射胰岛素；③频繁进食，或大吃大喝；④反复发生糖尿病酮症酸中毒；⑤存在抑郁症状等。另外，要注意有无糖尿病药物相关的不良反应造成饥饿感或影响能量摄入，如药物导致低血糖从而产生饥饿感。当患者出现上述表现，在评估患者的饮食紊乱或紊乱的症状时，应该评估这种饮食行为的病因和动机，以及相关的心理痛苦和精神障碍。

5. 糖尿病与重性精神障碍　重性精神疾病患者患2型糖尿病的风险是普通人的2～3倍。约10%的重性精神障碍患者（包括精神分裂症、分裂情感障碍、双相情感障碍等）合并糖尿病，女性高于男性。抗精神病药（尤其是第二代药物）可增加肥胖、2型糖尿病和血脂异常的风险，而重性精神障碍共病糖尿病使患者的结局更差。

6. 糖尿病与认知功能障碍　糖尿病是公认的导致痴呆的危险因素。糖尿病患者发生认知功能障碍的风险显著升高，而存在认知功能障碍的糖尿病患者的自我管理能力下降、糖尿病护理依赖性增加，又加重了糖尿病进展，从而形成恶性循环。糖尿病患者的各项认知功能都比一般人下降得快，其认知损伤领域主要表现在记忆、注意、执行功能等。糖尿病患者认知障碍的发病率约为普通人的2.14倍。糖尿病或糖尿病前期使轻度认知功能下降向痴呆的进展平均加快了3.18年。因此，早期发现轻度认知功能下降并采取有效的干预措施是防止和延缓痴呆发生的重要途径。

（二）库欣综合征

库欣综合征（Cushing syndrome，CS）又称"皮质醇增多症"，是一种罕见的内分泌疾病，是由各种病因导致的高皮质醇血症，且可引起心血管、代谢、神经精神等异常的综合征。荟萃分析显示，20%～83%的CS患者出现精神症状，包括抑郁（55%～81%）、焦虑（12%）、惊恐障碍（53%）、躁狂或轻躁狂（3%～27%）、精神病样症状（8%），其中以抑郁最为常见和严重。CS神经精神异常的具体发病机制尚未完全阐明。糖皮质激素受体遍布整个中枢神经系统，特别是与情绪调节、认知功能密切相关的边缘系统和前额叶皮质，因此，高皮质醇血症可以降低大脑葡萄糖的利用率，增加兴奋性神经递质（如谷氨酸）的释放和作用，减少脑神经营养因子等。CS抑郁症的原因除高皮质醇血症外，还与CS影响自尊有关。CS患者的不良身体状况（如向心性肥胖、多血质外貌、多毛、肌肉萎缩、虚弱等），可以导致个体身体形象的自我退化。

（三）甲状腺疾病

甲亢和甲减是常见的甲状腺疾病。Henry Bode 的荟萃分析显示，临床型甲亢患者发生抑郁症的风险是甲状腺功能正常者的1.67倍，而临床型甲减为1.36倍，女性风险更大。甲状腺激素对中枢神经系统起着重要的调节作用，甲状腺激素异常可引起神经精神及认知功能障碍。抑郁症风险的增加主要源自甲状腺激素水平的异常，与自身免疫无关。甲状腺功能异常如何导致抑郁且女性更加严重的确切机制尚不清楚，可能的机制包括遗传易感性、5-羟色胺与皮质醇浓度增加、慢性躯体疾病增加抑郁风险等。许多研究表明，甲状腺功能异常还可通过tau蛋白过度磷酸化、炎症及氧化应激等各种机制导致认知障碍。

（四）腺垂体功能减退症

　　腺垂体功能减退症是指各种病因损伤下丘脑、垂体，进而导致一种或多种腺垂体激素分泌不足所致的临床综合征。一项评估腺垂体功能减退和精神疾病风险关系的基于人群的回顾性队列研究显示，腺垂体功能减退患者抑郁和焦虑的风险明显高于正常人，女性和年龄≥18岁的患者更加明显。双相情感障碍、痴呆或精神分裂症的风险未见明显增高。

　　希恩综合征是产后大出血导致垂体前叶缺血性坏死及腺垂体功能减退的临床综合征。25%～40%的希恩综合征可伴发精神障碍，这可能与激素水平低下及其继发的低血压、低血糖、电解质紊乱等综合因素有关。此外，部分患者的精神症状可由治疗引起，尤其是糖皮质激素用量过快、过大时易出现，常见症状包括失眠、抑郁、幻觉妄想、癔症样发作、意识障碍等。

五、评　　估

（一）生理学测量

　　内分泌心身问题的内分泌专科评估包括常规体格检查、实验室检查（外周血、粪、尿三大常规，生化全项，血糖，糖化血红蛋白，垂体-肾上腺轴、垂体-甲状腺轴、垂体-性腺轴等相关内分泌激素等，必要时可进行口服糖耐量试验、激素激发试验、大小剂量地塞米松抑制试验及禁水加压试验等）、心电图、胸部X线片及必要的影像学检查（如甲状腺超声、腹部超声、肾上腺CT、垂体MRI等）等。

（二）心理学测量

在心理医学评估方面，目前《中华人民共和国精神卫生法》不支持非精神心理医学资质的医务人员单独进行精神心理专科疾病的诊断和处置。建议和鼓励非精神专科医师将心身整体医学理念贯通于日常诊疗实践中，可参考ICD-10及DSM-5诊断标准，不断提升对精神心理问题的识别能力。可以运用简单的患者自评量表［如抑郁筛查量表、9项患者健康问卷（PHQ-9）、广泛性焦虑障碍量表（GAD-7）、简易精神状态检查量表（MMSE）及蒙特利尔认知评估量表（MoCA）］等精神心理因素识别工具，还可以通过联络会诊，由精神心理专科医师或在其指导协助下，进行专科评估或应用专科评估工具。此外，还可以使用诊断糖尿病心身疾病的专用量表——糖尿病痛苦量表（diabetes distress scale，DDS）。

1. PHQ-9　用于筛查和评估抑郁症状及其严重程度，共9个条目，每个条目分为4级评分（0、1、2、3分），总分共27分，0～4分为无抑郁，5～9分为轻度抑郁，10～14分为中度抑郁，15～27分为重度抑郁。

2. GAD-7　用于筛查和评估广泛性焦虑的症状及程度，共7个条目，每个条目分为4级评分（0、1、2、3分），总分共21分，5～9分为轻度焦虑，10～14分为中度焦虑，15～21分为重度焦虑。

3. MMSE　用于筛查和评估认知障碍的症状及程度。全量表分为5个认知方面的内容，包括定向、记忆力、注意力和计算力、回忆及语言。结果评定总分为30分，27～30分为正常，＜27分为认知功能障碍。

4. MoCA　对轻度认知障碍进行快速筛查的评估工具，评定的认知领域包括注意与集中、执行功能、记忆、语言、视结构技能、抽象思维及计算和定向力。量表总分为30分，测试结果正常值为≥26分。

5. DDS DDS常用于临床评估。经过汉化的DDS适合成年糖尿病患者自测有无糖尿病心理痛苦，有助于判断患者心理痛苦的维度。量表为患者自评问卷，共有生活规律相关痛苦、情感负担相关痛苦、人际关系相关痛苦及医师相关痛苦4个维度，由17个条目组成。采用 Likert 6级评分法，每题计分为1～6分（1＝没有问题，2＝轻微的问题，3＝中等的问题，4＝略微严重的问题，5＝比较严重的问题，6＝非常严重的问题）。所得分数越高，表明患者的心理困扰和思想负担越重。量表得分以总条目的平均分划分等级，平均分≥3分被认为具有中等以上的痛苦，可界定为值得临床关注的糖尿病痛苦水平；若平均分＜3分，但单项问题≥3分，也应就此问题进一步探究和干预。

六、诊断与鉴别诊断

目前《中华人民共和国精神卫生法》不支持非精神心理医学资质的医务人员单独进行精神心理专科疾病的诊断和处置，因此，不具备精神心理专科资质的内分泌专科医师不能诊断精神心理医学范畴内的疾病诊断术语。内分泌心身障碍是排他性诊断思路，排除可能导致患者所述症状的器质性病变（如糖尿病、库欣综合征、甲亢、甲减、腺垂体功能减退等）之后，结合精神心理检查和测量，可考虑心身问题。

（一）诊断

1. 内分泌心身障碍的特点

（1）具有内分泌激素紊乱/异常，如高血糖、垂体-甲状腺轴激素紊乱、垂体-肾上腺轴激素紊乱、垂体-性腺轴激素紊乱等。

（2）体格检查可见躯体症状和体征，如向心性肥胖、痤疮、月经稀发、高血压、心悸、多汗等。

（3）发病前存在明显的心理社会等应激因素，如生活事件、人际关系及心理创伤等。

（4）心身疾病导致的病理生理变化比正常情绪状态下的相同变化更为强烈和持久。

2. 内分泌心身障碍的诊断程序

（1）全面了解患者病史：包括主诉、身体症状、心情、生活事件、压力源及应对策略等，以确定患者是否存在心理因素对症状的影响。此外，还要了解患者的性格特点、人际关系、家庭环境、生活史等。

（2）体格检查：对患者进行详细的体格检查，如心脏、肺部、腹部、甲状腺查体等。

（3）实验室检查：对患者进行必要的内分泌实验室化验，如血糖、胰岛素、C肽、垂体-甲状腺轴激素、垂体-肾上腺轴激素及垂体-性腺轴激素等。

（4）影像学检查：对患者进行必要的影像学检查，如心脏超声、腹部超声、甲状腺超声、肾上腺CT及垂体MRI等，以明确是否存在内分泌疾病，并排除其他器质性疾病。

（5）心理评估：对患者进行全面的心理测评以了解其心理社会因素及人格特点等。评估工具包括焦虑自评量表、抑郁自评量表、MMSE、MoCA及应激问卷等。

（二）鉴别诊断

内分泌心身医学是一个综合性领域，在鉴别诊断内分泌心身医学疾病时，需要综合考虑患者的症状、体征、实验室检查及病史等因素。甲亢可导致患者出现紧张、焦虑及易怒，甲减可造成患者情绪低落。库欣综合征患者可因肾上腺皮质激素分泌过多而导致抑郁症。糖尿病患者因血糖波动可影响情绪，导致焦虑、抑郁及认知障碍。内分泌疾病所致的心理疾病在激素水平得到控制且稳定后，情绪问题可自行缓解。此外，除内分泌外的其他器质性疾病也可造成精神症状，如心脏疾病引起的焦虑、抑郁障碍，以及肝性脑病前期出现的精神错乱状态等，需要与心身疾病进行仔细的鉴别。

七、治　疗

内分泌心身障碍的治疗包括非药物治疗和药物治疗。

（一）非药物治疗

1. 改善生活方式　调整饮食、增加体育锻炼、保持健康的睡眠习惯和减少压力，有助于调整内分泌系统的平衡，改善心身症状。

2. 心理治疗　心理治疗主要包括认知行为疗法和精神分析疗法等，通过心理治疗可以帮助患者理解和处理心理因素对身体症状的影响，减轻焦虑、抑郁和压力。心理治疗由心理治疗师或有经验的精神科专业医师进行，以便为患者提供专业的心理治疗服务。

3. 放松技巧　学习放松技巧，如深呼吸、冥想、渐进性肌肉松弛法等，可以帮助患者减轻紧张和焦虑，促进身心平衡。

4. 心身疗法　针对内分泌心身障碍，一些心身疗法（如瑜伽、太极拳、普拉提等）可以帮助患者提高身体灵活性，增强身心连接，减轻症状。

5. 社会支持　寻求家人、朋友或支持小组的支持，可以减轻孤独感和焦虑，改善心身症状。

（二）药物治疗

1. 西药治疗　药物治疗适用于中度以上焦虑抑郁、伴有躯体症状的轻度焦虑抑郁、惊恐发作的患者。选择性5-羟色胺再摄取抑制剂（SSRI），选择性5-羟色胺和去甲肾上腺素再摄取抑制剂（SNRI），去甲肾上腺素和特异性5-羟色胺能抗抑郁药（NaSSA）、去甲肾上腺素和多巴胺再摄取抑制剂（NDRI）、选择性5-羟色胺再摄取激活剂（SSRA）、选择性去甲肾上腺素再摄取抑制剂（NRI）等常作为抑郁患者的A级推荐药物（表14-0-1）。

表14-0-1 内分泌科患者抗抑郁、焦虑治疗药物推荐列表

药物种类	药物名称	优点	缺点	用量/（mg/d）
选择性5-羟色胺再摄取抑制剂（SSRI）	氟西汀	对强迫症状、焦虑症状、神经性贪食均有效；体重增加的不良反应轻	性功能异常；与抗凝血药合用可增加出血风险	20～80
	帕罗西汀	对焦虑症状有效，高剂量时有镇静作用	可致体重增加及性功能障碍；与抗凝血药合用可增加出血风险	20～50
	氟伏沙明	对强迫症状有效；有镇静作用；体重增加罕见	中枢神经系统症状较多，如失眠、激越、震颤、头痛等；性功能障碍及出血风险	100～200
	舍曲林	对强迫及焦虑症状有效；体重增加罕见；很少引起催乳素升高	可致失眠/激越；性功能障碍及出血风险	20～200
	艾司西酞普兰	可快速改善重度抑郁症状；体重增加罕见	与抗凝血药合用可增加出血风险	10～20

续表

药物种类	药物名称	优点	缺点	用量/（mg/d）
选择性5-羟色胺和去甲肾上腺素再摄取抑制剂（SNRI）	文拉法辛	对非典型抑郁患者、共病焦虑患者、伴躯体症状患者的效果较好；体重增加罕见	失眠/激越；恶心、呕吐；出血风险；剂量相关的血压升高	75～225
	度洛西汀	对非典型抑郁患者、共病焦虑患者、伴躯体症状患者的效果较好；体重增加罕见	恶心、呕吐；性功能障碍；出血风险	40～60
苯二氮䓬类（BDZs）	地西泮	起效迅速；有口服、注射等制剂；体重增加罕见	有成瘾性；有剂量相关的镇静作用	4～40
	奥沙西泮	起效迅速；体重增加罕见	有成瘾性	30～120
	阿普唑仑	起效迅速；镇静作用较弱；体重增加罕见	有成瘾性	1～4
去甲肾上腺素和特异性5-羟色胺能抗抑郁药（NaSSA）	米氮平	对伴有睡眠紊乱及焦虑症状患者的疗效较好；性功能不良反应较轻	体重增加常见；影响代谢	15～45
去甲肾上腺素和多巴胺再摄取抑制剂（NDRI）	安非他酮	可用于迟滞性抑郁、双相抑郁；体重增加罕见	可致过度激活	＜450

续表

药物种类	药物名称	优点	缺点	用量/（mg/d）
三环类抗抑郁药（TCA）	阿米替林	可用于失眠、难治性抑郁、广泛慢性疼痛综合征患者	对体重影响较明显；不良反应较多	50～150
	氯米帕明	可用于失眠、难治性抑郁、强迫障碍共病患者	对体重影响较明显；不良反应较多	100～200
5-羟色胺平衡抗抑郁药（SMA）	曲唑酮	对伴有失眠患者的效果较好；可作为增效剂与其他抗抑郁药合用；体重增加及性功能障碍的不良反应较少	镇静作用较强	50～600
选择性去甲肾上腺素再摄取抑制剂（NRI）	瑞波西汀	适用于精神动力不足、认知损害的患者；体重增加罕见	需2次/天给药；有激活作用	8～10
5-HT部分激动剂	丁螺环酮	无依赖性抗焦虑药，无撤药反应；无性功能障碍；无体重增加	起效慢	20～30
	坦度螺酮	无依赖性抗焦虑药；无体重增加	起效慢	30～60
第二代抗精神病药（SGA）	喹硫平	辅助治疗抑郁、焦虑；可作为情感稳定剂	体重增加常见；镇静作用显著	＜300

在选择抗抑郁药种类时需要关注药物的不良反应，尤其是药物对体重、血糖、血压等代谢方面的影响。抗抑郁药引起的体重增加是常见的不良反应。有关长期服用抗抑郁药的研究数据显示，65.3%的患者出现体重增加的不良反应。根据报告短期和/或长期治疗中体重增加的程度和体重的变化，抗抑郁药可大致分为体重增加风险较高的抗抑郁药（体重显著增加＞7%，≥1.5 kg体重变化）、体重增加中等风险的抗抑郁药（体重显著增加＞7%，体重增加0.5～1.4 kg）和体重增加风险较低的抗抑郁药（短期和长期治疗中降低体重或不影响体重）。其中，米氮平、帕罗西汀、西酞普兰等增加体重的风险较高，而氟西汀、文拉法辛、安非他酮对体重的影响较小。由于体重增加作为肥胖、心血管疾病、糖尿病的已知危险因素，在很大程度上会影响糖尿病合并抑郁障碍患者的服药依从性。因此，在抗抑郁药治疗过程中，应密切监测体重变化，尽量选择对体重影响小的药物。

不同种类的抗抑郁药对血压的影响不尽相同，需要分别对待。研究发现，文拉法辛容易引起血压升高，以舒张压升高为主。而接受阿米替林、瑞波西汀、曲唑酮等药物治疗的患者易出现直立性低血压。因此，需要在用药过程中密切监测患者血压的变化。

关于抗抑郁药对血糖的影响结论不一。近期的一项荟萃分析结果发现，氟西汀可改善空腹血糖和糖化血红蛋白。2019年发表于《印度药学科学杂志》上的一篇综述指出：度洛西汀可能不利于血糖控制；氟西汀和艾司西酞普兰可能对控制血糖有积极作用；帕罗西汀、氟伏沙明、米氮平可能会升高血糖。对于糖尿病合并抑郁障碍患者在选择用药时尽量不选择对血糖影响大的药物，用药过程中需注意监测血糖，避免血糖波动。

2. 中医药治疗 中医药在治疗内分泌心身障碍方面具有一

定的疗效，主要通过调整体内的气血阴阳平衡来达到治疗的目的。根据患者的具体症状和体质，中医医师可以开出适合的中药方剂。常用的中药包括黄芪、当归、白术、山药等，用于调理气血、滋养脏腑。

（张松筠　陶　红　赵岚岚　董越华）

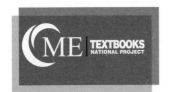

儿科常见心身相关障碍的诊治

第15章

一、概　　述

儿童心身医学是一个广泛的跨学科领域，涉及生物、心理和社会因素在调节健康和疾病之间的平衡方面的相互作用。将心身关系视角引入临床医学评估和诊断可能对以下3个方面存在益处：①躯体化。以身体症状的形式体验和传达心理不适并寻求医疗帮助的倾向是一种广泛的临床现象，可能涉及30%～40%的患者。②不明原因的症状。存在很大一部分难以对应合适诊断标准的疾病或症状，将心理因素引入评估有利于找到病因或给予更加准确的诊断。③生活质量。考虑社会角色、智力能力、情绪稳定性等日常生活表现已成为临床调查和患者护理的重要组成部分，这在慢性疾病中尤为重要，同时也有利于对患者家属进行关怀。

一般认为心身问题主诉（相当于前述的"心身反应"）在儿童少年中非常普遍，其中有很大一部分躯体症状经过评估无法进行解释，其报告率为10%～25%，头痛和腹痛是儿童最常见的症状。心身障碍的患病率或发病率一般低于上述心身问题的检出率，不过具体数据受疾病严重程度、研究方法、研究工具及研究年限的影响，如国内15岁以下儿童少年的1型糖尿病发病率为1.9/10万人年，儿童少年（0～14岁）哮喘的患病率为3.02%，儿童偏头痛的患病率为2%～5%，儿童肠易激综合征的患病率为11%～14%。

二、常见心身相关障碍

（一）哮喘

哮喘是一种以慢性气道炎症和气道高反应性为特征的异质性疾病，主要临床表现为反复发作的喘息、咳嗽、气促、胸闷，常在夜间和/或凌晨发作或加剧。哮喘患儿出现心理、行为障碍者的比例为10.5%～35%。

1. 心理因素与哮喘发作　心理因素对哮喘可起到促发作用。研究表明，对有较高遗传风险的儿童，血清IgE升高、情绪应激源和父母照料困难是哮喘发作的预测因素。高水平的家庭焦虑可诱发青少年哮喘。导致高度唤醒和促使哮喘发作的心理因素包括家庭学校或同伴团体的应激压力。

2. 哮喘患儿的心理异常表现　哮喘儿童的情绪障碍主要为焦虑抑郁，行为方面可表现为退缩、攻击性行为，自我意识水平常较差，看不到自己的价值，缺乏信心。由于经常缺课，有些儿童成绩不佳，甚至学习困难。约1/3患有哮喘的青少年可能同时患有焦虑或惊恐障碍。与正常对照人群（3.4%）及社区人群（0.50%）相比，患有哮喘的青少年广场恐怖症的患病率（7.5%）升高。社交焦虑障碍在患有哮喘的青少年中更为常见，可能与其对同伴的负性评价及在社交环境中增加的不适感相关。20%～50%患有哮喘的青少年报告有显著的抑郁症状，而抑郁症状与一些行为障碍是相关的，如吸烟、物质滥用、冒险行为等。

3. 处理 哮喘治疗应尽早开始，并坚持长期、持续、规范、个体化治疗原则。常规治疗措施包括在发作时服用较大量的类固醇和支气管扩张剂；在发作间隙避免促发情境，并进行温和的身体锻炼；维持剂量的药物使用需要儿童自助。在确诊、寻找过敏原，评估易感因素、诱发因素、维持因素、保护因素的同时，应以家庭为基础，对儿童进行心理教育和自我应对技能训练，如放松法、提高儿童坚持性的奖赏法等。

（二）癫痫

癫痫是一种由多种病因引起的慢性脑部疾病，以脑神经元过度放电导致反复性、发作性和短暂性的中枢神经系统功能失常为特征。癫痫在任何年龄、地区和种族的人群中都会发病，但儿童和青少年的发病率较高，学龄期儿童癫痫的患病率为7% ~ 8%。

1. 心理因素的促发作用 脑电图检查证实约1/4患儿的癫痫发作可由环境应激而促发。学龄期儿童常见的促发因素是考试和家庭冲突，而父母的过分关注或忽视都会使症状持续，有的儿童甚至能在某种程度上自行诱发或控制发作。心理因素与癫痫的复发之间存在一定的关联。王卫华等对88例癫痫患儿1年内的情况进行了随访，发现焦虑、抑郁、睡眠障碍是儿童癫痫早期复发的影响因素。

心理方面的异常表现是癫痫发作本身可引起行为情绪异常，精神运动性癫痫可表现为行为异常、发作性焦虑或其他情绪体验（如突然发作的陌生感等）。癫痫大发作后可表现朦胧状态，慢性癫痫可出现精神病状态，以及明显的智力损害伴孤独症样和/或多动的表现。

2. 脑器质性病变 脑器质性损害伴发的癫痫常伴有智力损害及行为问题。无明显临床脑损害的患儿，智力多正常或仅轻度低于平均水平，但这类患儿阅读障碍的发生率特别高，在有局灶性尖波放电者中尤为常见。

3. 抗癫痫药的影响　抗癫痫药可损害认知功能，对学习和行为有影响。例如，苯巴比妥可引起烦躁多动，长期使用苯巴比妥可致智力减退，长期服用卡马西平、乙琥胺、扑痫酮、癫健胺、丙戊酸等可对儿童行为和学习产生不良影响，常见症状为注意力不集中、轻微的定向障碍、烦躁等。

4. 心理因素的影响　父母常因担心患儿的前途而抑郁，害怕癫痫发作而焦虑，对患病儿童的低期望造成儿童自我意识差、依赖性强。有的儿童害怕在学校发作被同学看见而受到嘲笑，年龄较大的儿童因担心自己的就业问题而出现抑郁，有的因丧失信心而不肯上学。

5. 共患精神障碍　癫痫患者中精神障碍的发生率远高于一般人群。癫痫共病孤独症谱系障碍为20%～25%，约30%的癫痫儿童共患注意缺陷多动障碍（attention deficit/ hyperkinetic disorder，ADHD）。癫痫共病焦虑障碍为14%～25%，共患抑郁障碍达30%。癫痫患者的自杀率也明显高于普通人群，癫痫共病精神病性障碍为4%～30%，癫痫患者中约10%可出现双相情感障碍的症状。

6. 处理　对于由癫痫发作本身、脑器质性损害及药物所致疾病的患者，应给予针对性积极处理；对于由心理社会因素所致疾病的患者，应给予相应的心理治疗。

（三）肥胖症

肥胖症是由多种因素引起的能量摄入超过消耗，导致体内脂肪积聚过多、体重超过参考值范围的营养障碍性疾病。近年来，随着我国社会经济发展和生活方式的改变，儿童的超重和肥胖率持续上升，6～17岁儿童超重和肥胖的患病率分别由1991—

1995年的5.0%和1.7%上升至2011—2015年的11.7%和6.8%, 41% ～ 80%的儿童肥胖将延续至成年。

1. 心理因素的促发作用 引起儿童肥胖的原因有很多，包括心理、遗传、生理、激素药物的使用等各种因素。其中，心理因素对儿童肥胖症的发生尤为重要。

（1）情绪因素：研究认为，人在压力、焦虑或情绪波动时，受这些因素的影响会吃更多的食物，而其中绝大部分是高热量食品。

（2）行为问题：随着电子产品的不断发展，越来越多的孩子倾向于以手机、电脑、电脑游戏作为娱乐项目，拒绝外出活动。如果孩子存在社会适应能力差、内向、不善与人交流等问题，在受到挫折时将更倾向于电子产品，这同样是儿童肥胖症发病概率增加的原因。

（3）饮食问题：心理因素容易导致暴饮暴食，这种不均衡的饮食也是引起儿童肥胖症的重要影响因素之一。

2. 心理方面的异常表现 儿童肥胖症可导致一些心理问题或行为偏离，影响儿童心理健康。超重、肥胖儿童普遍存在心理健康问题，躯体自信程度较低，存在社会适应障碍及行为障碍。肥胖也是影响儿童自尊与攻击性的重要因素，因为外形原因被其他孩子讥讽嘲笑的肥胖儿童会出现明显的情绪低落而引起抑郁，而且更易出现不良行为。超重、肥胖儿童的执行能力（如抑制能力、工作记忆、认知灵活等）要低于正常体重儿童，肥胖儿童可能存在执行能力缺陷。

3. 处理 治疗原则是减少能量摄入和增加能量消耗，使体脂减少并接近正常状态，同时又不影响患儿身体健康和生长发育。

（1）生活方式干预：原则为加强饮食指导，以运动处方为核心、行为矫正方案为关键技术，促进睡眠健康，提高体能，控制体重。

（2）心理行为干预：肥胖儿童的行为偏差不仅导致心理问题，还会影响肥胖干预方案的实施和效果。行为偏差纠正应遵循个体化原则，不脱离儿童的日常生活模式。行为治疗方案如下。

1）行为分析：确定肥胖儿童的基线行为，识别主要危险因素，如进食过快和过度、进食快餐和含糖饮料、看屏幕时间过长、运动过少及静坐为主等。

2）定目标行为：（纠正主要危险因素）定中介行为（缓冲过程）、定期限（根据需矫正的不健康行为和生活方式设定矫正的具体目标和时间）、定奖惩方案。最好先矫正 1 个行为后再循序渐进地进行。

3）实施及评价：可采取自我监督、奖励或惩罚等方法。评估肥胖儿童是否存在心理偏差，针对性地对其进行心理卫生教育，使之能自觉控制饮食，参加体育锻炼，并能正视自我，消除因肥胖而产生的各种不良心态。

（3）药物治疗：建议只有在经过正式的强化调整生活方式干预后还未能控制体重增加或改善并发症，或者有运动禁忌时，才能对肥胖患儿进行药物治疗。

（4）代谢减重手术：代谢减重手术是一种有创操作，儿童应慎重选择。

（四）功能性腹痛

功能性腹痛是儿童最常见的疾病之一，约影响 25% 的儿童。根据罗马 Ⅳ 标准，功能性腹痛可分为肠易激综合征、功能性消化不良等。临床主要病症是反复出现胃痛及腹部不适感，腹痛常为弥散性，也可表现为胃痛，但经检查并没有发现器质性改变。疼痛为发作性，常持续几个小时，而后缓解，疼痛往往不剧烈，可伴有恶心、呕吐。患者常有头痛、恶心、呕吐及身体其他部位特别是关节疼痛的病史，发作频率可从每天数次到每月数次。白天可随时出现，晚上很少发作。

1. 心理因素的促发作用与心理方面的异常表现　数项研究表明，功能性腹痛患儿心理健康状态较差，与正常儿童相比，他们会出现更多的抑郁、焦虑等情绪问题，压力水平更高，生活质量更差，还常有更多的胃肠道之外的躯体不适，如头痛、乏力、睡眠问题等。父母的焦虑抑郁情绪、对儿童的过度关注、家族史和家庭成员间的相互关系等也会强化本病。儿童出现腹痛时家长过于紧张可使症状延续。学校恐惧症患儿常在新学期来临时发作腹痛，分离性焦虑可能是最主要的原因，常伴有头痛和呕吐，通常有血管性头痛的家族史。还有相当一部分患儿病因不明。腹痛的机制可能与腹部肌肉紧张或对疼痛刺激过敏有关。

2. 处理　治疗包括饮食调节、运动、心理治疗和药物治疗。研究表明，认知行为治疗对减少疼痛、缓解抑郁和焦虑是有效的。催眠治疗可改善成人肠运动、内脏高敏感性，并减轻精神症状，可以降低儿童疼痛的程度，但对内脏的高敏感性无明显改善。家庭干预（包括心理教育）可训练儿童学会减少紧张和转移注意的技能，教会父母奖赏儿童运用控制疼痛的技能，反复进行疼痛控制技能训练和行为奖惩应对训练。

（五）非自杀性自伤

1. 现况　非自杀性自伤（non-suicidal self-injury，NSSI）是指个体在无自杀意图的情况下，采取一系列的直接、故意、反复伤害自己身体且不会导致死亡的行为，该行为多见于青少年，一般持续多年，成年后发生率有所下降。据估计，NSSI在青少年群体中的发病率为17% ～ 18%，在成年人中的发病率为4% ～ 6%，我国中学生NSSI的检出率达27.4%。NSSI行为与人口学因素、社会家庭因素、童年不良事件及神经生物学因素等有关，常与边缘型人格障碍及饮食障碍共病。自伤的常见形式包括切割皮肤、撞、打、烫/咬、扯头发、针刺、掐自己等。虽然NSSI行为是在没有自杀意图的情况下发生的，但有研究显示，NSSI行为是预测随后产生的自杀行为或自杀意念的重要危险因素，其中具有持续时间长、自伤方式多、发生频率高等特征的NSSI行为与自杀行为显著相关，且有NSSI行为的个体在之后发生自杀行为的风险增加3倍。

2. 原因 很多因素可能是NSSI的原因。一般认为，生物、社会及心理因素均可能导致NSSI。生物学因素涉及5-羟色胺、内源性阿片肽类、下丘脑-垂体-肾上腺系统等，社会因素有家庭环境、负性生活事件、童年创伤经历等，心理因素有人格特质、性格因素等。目前研究中不乏关于NSSI成因的理论模型。经验回避模型（experiential avoidance model，EAM）认为，具有普遍经验回避倾向的个体在面对情绪反应时，可能在许多其他因素的相互作用下选择通过NSSI进行回避，而后情绪体验的缓解可能进一步强化NSSI，促使NSSI的维持。NSSI的获益和阻碍模型（the benefits and barriers model of NSSI）提出了关于这种行为的新假设，其核心原则是NSSI具有许多大多数人都能获得的强大利益，但大多数人无法获得这种利益，因为存在自然或本能的障碍使他们避免自伤。

从脑神经功能机制来看，NSSI患者的情绪调节问题可能与边缘系统的异常调节有关。有研究表明，存在NSSI的青少年与健康对照组相比，其杏仁核-前额叶连接水平较低。另有研究发现，青少年自伤危险行为的发生可能与大脑奖赏回路脑区活动增强及前额叶区功能受限有关。

3. 干预 在青少年NSSI的评估诊断方面，自评或他评问卷、心理访谈、临床医师诊断是常用的方法。结合NSSI在不同情境和个体中的巨大差异表现，实际操作时应进行多方面的评估，考虑尽可能多的因素，以便做出更加准确的判断。目前针对青少年NSSI的干预措施包括心理治疗、药物治疗和物理治疗。

（1）心理治疗：包括认知行为治疗（CBT）、辩证行为治疗（dialectical behavior therapy，DBT）、接纳承诺疗法（acceptance and commitment therapy，ACT）、团体心理治疗、心智化治疗等。DBT的核心是帮助NSSI患者接受现实，提高其痛苦耐受水平、情绪调节技能及人际效能，以减少NSSI行为。ACT则以构建个体心理灵活性为中心，以接纳、认知解离、活在当下和以己为景作为解决问题的工具，帮助个体以具体行动来实践有意义的生活。

（2）药物治疗：主要是针对共病抑郁、焦虑或其他精神障碍的NSSI患者，可以使用抗抑郁药、抗焦虑药、抗精神病药等。但在青少年NSSI群体中，药物使用的普遍程度次于心理治疗，部分原因是药物可能会增加青少年自伤、自杀的风险。

（3）物理治疗：包括重复经颅磁刺激治疗（rTMS）和电休克治疗，研究表明，低频rTMS治疗可降低青少年抑郁症伴NISS患者的NSSI的发生率和自杀意念强度，电休克治疗有助于青少年NSSI患者急性期自杀想法及行为的控制，但对NSSI的长期缓解作用尚需进一步研究来证实。

总体而言，青少年NSSI行为的干预以心理治疗为主，其中CBT和DBT具有较强的循证学依据。

（赵荣佳　闫静怡　刘华清　董一漩）

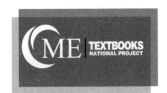参考文献

［1］LIPSITT D R. Consultation-liaison psychiatry and psychosomatic medicine：the company they keep［J］. Psychosom Med，2001，63（6）：896-909.

［2］FAVA G A，COSCI F，SONINO N. Current psychosomatic practice［J］. Psychother Psychosom，2017，86（1）：13-30.

［3］KURT F，SUSAN H M，MICHAEL W. Psychosomatic medicine：an international primer for the primary care setting［M］. New York：Springer Science&Business Media，2014.

［4］HUANG Y Q，WANG Y，WANG H，et al. Prevalence of mental disorders in China：a cross-sectional epidemiological study［J］. Lancet Psychiatry,2019,6（3）：211-224.

［5］曾庆枝，何燕玲，刘哲宁，等. 综合医院抑郁焦虑障碍患者躯体症状与躯体疾病诊断分布研究［J］. 中国全科医学，2012，15（23）：2656-2661.

［6］HENNING M，SUBIC-WRANA C，WILTINK J，et al. Anxiety disorders in patients with somatic diseases［J］. Psychosom Med，2020，82（3）：287-295.

［7］THOM R，SILBERSWEIG D A，BOLAND R J. Major depressive disorder in medical illness：a review of assessment，prevalence，and treatment options［J］. Psychosom Med，2019，81（3）：246-255.

［8］袁勇贵，辛晓芸. 中国心身医学领域研究新进展［J］. 中华医学信息导报，2020，35（9）：18-19.

［9］沈渔邨. 精神病学［M］. 5版. 北京：人民卫生出版社，2008.

［10］姚树桥，杨艳杰. 医学心理学［M］. 7版. 北京：人民卫生出版社，2018.

［11］侯永梅. 心理社会因素对心身疾病的影响［J］. 中国临床康复，2004，8（12）：

2358-2359.

［12］吴佳佳，赵旭东．精神分析与家庭治疗的整合（综述）［J］．中国心理卫生杂志，2022，36（5）：379-384.

［13］《临床心身疾病杂志》编辑部．国内唯一的心身医学专业载体——《临床心身疾病杂志》［J］．临床心身疾病杂志，2023，29（2）：31.

［14］葛鲁嘉．心理学与相关学科的关系探讨［J］．吉林大学社会科学学报，2009，49（5）：24-29.

［15］邢婷，钱海华．经颅磁刺激在功能性胃肠病中的应用探究［J］．医学理论与实践，2022，35（11）：1831-1833.

［16］朱丽娜，陈爱国，殷恒婵．多模态脑成像技术在运动心理学研究中的应用与展望［C］．第十一届全国运动心理学学术会议摘要集（会后版），2018.

［17］姚树桥，朱雪玲，王孟成．临床心理学领域积极功能评估研究进展［J］．中国临床心理学杂志，2011，19（1）：52-54.

［18］孙辉．认知行为治疗对高血压共病抑郁障碍患者的疗效及执行功能的影响［J］．中国民康医学，2017，29（13）：81-84.

［19］张海亮，代润景，姜晓梅，等．心理治疗对高血压患者心理健康水平影响的研究进展［J］．中国初级卫生保健，2020，34（4）：66-68.

［20］谢健，普俊钦．心理治疗在常见心身疾病中的运用［J］．实用老年医学，2017，31（10）：910-912.

［21］张成．心身疾病刚柔辩证的脑电图及脑内神经递质活性的超慢涨落图分析［D］．北京：中国中医科学院，2013.

［22］褚娇娇．基于功能磁共振成像的心境恶劣障碍评估模型研究及系统实现［D］．徐州：中国矿业大学，2020.

［23］OKUR GÜNEY Z E，CARDONE D，SATTEL H，et al. Interpersonal emotion dynamics in couples with somatic symptom disorder：dyadic coherence in facial temperature during emotional interactions［J］．Psychosom Med，2022，84（2）：188-198.

［24］蒋蔚茹，徐三荣，时俊，等．慢性应激在慢性胃炎发病中的作用研究［J］．中国全科医学，2008，11（18）：1638-1640.

［25］马芳．心理因素对哮喘发病和控制的影响［J］．中国社区医师（医学专业），2010，12（14）：185.

［26］NORCROSS J C，BEUTLER L E．Integrative psychotherapy［M］．Current Psychotherapies，USA：Cengage，2019.

［27］郭仁露，胡瑜，范玲霞，等. 我国心理咨询与治疗领域热点知识图谱［J］. 中国心理卫生杂志，2015，29（7）：510-515.

［28］CRYAN J F，O'MAHONY S M. The microbiome-gut-brain axis：from bowel to behavior［J］. Neurogastroenterol Motil，2011，23（3）：187-192.

［29］Irwin M R. Human psychoneuroimmunology：20 years of discovery［J］. Brain Behav Immun，2008，22（2）：129-139.

［30］Miller A H. Mechanisms of cytokine-induced behavioral changes：psychoneuroimmunology at the translational interface［J］. Brain Behav Immun，2009，23（2）：149-158.

［31］吴爱勤. 心身医学整合模式：探讨心脑身交互发病机制［J］. 实用老年医学，2021，35（11）：1111-1114.

［32］吴爱勤，袁勇贵. 中国心身相关障碍规范化诊疗指南［M］. 北京：中华医学电子音像出版社，2022.

［33］吴爱勤，袁勇贵. 中国心身医学实用临床技能培训教程［M］. 北京：中华医学电子音像出版社，2018.

［34］吴爱勤，袁勇贵. 心身医学进展【2019】［M］. 北京：中华医学电子音像出版社，2019.

［35］袁勇贵. 心身医学新理念［M］. 南京：东南大学出版社，2018.

［36］FRITZSCHE K，MCDANIEL S H，WIRSCHING M. An international guide for the primary care setting［M］. Berlin：Springer，2020.

［37］Ackerman K，Dimartini A. Psychosomatic Medicine［M］. Oxford：Oxford University Press，2015.

［38］ENGEL G L，SCHMALE A H. Psychoanalytic theory of somatic disorder conversion，specificity，and the disease onset situation［J］. J Am Psychoanal Assoc，1967，15（2）：344-365.

［39］袁勇贵，岳莹莹. 中国心身医学学科发展方向和机遇［J］. 东南大学学报（医学版），2020，183（5）：7-11.

［40］FAVA G A，FREYBERGER H J，BECH P，et al. Diagnostic criteria for use in psychosomatic research［J］. Psychother Psychosom，1995，63（1）：1-8.

［41］FAVA G A，COSCI F，SONINO N. Current psychosomatic practice［J］. Psychother Psychosom，2017，86（1）：13-30.

［42］赵旭东. 心身医学［M］. 北京：人民卫生出版社，2022.

［43］司天梅. Maudsley精神科处方指南［M］. 12版. 北京：人民卫生出版社，

2017.

［44］HARRIS L W，GUEST P C，WAYLAND M T，et al. Schizophrenia：metabolic aspects of aetiology，diagnosis and future treatment strategies［J］. Psychoneuroendocrinology，2013，38（6）：752-766.

［45］NIELSEN M O，ROSTRUP E，WULFF S，et al. Striatal reward activity and antipsychotic-associated weight change in patients with schizophrenia undergoing initial treatment［J］. JAMA Psychiatry，2016，73（2）：121-128.

［46］AMATO D，VERNON A C，PAPALEO F. Dopamine，the antipsychotic molecule：a perspective on mechanisms underlying antipsychotic response variability［J］. Neurosci Biobehav Rev，2018，85：146-159.

［47］PILLINGER T，MCCUTCHEON R A，VANO L，et al. Comparative effects of 18 antipsychotics on metabolic function in patients with schizophrenia，predictors of metabolic dysregulation，and association with psychopathology：a systematic review and network meta-analysis［J］. Lancet Psychiatry，2020，7（1）：64-77.

［48］管晓波，陆峥. 新型抗抑郁药的药物相互作用［J］. 世界临床药物，2012，33（7）：395-400.

［49］GRZESKOWIAK L E，MCBAIN R，DEKKER G A，et al. Antidepressant use in late gestation and risk of postpartum haemorrhage：a retrospective cohort study［J］. BJOG，2016，123（12）：1929-1936.

［50］KUMAR K，SHARMA S，KUMAR P，et al. Therapeutic potential of GABA（B）receptor ligands in drug addiction，anxiety，depression and other CNS disorders［J］. Pharmacol Biochem Behav，2013，9（110）：174-184.

［51］WANG Z，GAO K，HONG W，et al. Pharmacotherapy for acute mania and disconcordance with treatmentguidelines：bipolar mania pathway survey（BIPAS）in mainland China［J］. BMC psychiatry，2014，14（1）：1-6.

［52］席敏，薛姗姗，王化宁，等. rTMS与MECT对难治性抑郁症疗效及认知功能影响的随机对照研究［J］. 神经疾病与精神卫生，2017，5：308-311.

［53］李越，王玉平，詹琴，等. 重复经颅磁刺激治疗广泛性焦虑的对照研究［J］. 脑与神经疾病杂志，2012，2（2）：84-88.

［54］ALEMAN A，ENRIQUEZ-GEPPERT S，KNEGTERING H，et al. Moderate effects of noninvasive brain stimulation of the frontal cortex for improving negative symptoms in schizophrenia：meta-analysis of controlled trials［J］. Neurosci Biobehav Rev，2018，89：111-118.

［55］甄莉丽，易峰，彭光海，等. 重复经颅磁刺激对长期住院精神分裂症患者社会功能康复及生活质量的影响［J］. 中国医师杂志，2018，20（1）：67-71.

［56］YANG C X，GUO Z W，PENG H T，et al. Repetitive transcranial magnetic stimulation therapy for motor recovery in Parkinson's disease：a meta-analysis［J］. Brain Behav，2018，8（11）：e01132.

［57］胡晓辉，陈国艳，徐萍，等. 低频重复经颅磁刺激治疗帕金森病自主神经功能障碍临床效果观察［J］. 中国医药，2017，12（2）：233-235.

［58］WANG H X，WANG K，XUE Q，et al. Transcranial alternating current stimulation for treating depression：a randomized controlled trial［J］. Brain，2022，145（1）：83-91.

［59］姜默琳，卢伟. 躯体症状障碍的治疗研究进展［J］. 医学综述，2018，24（20）：4039-4043.

［60］黄河，袁勇贵. 平衡心理治疗的理论与实践［J］. 中华医学信息导报，2022，37（12）：17.

［61］中华医学会神经病学分会，中华医学会神经病学分会睡眠障碍学组. 中国成人失眠诊断与治疗指南（2017版）［J］. 中华神经科杂志，2018，51（5）：324-335.

［62］RICHARDS D A，EKERS D，MCMILLAN D，et al. Cost and outcome of behavioural activation versus cognitive behavioural therapy for depression（COBRA）：a randomised，controlled，non-inferiority trial［J］. Lancet，2016，388（10047）：871-880.

［63］李阳，张捷，刘恒嘉，等. 中医非药物疗法在心身医学中的应用［J］. 东南大学学报（医学版），2020，39（5）：669-672.

［64］王爱芳. 中医对心身障碍的认识及诊治［J］. 内蒙古中医药，2009，28（10）：101-103.

［65］高维，郭蓉娟，王永炎. 论七情致病"虚气留滞"病因病机新认识［J］. 环球中医药，2019，12（10）：1490-1494.

［66］张培信. 心身障碍与心身治疗［M］. 济南：山东科学技术出版社，2002.

［67］郭龙龙，黄雅慧，何丹，等. 从中医理论与治法的角度探讨心身障碍［J］. 世界中医药，2020，15（20）：3069-3073.

［68］陈颖，袁勇贵. 中药单体、药对、复方、中成药治疗抑郁症研究进展［J］. 中国临床药理学与治疗学，2021，26（5）：586-593.

［69］吴勉华，石岩. 中医内科学［M］. 北京：中国中医药出版社，2021.

［70］中华医学会心身医学分会. 乌灵胶囊在心身相关障碍中的临床应用专家共识
［J］. 中华内科杂志，2020，59（6）：427-432.

［71］Cha H Y, Park J H, Hong J T, et al. Anxiolytic-like effects of ginsenosides on
the elevated plus-maze model in mice［J］. Biol Pharm Bull，2005，28（9）：
1621-1625.

［72］吴海芬，朱春辉，郭建友. 人参皂苷Rg1对抑郁症模型大鼠行为学及海马氨基
酸的影响［J］. 中国中药杂志，2012，37（20）：3117-3121.

［73］LEUNG W C, ZHENG H, HUEN M, et al. Anxiolytic-like action of
orally administered dl-tetrahydropalmatine in elevated plus-maze［J］. Prog
Neuropsychopharmacol Biol Psychiatry，2003，27（5）：775-779.

［74］刘昊，徐爱军，秦丽娟，等. 人参皂苷Rb1对抑郁症大鼠海马5-HT及5-HT1A
受体表达的影响［J］. 时珍国医国药，2014，25（11）：2565-2567.

［75］LIU J, ZHAI W M, YANG Y X, et al, GABA and 5-HT systems are implicated
in the anxiolytic-like effect of spinosin in mice［J］. Pharmacol Biochem Behav，
2015，128：41-49.

［76］LEE B, SHIM I, LEE H, et al. Berberine alleviates symptoms of anxiety by
enhancing dopamine expression in rats with post-traumatic stress disorder［J］.
Korean J Physiol Pharmacol，2018，22（2）：183.

［77］李国樑，曾丽海，郑杰蔚，等. 五味子甲素对慢性不可预知温和刺激大鼠抑郁
行为的影响及其机制［J］. 中国药学杂志，2018，53（15）：1273-1279.

［78］蔡萧君，颉彦鹏，陆振华，等. 五味子乙素对抑郁模型大鼠海马神经递质含
量、炎症及氧化应激程度的影响［J］. 海南医学院学报，2019，25（15）：
1125-1129.

［79］卞勇，唐向东. 百乐眠胶囊对失眠症小鼠的治疗机制［J］. 中华医学杂志，
2014，94（46）：3671-3674.

［80］赵忠新，窦林平. 百乐眠胶囊与复方酸枣仁胶囊治疗失眠临床疗效比较［J］.
现代中西医结合杂志，2006，15（21）：2911-2912.

［81］邹建东，贾云，李如英，等. 百乐眠胶囊治疗失眠症肝郁阴虚证的临床研究
［J］. 世界中医药，2014，4（9）：460-462.

［82］WANG J, WANG Z Q, WANG X Y, et al. Combination of alprazolam and
bailemian capsule improves the sleep quality in patients with post-stroke insomnia：
a retrospective study［J］. Front Psychiatry，2019，10：411.

［83］CHEN S Z, XU Z, LI Y H, et al. Clinical efficacy of the chinese herbal medicine shumian capsule for insomnia: a randomized, double-blind, placebo-controlled trial [J]. Neuropsychiatr Dis Treat, 2022, 18: 669-679.

[84] LI W H, CHENG Y L, ZHANG Y, et al. Shumian capsule improves the sleep disorder and mental symptoms through melatonin receptors in sleep-deprived mice [J]. Front Pharmacol, 2022, 13: 925828.

[85] 马杰, 李玉梅, 李慎果. 舒眠胶囊治疗70岁以上老年失眠症的疗效和安全性观察 [J]. 中国老年保健医学, 2013, 11 (4): 47-48.

[86] 程淑英, 马红霞, 赵阳, 等. 中西医联合治疗青少年抑郁症40例临床观察 [J]. 山东医药, 2012, 52 (4): 58-59.

[87] 张杰, 范小冬, 骆洪, 等. 舒眠胶囊联合化学药治疗失眠症的应用系统评价 [J]. 药物评价研究, 2018, 4 (5): 898-903.

[88] 国家卫生健康委员会. 医疗质量管理办法 [EB/OL] (2016-09-25) [2023-11-01]. http://www. nhc. gov. cn/wjw/c100022/202201/922894b1072d4a8a91249407f ea2471e. shtml.

[89] 国家卫生健康委员会. 关于印发医疗质量安全核心制度要点的通知 [EB/OL] (2018-04-18) [2023-10-01]. http://www. nhc. gov. cn/yzygj/s3585/201804/aeaf aa4fab304bdd88a651dab5a4553d. shtml.

[90] 宋强. 医患双方对关系就医认知的质性研究 [J]. 医学与哲学, 2023, 44 (8): 43-47.

[91] 朱春鹏, 陈一萍, 任跃忠, 等. 从消化心身疾病现状看医患沟通技巧的重要性 [J]. 医学与哲学, 2018, 39 (20): 70-72, 92.

[92] 周传丰, 杨雪婷, 陈晨, 等. 医患冲突频发的原因及对策 [J]. 卫生职业教育, 2019, 37 (1): 146-147.

[93] 肖雨潼. 基于医患关系现状对医患沟通技巧运用的浅析 [J]. 中国医药指南, 2022, 20 (19): 186-189.

[94] 吴婷, 谢文, 钟旋, 等. 高校附属医院女性医务人员医患沟通语言艺术技巧调查分析 [J]. 现代医院, 2019, 19 (6): 801-804.

[95] WANG J H, WU X H, LAI W Y, et al. Prevalence of depression and depressive symptoms among outpatients: a systematic review and meta-analysis [J]. BMJ Open, 2017, 7 (8): e017173.

[96] Chisholm D, Sweeny K, Sheehan P, et al. Scaling-up treatment of depression and anxiety: a global return on investment analysis [J]. Lancet Psychiatry, 2016, 3 (5): 415-424.

［97］Bloom D E，Cafiero E T，Jané-Llopis E，et al. The global economic burden of noncommunicable diseases［M］. Geneva：World Economic Forum，2012.

［98］DSM-5 AMERICAN PSYCHIATRIC ASSOCIATION. Diagnostic and Statistical Manual of Mental Disorders［M］. 5th ed. Washington DC：American Psychiatric Association，2013.

［99］JARACZ J，GATTNER K，JARACZ K，et al. Unexplained painful physical symptoms in patients with major depressive disorder：prevalence，pathophysiology and management［J］. CNS Drugs，2016，30（4）：293-304.

［100］BARSKY A J，SILBERSWEIG D A. Depression in Medical Illness［M］. New York：McGrawHill Education，2017.

［101］STERN T，PRICCHIONE G，CASSEM N，et al. Massachusetts general hospital handbook of general hospital psychiatry［M］. 6th ed. Philadelphia：Saunders Elsevier，2010.

［102］WHO. Depression and other common mental disorders：global health estimates［M］. Geneva：World Health Organization，2017.

［103］Bollen J，Trick L，Llewellyn D，et al. The effects of acute inflammation on cognitive functioning and emotional processing in humans：a systematic review of experimental studies［J］. J Psychos Res，2017，94：47-55.

［104］MOLENDIJK M L，SPINHOVEN P，POLAK M，et al. Serum BDNF concentrations as peripheral manifestations of depression：evidence from a systematic review and meta-analyses on 179 associations（N＝9484）［J］. Mol Psychiatry，2014，19（7）：791-800.

［105］CUIJPERS P，SIJBRANDIJ M，KOOLE S L，et al. Adding psychotherapy to antidepressant medication in depression and anxiety disorders：a meta-analysis［J］. World Psychiatry，2014，13（1）：56-67.

［106］HOLMES E A，GHADERI A，HARMER C J，et al. The Lancet Psychiatry Commission on psychological treatments research in tomorrow's science［J］. Lancet Psychiatry，2018，5（3）：237-286.

［107］KARYOTAKI E，RIPER H，TWISK J，et al. Efficacy of self-guided internet-based cognitive behavioral therapy in the treatment of depressive symptoms：a meta-analysis of individual participant data［J］. JAMA Psychiatry，2017，74（4）：351-359.

［108］李凌江，马辛. 中国抑郁障碍防治指南［M］. 2版. 北京：中华医学电子音

像出版社，2015.

[109] LAM R W, KENNEDY S H, PARIKH S V, et al. Canadian Network for Mood and Anxiety Treatments（CANMAT）2016 clinical guidelines for the management of adults with major depressive disorder：introduction and methods [J]. Can J Psychiatry, 2016, 61（9）：506-509.

[110] 中华医学会，中华医学会杂志社，中华医学会全科医学分会，等. 抑郁症基层诊疗指南（2021年）[J]. 中华全科医师杂志，2021，20（12）：1249-1260.

[111] 郝伟，陆林. 精神病学 [M]. 8版. 北京：人民卫生出版社，2018.

[112] 美国精神医学会. 精神障碍诊断与统计手册（第5版）[M]. 张道龙，译. 北京：北京大学医学出版社，2015.

[113] 郝伟. 精神科疾病临床诊疗规范教程 [M]. 北京：北京大学医学出版社，2009.

[114] 陆林. 沈渔邨精神病学 [M]. 北京：人民卫生出版社，2018.

[115] MORIN C M, VÉZINA-IM L A, IVERS H, et al. Prevalent, incident, and persistent insomnia in a population-based cohort tested before（2018）and during the first-wave of COVID-19 pandemic（2020）[J]. Sleep, 2022, 45（1）：1-6.

[116] WHO. ICD-11 for mortality and morbidity statistics/insomnia disorders [EB/OL]（2023-01）[2023-11-01]. https：//icd. who. int/browse11/l-m/en#/http%3a%2f%2fid. who. int%2ficd%2fentity%2f1038292737. Accessed 2021-05-01.

[117] RIEMANN D, BAGLIONI C, BASSETTI C, et al. European guideline for the diagnosis and treatment of insomnia [J]. J Sleep Res, 2017, 26（6）：675-700.

[118] EDINGER J D, ARNEDT J T, BERTISCH S M, et al. Behavioral and psychological treatments for chronic insomnia disorder in adults：an American Academy of Sleep Medicine clinical practice guideline [J]. J Clin Sleep Med, 2021, 17（2）：255-262.

[119] 中国睡眠研究会. 中国失眠症诊断和治疗指南 [J]. 中华医学杂志，2017，97（24）：1844-1856.

[120] WHO. ICD-11 for Mortality and Morbidity Statistics/Hypersomnolence disorders [EB/OL]（2018-06-18）[2023-10-01]. https：//icd. who. int/browse11/lm/en#/http%3a%2f%2fid. who. int%2ficd%2fentity%2f2024456840.

［121］DAUVILLIERS Y, BARATEAU L. Narcolepsy and Other Central Hypersomnias［J］. Continuum（Minneap Minn）, 2017, 23（4, Sleep Neurology）: 989-1004.

［122］MASKI K, TROTTI LM, KOTAGAL S, et al. Treatment of central disorders of hypersomnolence: an American Academy of Sleep Medicine systematic review, meta-analysis, and GRADE assessment［J］. J Clin Sleep Med, 2021, 17（9）: 1895-1945.

［123］WHO. ICD-11 for mortality and morbidity statistics/sleep-related breathing disorders［EB/OL］（2021-05-01）［2023-10-01］. https://icd. who. int/browse11/l-m/en#/http%3a%2f%2fid. who. int%2ficd%2fentity%2f877557231.

［124］中华医学会. 成人阻塞性睡眠呼吸暂停基层诊疗指南（2018年）［J］. 中华全科医师杂志, 2019, 18（1）: 21-29.

［125］PATIL S P, AYAPPA I A, CAPLES S M, et al. Treatment of adult obstructive sleep apnea with positive airway pressure: an American Academy of Sleep Medicine clinical practice guideline［J］. J Clin Sleep Med, 2019, 15（2）: 301-334.

［126］KAPUR V K, AUCKLEY D H, CHOWDHURI S, et al. Clinical practice guideline for diagnostic testing for adult obstructive sleep apnea: an american academy of sleep medicine clinical practice guideline［J］. J Clin Sleep Med, 2017, 13（3）: 479-504.

［127］韩芳. 昼夜节律性睡眠障碍［J］. 生命科学, 2015, 200（11）: 1448-1454.

［128］中国医师协会神经内科医师分会睡眠学组, 中华医学会神经病学分会睡眠障碍学组, 中国睡眠研究会睡眠障碍专业委员会. 中国不宁腿综合征的诊断与治疗指南（2021版）［J］. 中华医学杂志, 2021, 101（13）: 908-925.

［129］BJORVATN B, GRØNLI J, PALLESEN S. Prevalence of different parasomnias in the general population［J］. Sleep Med, 2010, 11（10）: 1031-1034.

［130］IRFAN M, SCHENCK C H, HOWELL M J. Non-rapid eye movement sleep and overlap parasomnias［J］. Continuum（Minneap Minn）, 2017, 23（4, Sleep Neurology）: 1035-1050.

［131］王传蕾, 刘春梅, 朱建楠, 等. 异态睡眠的诊治［J］. 中国临床医生杂志, 2018, 46（8）: 890-891.

［132］孙学礼. 精神病学［M］. 4版. 北京: 高等教育出版社, 2020.

［133］秦颖. 躯体形式障碍的研究现状［J］. 国际精神病学杂志, 2013, 40（2）:

110-112.

[134] FABIÃO C, SILVA M C, FLEMING M, et al. Somatoform disorders-a revision of the epidemiology in primary health care [J]. Acta Med Port, 2010, 23 (5): 865-872.

[135] PIEH C, LAHMANN C, HEYMANN F V, et al. Prevalence and comorbidity of somatoform disorder in psychosomatic inpatients: a multicentre study [J]. Z Psychosom Med Psychother, 2011, 57 (3): 244-250.

[136] LIU L, BI B, QIN X X, et al. The prevalence of somatoform disorders in internal medicine outpatient departments of 23 general hospitals in Shenyang, China [J]. Gen Hosp Psychiatry, 2012, 34 (4): 339-344.

[137] 谢国军, 徐彩霞, 黎雪松. 躯体形式障碍研究进展 [J]. 国际精神病学杂志, 2013, 40 (4): 252-255.

[138] 李勇, 贺丹军, 吴玉琴, 等. 躯体形式障碍患者临床特征的对照研究 [J]. 中华全科医学, 2011, 9 (8): 1258-1260.

[139] 世界卫生组织. ICD-10精神与行为障碍分类 临床描述与诊断要点 [M]. 范肖东, 译. 北京: 人民卫生出版社, 1993.

[140] Luciano M. The ICD-11 beta draft is available online [J]. World Psychiatry, 2015, 14 (3): 375-376.

[141] 美国精神医学学会. 理解DSM-5精神障碍 [M]. 夏雅俐, (美) 张道龙, 译. 北京: 北京大学出版社, 2016.

[142] KLINE A C, COOPER A A, RYTWINSKI N K, et al. Long-term efficacy of psychotherapy for posttraumatic stress disorder: a meta-analysis of randomized controlled trials [J]. Clin Psychol Rev, 2018, 59: 30-40.

[143] ROBERTS N P, ROBERTS P A, JONES N, et al. Psychological interventions for post-traumatic stress disorder and comorbid substance use disorder: a systematic review and meta-analysis [J]. Clin Psychol Rev, 2015, 38: 25-38.

[144] 王新燕, 张桂青, 胡敏, 等. 眼动脱敏和再加工与CBT治疗创伤后应激障碍的随机对照试验 [J]. 重庆医学, 2016, 45 (18): 2494-2497.

[145] MCLEAN C P, FOA E B. Dissemination and implementation of prolonged exposure therapy for posttraumatic stress disorder [J]. J Anxiety Disord, 2013, 27 (8): 788-792.

[146] MATTISON M L P. Delirium [J]. Ann Intern Med, 2020, 173 (7): ITC49-ITC64.

[147] SIDDIQI N, HOUSE A O, HOLMES J D. Occurrence and outcome of delirium in medical in-patients: a systematic literature review [J]. Age Ageing, 2006, 35 (4): 350-364.

[148] SHAW R C, WALKER G, ELLIOTT E, et al. Occurrence ra te of delirium in acute stroke settings: systematic review and meta-analysis [J]. Stroke, 2019, 50: 3028-3036.

[149] WATT C L, MOMOLI F, ANSARI M T, et al. The incidence and prevalence of delirium across palliative care settings: a systematic review [J]. Palliat Med, 2019, 33 (8): 865-877.

[150] ELY E W, INOUYE S K, BERNARD G R, et al. Delirium in mechanically ventilated patients: validity and reliability of the confusion assessment method for the intensive care unit (CAM-ICU) [J]. JAMA, 2001, 286 (21): 2703-2710.

[151] MARCANTONIO E R. Delirium in hospitalized older adults [J]. N Engl J Med, 2017, 377 (15): 1456-1466.

[152] INOUYE S K, WESTENDORP R G, SACZYNSKI J S. Delirium in elderly people [J]. Lancet, 2014, 383 (9920): 911-922.

[153] CLEGG A, YOUNG J B. Which medications to avoid in people at risk of delirium: a systematic review [J]. Age Ageing, 2011, 40 (1): 23-29.

[154] SAMPSON E L, WEST E, FISCHER T. Pain and delirium: mechanisms, assessment, management [J]. Eur Geriatr Med, 2020, 11 (1): 45-52.

[155] WEINHOUSE G L, SCHWAB R J, WATSON P L, et al. Bench-to-bedside review: delirium in ICU patients-importance of sleep deprivation [J]. Crit Care, 2009, 13 (6): 234.

[156] MISTRALETTI G, CARLONI E, CIGADA M, et al. Sleep and delirium in the intensive care unit [J]. Minerva Anestesiol, 2008, 74 (6): 329-333.

[157] NATIONAL INSTITUTE FOR HEALTH AND CARE EXCELLENCE. Delirium: prevention, diagnosis and management Clinical guideline CG103. Updated 14 March 2019 [EB/OL] (2020-08-14) [2023-10-01]. https://www.nice. org. uk/guidance/cg103/chapter/Recommendations#risk-factor-assessment.

[158] WILSON J E, MART M F, CUNNINGHAM C, et al. Delirium [J]. Nat Rev Dis Primers, 2020, 6 (1): 90.

[159] HSHIEH T T, FONG T G, MARCANTONIO E R, et al. Cholinergic

deficiency hypothesis in delirium: a synthesis of current evidence [J]. J Gerontol A Biol Sci Med Sci, 2008, 63 (7): 764-772.

[160] TRZEPACZ P T. Is there a final common neural pathway in delirium? Focus on acetylcholine and dopamine [J]. Semin Clin Neuropsychiatry, 2000, 5 (2): 132-148.

[161] PANDHARIPANDE P P, MORANDI A, ADAMS J R, et al. Plasma tryptophan and tyrosine levels are independent risk factors for delirium in critically ill patients [J]. Intensive Care Med, 2009, 35 (11): 1886-1892.

[162] AMERICAN PSYCHIATRIC ASSOCIATION. Diagnostic and Statistical Manual of Mental Disorders [M]. 5th ed. Arlington: American Psychiatric Publishing, 2013.

[163] LIPTZIN B, LEVKOFF S E. An empirical study of delirium subtypes [J]. Br J Psychiatry, 1992, 161: 843-845.

[164] MEAGHER D J, TRZEPACZ P T. Motoric subtypes of delirium [J]. Semin Clin Neuropsychiatry, 2000, 5 (2): 75-85.

[165] HOSKER C, WARD D. Hypoactive delirium [J]. BMJ (Clinical researched), 2017, 357: j2047.

[166] Falsini G, Grotti S, Porto I, et al. Long-term prognostic value of delirium in elderly patients with acute cardiac diseases admitted to two cardiac intensive care units: a prospective study (DELIRIUM CORDIS) [J]. Eur Heart J Acute Cardiovasc Care, 2018, 7 (7): 661-670.

[167] ROBINSON T N, RAEBURN C D, TRAN Z V, et al. Motor subtypes of postoperative delirium in older adults [J]. Arch Surg, 2011, 146 (3): 295-300.

[168] INOUYE S K, KOSAR C M, TOMMET D, et al. The Cam-s: development and validation of a new scoring system for delirium severity in 2 cohorts [J]. Ann Intern Med, 2014, 160 (8): 526-533.

[169] TRZEPACZ P T, MITTAL D, TORRES R, et al. Validation of the delirium rating scale-revised-98: comparison with the delirium rating scale and the cognitive test for delirium [J]. J Neuropsychiatry Clin Neurosci, 2001, 13 (2): 229-242.

[170] ADAMIS D, SLOR C J, LEONARD M, et al. Reliability of delirium rating scale (DRS) and delirium rating scale-revised-98 (DRS-R98) using variance-

based multivariate modelling〔J〕. J Psychiatr Res, 2013, 47（7）: 966-971.

〔171〕KHAN B A, PERKINS A J, GAO S, et al. The confusion assessment method for the icu -7 delirium severity scale: a novel delirium severity instrument for use in the ICU〔J〕. Crit Care Med, 2017, 45（5）: 851-857.

〔172〕VAN SLEUWEN M, SUN H, ECKHARDT C, et al. Physiological assessment of delirium severity: the electroencephalographic confusion assessment method severity score（E-CAM-S）〔J〕. Crit Care Med, 2022, 50（1）: e11-e19.

〔173〕MARCANTONIO E R. Delirium in hospitalized older adults〔J〕. N Engl J Med, 2017, 377: 1456-1466.

〔174〕SIDDIQI N, HARRISON J K, CLEGG A, et al. Interventions for preventing delirium in hospitalised non-ICU patients〔J〕. Cochrane Database Syst Rev, 2016, 3（3）: CD005563.

〔175〕SCOTTISH INTERCOLLEGIATE GUIDELINES NETWORK. Risk reduction and management of delirium〔EB/OL〕（2020-07-28）〔2023-09-20〕. http: // www. sign. ac. uk.

〔176〕DEVLIN J W, SKROBIK Y, GÉLINAS C, et al. Clinical practice guidelines for the prevention and management of pain, agitation/sedation, delirium, immobility, and sleep disruption in adult patients in the ICU〔J〕. Crit Care Med, 2018, 46（9）: e825-e873.

〔177〕NIKOOIE R, NEUFELD K J, OH E S, et al. Antipsychotics for treating delirium in hospitalized adults: a systematic review〔J〕. Ann Intern Med, 2019, 171（7）: 485-495.

〔178〕刘桂英, 王阳阳, 徐克珮, 等. 成人患者谵妄管理指南的质量评价〔J〕. 中国循证医学杂志, 2020, 20（7）: 837-844.

〔179〕Pitkälä K H, Laurila J V, Strandberg T E, et al. Multicomponent geriatric intervention for elderly inpatients with delirium: A randomized, controlled trial〔J〕. J Gerontol A Biol Sci Med Sci, 2006, 61（2）: 176-181.

〔180〕SACHDEV P S, BLACKER D, BLAZER D G, et al. Classifying neurocognitive disorders: the DSM-5 approach〔J〕. Nature Reviews Neurology, 2014, 10（11）: 634-642.

〔181〕BIESSELS G J, DESPA F. Cognitive decline and dementia in diabetes mellitus: mechanisms and clinical implications〔J〕. Nat Rev Endocrinol, 2018, 14（10）: 591-604.

[182] HUGO J, GANGULI M. Dementia and cognitive impairment: epidemiology, diagnosis, and treatment [J]. Clin Geriatr Med, 2014, 30 (3): 421-442.

[183] PATERSON R W, TAKADA L T, GESCHWIND M D. Diagnosis and treatment of rapidly progressive dementias [J]. Neurol Clin Pract, 2012, 2 (3): 187-200.

[184] 中国痴呆与认知障碍诊治指南写作组, 中国医师协会神经内科医师分会认知障碍疾病专业委员会. 2018中国痴呆与认知障碍诊治指南（三）：痴呆的认知和功能评估[J]. 中华医学杂志, 2018, 98 (15): 1125-1129.

[185] ZHAO Q H, GUO Q H, LIANG X N, et al. Auditory verbal learning test is superior to rey-osterrieth complex figure memory for predicting mild cognitive impairment to Alzheimer's disease [J]. Curr Alzheimer Res, 2015, 12 (6): 520-526.

[186] MOLINUEVO J L, BLENNOW K, DUBOIS B, et al. The clinical use of cerebrospinal fluid biomarker testing for Alzheimer's disease diagnosis: a consensus paper from the Alzheimer's Biomarkers Standardization Initiative [J]. Alzheimers Dement, 2014, 10 (6): 808-817.

[187] YUAN C L, YI R, DONG Q, et al. The relationship between diabetes-related cognitive dysfunction and leukoaraiosis [J]. Acta Neurol Belg, 2021, 121 (5): 1101-1110.

[188] SHAO J W, WANG J D, HE Q, et al. Three-dimensional-arterial spin labeling perfusion correlation with diabetes-associated cognitive dysfunction and vascular endothelial growth factor in type 2 diabetes mellitus rat [J]. World J Diabetes, 2021, 12 (4): 499-513.

[189] JAGUST W, THISTED R, DEVOUS M D, et al. SPECT perfusion imaging in the diagnosis of Alzheimer's disease: a clinical-pathologic study [J]. Neurology, 2001, 56 (7): 950-956.

[190] YANG Y, ZHAO J J, YU X F. Expert consensus on cognitive dysfunction in diabetes [J]. Curr Med Sci, 2022, 42 (2): 286-303.

[191] WHITWELL J L, JOSEPHS K A, MURRAY M E, et al. MRI correlates of neurofibrillary tangle pathology at autopsy: a voxel-based morphometry study[J]. Neurology, 2008, 71 (10): 743-749.

[192] Lu H B, Liu J, Gu G H, et al. Nonlinear phase synchronization analysis of EEG signals in amnesic mild cognitive impairment with type 2 diabetes mellitus

［J］. Neuroscience, 2021, 472: 25-34.

［193］QASEEM A, SNOW V, CROSS J T, et al. Current pharmacologic treatment of dementia: a clinical practice guideline from the American College of Physicians and the American Academy of Family Physicians［J］. Annals of internal medicine, 2008, 148（5）: 370-378.

［194］TARIOT P N, SOLOMON P R, MORRIS J C, et al. A 5-month, randomized, placebo-controlled trial of galantamine in AD［J］. Neurology, 2000, 54（12）: 2269-2276.

［195］ROGERS S L, FRIEDHOFF L T. The efficacy and safety of donepezil in patients with Alzheimer's disease: results of a US Multicentre, Randomized, Double-Blind, Placebo-Controlled Trial［J］. Dementia, 1996, 7（6）: 293-303.

［196］ROGERS S L, DOODY R S, MOHS R C, et al. Donepezil improves cognition and global function in Alzheimer disease: a 15-week, double-blind, placebo-controlled study［J］. Arch Intern Med, 1998, 158（9）: 1021-1031.

［197］TARIOT P N, FARLOW M R, GROSSBERG G T, et al. Memantine treatment in patients with moderate to severe Alzheimer disease already receiving donepezil: a randomized controlled trial［J］. JAMA, 2004, 291（3）: 317-324.

［198］YANG H, TANG L, QU Z, et al. Hippocampal insulin resistance and the Sirtuin 1 signaling pathway in diabetes-induced cognitive dysfunction［J］. Neural Regen Res, 2021, 16（12）: 2465-2474.

［199］HUSSEIN H M, ELYAMANY M F, RASHED L A, et al. Vitamin D mitigates diabetes-associated metabolic and cognitive dysfunction by modulating gut microbiota and colonic cannabinoid receptor 1［J］. Eur J Pharm Sci, 2022, 170: 106105.

［200］CUI Y X, YANG M M, WANG Y L, et al. Melatonin prevents diabetes-associated cognitive dysfunction from microglia-mediated neuroinflammation by activating autophagy via TLR4/Akt/mTOR pathway［J］. FASEB J, 2021, 35（4）: e21485.

［201］SOFI F, VALECCHI D, BACCI D, et al. Physical activity and risk of cognitive decline: a meta-analysis of prospective studies［J］. J Intern Med, 2011, 269（1）: 107-117.

［202］CROWE M, ANDEL R, PEDERSEN N L, et al. Does participation in leisure activities lead to reduced risk of Alzheimer's disease? A prospective study of Swedish twins [J]. J Gerontol B Psychol Sci Soc Sci, 2003, 58 (5): 249-255.

[203] TRANAH G J, BLACKWELL T, STONE K L, et al. Circadian activity rhythms and risk of incident dementia and mild cognitive impairment in older women [J]. Annals of neurology, 2011, 70 (5): 722-732.

[204] RIEMERSMA-VAN DER LEK R F, SWAAB D F, TWISK J, et al. Effect of bright light and melatonin on cognitive and noncognitive function in elderly residents of group care facilities: a randomized controlled trial [J]. JAMA, 2008, 299 (22): 2642-2655.

[205] FORBES D, BLAKE C M, THIESSEN E J, et al. Light therapy for improving cognition, activities of daily living, sleep, challenging behaviour, and psychiatric disturbances in dementia [J]. Cochrane Database Syst Rev, 2014, 26 (2): CD003946.

[206] GRAHAM B L, STEENBRUGGEN I, MILLER M R, et al. Standardization of spirometry 2019 update. An Official American Thoracic Society and European Respiratory Society technical statement [J]. Am J Respir Crit Care Med, 2019, 200 (8): 70-88.

[207] 中华医学会呼吸病学分会肺功能专业组. 肺功能检查指南（第二部分）——肺量计检查 [J]. 中华结核和呼吸杂志, 2014, 37 (7): 481-486.

[208] 庄琦, 毛家亮, 李春波, 等. 躯体化症状自评量表的初步编制及信度和效度研究 [J]. 中华行为医学与脑科学杂志, 2010, 19 (9): 847-849.

[209] THASE M E, WEISLER R H, MANNING J S, et al. Utilizing the DSM-5 Anxious Distress Specifier to develop treatment strategies for patients with major depressive disorder [J]. J Clin Psychiatry, 2017, 78 (9): 1351-1362.

[210] 卢瑾, 李凌江, 许秀峰. 中国抑郁障碍防治指南（第二版）解读：评估与诊断 [J]. 中华精神科杂志, 2017, 50 (3): 169-171.

[211] 中华医学会, 中华医学会杂志社, 中华医学会全科医学分会, 等. 广泛性焦虑障碍基层诊疗指南（2021年）[J]. 中华全科医师杂志, 2021, 20 (12): 1232-1241.

[212] 中华医学会神经病学分会, 中华医学会神经病学分会睡眠障碍学组, 中华医学会神经病学分会神经心理与行为神经病学学组. 中国成人失眠伴抑郁焦虑诊治专家共识 [J]. 中华神经科杂志, 2020, 53 (8): 564-574.

［213］HATHAWAY S R, MCKINLEY J C. Minnesota mult iphasic personality inventory manual revised 1967［M］. Minnesota：The Psychology Corporation, 1967.

［214］中国康复学会心血管病专业委员会, 中国老年学学会心脑血管病专业委员会. 在心血管科就诊患者的心理处方中国专家共识［J］. 中华心血管病杂志, 2014, 42（1）：6-13.

［215］中国神经科学学会精神病学基础与临床分会抑郁障碍研究联盟. 伴焦虑痛苦特征抑郁症的临床诊治专家共识［J］. 精神医学杂志, 2021, 34（1）：74-78.

［216］AMERICAN PSYCHIATRIC ASSOCIATION. American Psychiatric Association Board of Trustees Approves DSM-5［EB/OL］（2012-06-14）［2023-09-20］. https：//www. scielo. br/j/codas/a/MvtdPxn6RWBgVwDYKdZSB3C/?lang＝en.

［217］DROSSMAN D A, HASLER W L. Rome IV-functional GI disorders：disorders of gut-brain interaction［J］. Gastroenterology, 2016, 150（6）：1257-1261.

［218］陈胜良. 消化心身医学——中西医融合理论和实践［M］. 北京：人民卫生出版社, 2019.

［219］李军祥, 陈胜良. 脾胃病证的科学内涵与外延［M］. 北京：中华医学电子音像出版社, 2019.

［220］陈胜良. 中国消化心身健康问题处置理论和实践［M］. 北京：中华医学电子音像出版社, 2015.

［221］KAPLAN G G. The global burden of IBD：from 2015 to 2025［J］. Nat Rev Gastroenterol Hepatol, 2015, 12（12）：720-727.

［222］WELTENS N, IVEN J, VAN OUDENHOVE L, et al. The gut-brain axis in health neuroscience：implications for functional gastrointestinal disorders and appetite regulation［J］. Ann N Y Acad Sci, 2018, 1428（1）：129-150.

［223］CAMILLERI M. Leaky gut：mechanisms, measurement and clinical implications in humans［J］. Gut, 2019, 68（8）：1516-1526.

［224］（美）德罗斯曼. 功能性胃肠病多维度临床资料剖析（第二版）［M］. 蓝宇, 方秀才, 译. 北京：科学出版社, 2017.

［225］王博, 陈胜良. 难治性功能性胃肠病中枢神经药物的治疗［J］. 中国实用内科杂志, 2020, 40（2）：100-104.

［226］CHEN S L. A review of drug therapy for functional dyspepsia［J］. J Dig Dis, 2013, 14（12）：623-625.

［227］LUO Q Q, CHEN S L. Use of neurotransmitter regulators in functional gastrointestinal disorders based on symptom analysis［J］. J Dig Dis, 2017, 18 (4): 203-206.

［228］FORD A C, HARRIS L A, LACY B E, et al. Systematic review with meta-analysis: the efficacy of prebiotics, probiotics, synbiotics and antibiotics in irritable bowel syndrome［J］. Aliment Pharmacol Ther, 2018, 48 (10): 1044-1060.

［229］WAUTERS L, TALLEY N J, WALKER M M, et al. Novel concepts in the pathophysiology and treatment of functional dyspepsia［J］. Gut, 2020, 69 (3): 591-600.

［230］WAUTERS L, BURNS G, CEULEMANS M, et al. Duodenal inflammation: an emerging target for functional dyspepsia?［J］. Expert Opin Ther Targets, 2020, 24 (6): 511-523.

［231］MACER B J, PRADY S L, MIKOCKA-WALUS A. Antidepressants in inflammatory bowel disease: a systematic review［J］. Inflamm Bowel Dis, 2017, 23 (4): 534-550.

［232］MIKOCKA-WALUS A, FORD A C, DROSSMAN D A. Antidepressants in inflammatory bowel disease［J］. Nat Rev Gastroenterol Hepatol, 2020, 17 (3): 184-192.

［233］王向群, 王高华. 中国进食障碍防治指南［M］. 北京: 中华医学电子音像出版社, 2015.

［234］陈珏. 进食障碍［M］. 北京: 人民卫生出版社, 2013.

［235］Hales R E, YUDOFSKY S C, GABBARD G O. 精神病学教科书［M］. 张明园, 肖泽萍, 译. 北京: 人民卫生出版社, 2010.

［236］HUANG Y Q, WANG Y, WANG H, et al. Prevalence of mental disorders in China: a cross-sectional epidemiological study［J］. Lancet Psychiatry, 2019, 6 (3): 211-224.

［237］AMERICAN PSYCHIATRIC ASSOCIATION. Treatment of patients with eating disorders, third edition. American Psychiatric Association［J］. Am J Psychiatry, 2006, 163 (7 Suppl): 4-54.

［238］YAGER J, POWERS P S. Clinical manual of eating disorders［M］. Washington DC: The American Psychiatric Publishing, 2007.

［239］TREASURE J, CLAUDINO A M, ZUCKER N. Eating disorders［J］.

Lancet, 2010, 375（9714）: 583-593.

[240] GUO J L, WANG J J, SUN W, et al. The advances of post - stroke depression: 2021 update [J]. J Neurol, 2022, 269（3）: 1236-1249.

[241] MEDEIROS G C, ROY D, KONTOS N, et al. Post-stroke depression: a 2020 updated review [J]. Gen Hosp Psychiatry, 2020, 66: 70-80.

[242] VILLA R F, FERRARI F, MORETTI A. Post-stroke depression: mechanisms and pharmacological treatment [J]. Pharmacol Ther, 2018, 184: 131-144.

[243] 中国医师协会神经内科医师分会神经心理与情感障碍专业委员会. 卒中后抑郁临床实践的中国专家共识 [J]. 中国卒中杂志, 2016, 8（11）: 685-693.

[244] STARKSTEIN S E, HAYHOW B D. Treatment of post-stroke depression [J]. Curr Treat Options Neurol, 2019, 21（7）: 31.

[245] RAY S, AGARWAL P. Depression and anxiety in parkinson disease [J]. Clin Geriatr Med, 2020, 36（1）: 93-104.

[246] MAKKOS A, PÁL E, ASCHERMANN Z, et al. High-frequency repetitive transcranial magnetic stimulation can improve depression in Parkinson's disease: a randomized, double-blind, placebo-controlled study [J]. Neuropsychobiology, 2016, 73（3）: 169-177.

[247] SEPPI K, RAY CHAUDHURI K, COELHO M, et al. Update on treatments for nonmotor symptoms of Parkinson's disease-an evidence-based medicine review [J]. Mov Disord, 2019, 34（2）: 180-198.

[248] 中华医学会神经病学分会帕金森病及运动障碍学组, 中国医师协会神经内科医师分会帕金森病及运动障碍专业委员会. 中国帕金森病的诊断标准（2016版）[J]. 中华神经科杂志, 2016, 49（4）: 268-271.

[249] RYAN M, EATMON C V, SLEVIN J T. Drug treatment strategies for depression in Parkinson disease [J]. Expert Opin Pharmacother, 2019, 20（11）: 1351-1363.

[250] CHU C. Association between epilepsy and risk of depression: a meta-analysis[J]. Psychiatry Res, 2022, 312: 114531.

[251] WULSIN A C, SOLOMON M B, PRIVITERA M D, et al. Hypothalamic-pituitary-adrenocortical axis dysfunction in epilepsy [J]. Physiol Behav, 2016, 166: 22-31.

[252] NEGRÓN-OYARZO I, ABOITIZ F, FUENTEALBA P. Impaired functional connectivity in the prefrontal cortex: a mechanism for chronic stress-induced

neuropsychiatric disorders [J]. Neural Plast, 2016, 2016: 7539065.

[253] GILL S J, LUKMANJI S, FIEST K M, et al. Depression screening tools in persons with epilepsy: a systematic review of validated tools [J]. Epilepsia, 2017, 58 (5): 695-705.

[254] FENG H X, WANG M X, ZHAO H M, et al. Effect of cognitive behavioral intervention on anxiety, depression, and quality of life in patients with epilepsy[J]. Am J Transl Res, 2022, 14 (7): 5077-5087.

[255] MULA M, BRODIE M J, DE TOFFOL B, et al. ILAE clinical practice recommendations for the medical treatment of depression in adults with epilepsy [J]. Epilepsia, 2022, 63 (2): 316-334.

[256] WOLDEAMANUEL Y W, COWAN R P. Migraine affects 1 in10 people worldwide featuring recent rise: a systematicreview and Meta-analysis of community-based studiesinvolving 6 million participants [J]. J Neurol Sci, 2017, 372: 307-315.

[257] PRZEKLASA-MUSZYŃSKA A, KOCOT-KĘPSKA M, DOBROGOWSKI J, et al. Transcranial direct current stimulation (tDCS) and its influence on analgesics effectiveness in patients suffering from migraine headache [J]. Pharmacological Reports, 2017, 69 (4): 714-721.

[258] ISHIYAMA S, SHIBATA Y, AYUZAWA S, et al. Clinical effect of C2 peripheral nerve field stimulation using electroacupuncture for primary headache [J]. Neuromodulation, 2018, 21 (8): 793-796.

[259] KARIMI L, WIJERATNE T, CREWTHER S G, et al. The migraine-anxiety comorbidity among migraineurs: a systematic review [J]. Front Neurol, 2021, 11: 613372.

[260] 中国医师协会神经内科医师分会疼痛与感觉障碍学组. 偏头痛与抑郁障碍共病诊治中国专家共识 [J]. 中国疼痛医学杂志, 2020, 26 (12): 881-889.

[261] NICHOLAS M, VLAEYEN J, RIEF W, et al. The IASP classification of chronic pain for ICD-11: chronic primary pain [J]. Pain, 2019, 160 (1): 28-37.

[262] SARZI-PUTTINI P, GIORGI V, MAROTTO D, et al. Fibromyalgia: an update on clinical characteristics, aetiopathogenesis and treatment [J]. Nat Rev Rheumatol, 2020, 16 (11): 645-660.

[263] LØGE-HAGEN J S, SAELE A, JUHL C, et al. Prevalence of depressive

disorder among patients with fibromyalgia: systematic review and meta-analysis [J]. J Affect Disord, 2019, 245: 1098-1105.

[264] ZHANG Y, LIANG D F, JIANG R H, et al. Clinical, psychological features and quality of life of fibromyalgia patients: a cross-sectional study of Chinese sample [J]. Clin Rheumatol, 2018, 37 (2): 527-537.

[265] GALVEZ-SANCHEZ C M, REYES D P G. Diagnostic criteria for fibromyalgia: critical review and future perspectives [J]. J Clin Med, 2020, 9 (4): 1219.

[266] WOLFE F, CLAUW D J, FITZCHARLES M A, et al. 2016 Revisions to the 2010/2011 fibromyalgia diagnostic criteria [J]. Semin Arthritis Rheum, 2016, 46 (3): 319-329.

[267] KUDLOW P A, ROSENBLAT J D, WEISSMAN C R, et al. Prevalence of fibromyalgia and co-morbid bipolar disorder: a systematic review and meta-analysis [J]. J Affect Disord, 2015, 188: 134-142.

[268] 梁东风, 黄烽. 重视脊柱关节炎和纤维肌痛症的鉴别及共病的识别 [J]. 中华医学杂志, 2016, 96 (29): 2292-2294.

[269] 梁东风, 张颖, 冀肖健, 等. 纤维肌痛的误诊及影响因素分析 [J]. 解放军医学院学报, 2021, 42 (8): 798-801, 817.

[270] 梁东风, 郭晓杰, 周博, 等. 纤维肌痛250例临床和心理特征分析 [J]. 中华内科杂志, 2022, 61 (12): 1351-1356.

[271] EVCIK D, KETENCI A, SINDEL D. The Turkish Society of Physical Medicine and Rehabilitation (TSPMR) guideline recommendations for the management of fibromyalgia syndrome [J]. Turk J Phys Med Rehabil, 2019, 65 (2): 111-123.

[272] MACFARLANE G J, KRONISCH C, DEAN L E, et al. EULAR revised recommendations for the management of fibromyalgia [J]. Ann Rheum Dis, 2017, 76 (2): 318-328.

[273] 叶超群, 梁东风, 凌梦钰, 等. 纤维肌痛运动干预患者实践指南(2021年) [J]. 解放军医学院学报, 2021, 42 (8): 790-797.

[274] 中国纤维肌痛康复实践指南制订工作组, 北京医学会物理医学与康复分会, 中华医学会心身医学分会心身风湿协作学组. 中国纤维肌痛康复指南(2021) [J]. 中华物理医学与康复杂志, 2022, 44 (1): 1-12.

[275] 朱谦. 纤维肌痛临床诊疗中国专家共识 [J]. 中国疼痛医学杂志, 2021, 27 (10): 721-727.

［276］梁东风，黄烽. 应提高对功能性风湿症状的识别和处理能力［J］. 中华医学杂志，2017，97（25）：1923-1926.

［277］张颖，梁东风，黄烽. 重视风湿病患者的心身医学研究［J］. 中华内科杂志，2017，56（3）：163-166.

［278］NIJS J，LEYSEN L，VANLAUWE J，et al. Treatment of central sensitization in patients with chronic pain：time for change？［J］. Expert Opin Pharmacother，2019，20（16）：1961-1970.

［279］JI R R，NACKLEY A，HUH Y，et al. Neuroinflammation and central sensitization in chronic and widespread pain［J］. Anesthesiology，2018，129（2）：343-366.

［280］刘少博，令狐婷，高耀，等. 线粒体能量代谢障碍在抑郁症发病机制中的关键作用［J］. 药学学报，2020，55（2）：195-200.

［281］TERAUCHI M，ODAI T，HIROSE A，et al. Chilliness in Japanese middle-aged women is associated with anxiety and low n-3 fatty acid intake［J］. Climacteric，2020，23（2）：178-183.

［282］苏萍，曹琳，庞允婷，等. 141例躯体形式障碍患者的特征分析及心理护理［J］. 中外医学研究，2013，11（30）：78-80.

［283］梁东风，胡拯源，朱剑，等. 产后女性冷敏体质患者的躯体症状和心理特征［J］. 解放军医学院学报，2022，43（7）：748-752.

［284］许成，童晶晶，刘娜. 类风湿关节炎焦虑抑郁发病情况及影响因素分析［J］. 中华风湿病学杂志，2017，21（5）：342-347.

［285］LI Y，ZHANG S L，ZHU J，et al. Sleep disturbances are associated with increased pain，disease activity，depression，and anxiety in ankylosing spondylitis：a case-control study［J］. Arthritis Res Ther，2012，14（5）：R215.

［286］DURCAN L，O'DWYER T，PETRI M. Managemengt strategies and futurections for systemic lupus erythematosus in adults［J］. Lancet，2019，393（1188）：2332-2343.

［287］赵娟. 合理情绪行为干预对系统性红斑狼疮患者治疗依从性及心理状态的影响［J］. 山西医药杂志，2015，44（16）：1956-1958.

［288］李洪祥，李雪艳，刘蕊. 放松疗法合并药物治疗以冷感为主诉的躯体形式障碍对照研究［J］. 中国健康心理学杂志，2015，23（11）：1607-1609.

［289］李公明，夏俊杰. 从"结气致痹"论治产后风湿症［J］. 江苏中医药，2016，

48（3）：43-45.

［290］蒋健. 郁证发微（六）——郁证畏寒论［J］. 上海中医药杂志，2016，50（1）：11-14.

［291］FRANCA K，JAFFERANY M. 应激与皮肤疾病——从基础到临床［M］. 张海萍，谢志强，译. 北京：清华大学出版社，2021.

［292］EICHENFIELD L F，TOM W L，BERGER G L，et al. Guidelines of care for the management of atopic dermatitis：section 2［J］. J Am Acad Dermatol，2014，71（1）：116-132.

［293］LANGAN S M，IRVINE A D，WEIDINGER S. Atopic dermatitis［J］. Lancet，2020，396（10247）：354-360.

［294］LIU P，ZHAO Y，MU Z L，et al. Clinical features of adult/adolescent atopic dermatitis and Chinese criteria for atopic dermatitis［J］. Chin Med J（Engl），2016，129（7）：757-762.

［295］赵作涛，高兴华. 中重度特应性皮炎系统药物达标治疗专家指导建议［J］. 中国皮肤性病学杂志，2022，36（8）：855-864.

［296］中国医师协会皮肤科医师分会过敏性疾病专业委员会，中华医学会皮肤性病学分会特应性皮炎研究中心，中国医疗保健国际交流促进会皮肤科分会. 特应性皮炎瘙痒管理专家共识［J］. 中华皮肤科杂志，2021，54（5）：391-396.

［297］丁晓岚，张建忠，等. 中国六省市银屑病流行病学调查［J］. 中国皮肤性病学杂志，2010，24（7）：598-601.

［298］RAN D，CAI M L，ZHANG X J. Genetics of psoriasis：a basis for precision medicine［J］. Precis Clin Med，2019，2（2）：120-130.

［299］OGAWA E，SATO Y，MINAGAWA A，et al. Pathogenesis of psoriasis and development of treatment［J］. J Dermatol，2018，45（3）：264-272.

［300］庞晓文，杨雪琴，李世荫. 真皮血管系统在银屑病发病中的作用——一种神经免疫调节机理［J］. 国外医学皮肤性病学分册，1998，24（2）：72-75.

［301］FRITZ Y，KLENOTIC P A，SWINDELL W R，et al. Induction of alternative proinflammatory cytokines accounts for sustained psoriasiform skin inflammation in IL-17C＋IL-6KO Mice［J］. J Invest Dermatol，2017，137（3）：696-705.

［302］中华医学会皮肤性病学分会银屑病专业委员会. 中国银屑病治疗指南（2018完整版）［J］. 中华皮肤科杂志，2019，52（10）：667-710.

［303］TAYLOR W，GLADMAN D，HELLIWELL P，et al. Classification criteria for psoriatic arthritis, development of new criteria from a large international study[J]. Arth Rheum, 2006, 54（8）：2665-2673.

［304］姜乾金. 医学心理学［M］. 北京：人民卫生出版社, 2005.

［305］刘瑶, 张伯华. 心身医学概论［M］. 合肥：安徽大学出版社, 2004.

［306］秦万章, 顾军. 银屑病学［M］. 南京：江苏凤凰科学技术出版社, 2020.

［307］GOLLNICK H P, FINLAY A Y, SHEAR N, et al. Can we define acne as a chronic disease? If so, how and when?[J]. Am J Clin Dermatol, 2008, 9（5）：279-284.

［308］RICHTER C, TROJAHN C, HILLMANN K, et al. Sensitivity to change of the Dermatology Life Quality Index in adult females with facial acne vulgaris: a validation study［J］. J Eur Acad Dermatol Venereol, 2017, 31（1）：169-174.

［309］MIZUNO K, SAKAUE H, KOHSAKA K, et al. An increase in normetanephrine in hair follicles of acne lesions through the sympatho-adrenal medullary system in acne patients with anxiety［J］. J Dermatol, 2021, 48（8）：1281-1285.

［310］ÖZYAY EROĞLU F, AKTEPE E, ERTURAN İ, et al. The evaluation of psychiatric comorbidity, self-injurious behavior, suicide probability, and other associated psychiatric factors（loneliness, self-esteem, life satisfaction）in adolescents with acne: a clinical pilot study［J］. J Cosmet Dermatol, 2019, 18（3）：916-921.

［311］DRENO B, BAGATIN E, BLUME-PEYTAVI U, et al. Female type of adult acne: physiological and psychological considerations and management［J］. J Dtsch Dermatol Ges, 2018, 16（10）：1185-1194.

［312］MISERY L, TAÏEB C, SCHOLLHAMMER M, et al. Psychological consequences of the most common dermatoses: data from the objectifs peau study［J］. Acta Dermato-Venereologica, 2020, 100（13）：1-4.

［313］CHANDRASEKARAN S, DE SOUSA J F M, PAGHDAR S, et al. Is isotretinoin in acne patients a psychological boon or a bane: a systematic review［J］. Cureus, 2021, 13（8）：e16834.

［314］EICHENFIELD L F, TOM W L, BERGER T G, et al. Guidelines of care for the management of atopic dermatitis: section 2. Management and treatment of atopic dermatitis with topical therapies［J］. J Am Acad Dermatol, 2014, 71（1）：116-132.

［315］MIRZOYEV S A, SCHRUM A G, DAVIS M D P, et al. Lifetime incidence risk of alopecia areata estimated at 2. 1% by Rochester Epidemiology Project, 1990-2009［J］. J Invest Dermatol, 2014, 134（4）: 1141-1142.

［316］WANG T L, SHEN Y W, ZHOU C, et al. Alopecia areata in China: a survey on prevalence in 6 cities［J］. Chinese Journal of Dermatology, 2009, 42（10）: 668-670.

［317］GRANT J E, CHAMBERLAIN S R. Trichotillomania［J］. Am J Psychiatry, 2016, 173（9）: 868-874.

［318］ARCK P C, SLOMINSKI A, THEOHARIDES T C, et al. Indications for a 'brain-hair follicle axis（BHA）': inhibition of keratinocyte proliferation and up-regulation of keratinocyte apoptosis in telogen hair follicles by stress and substance P［J］. The Faseb Journal, 2001, 15（13）: 2536-2538.

［319］YU N L, TAN H, SONG Z Q, et al. Illness perception in patients with androgenetic alopecia and alopecia areata in China［J］. J Psychosom Res. 2016, 86: 1-6.

［320］GÜLEÇ A T, TANRIVERDI N, DÜRÜ C et al. The role of psychological factors in alopecia areata and the impact of the disease on the quality of life［J］. Int J Dermatol, 2004, 43（5）: 352-356.

［321］HAUTMANN G, HERCOGOVA J, LOTTI T. Trichotillomania［J］. J Am Acad Dermatol, 2002, 46（6）: 807-826.

［322］CHAMBERLAIN S R, MENZIES L A, FINEBERG N A, et al. Grey matter abnormalities in trichotillomania: morphometric magnetic resonance imaging study［J］. The British Journal of Psychiatry, 2008, 193（3）: 216-221.

［323］LOLLI F, PALLOTTI F, ROSSI A, et al. Androgenetic alopecia: a review［J］. Endocrine, 2017, 57（1）: 9-17.

［324］张建中. 中国雄激素性秃发诊疗指南［J］. 临床皮肤科杂志, 2014, 43（3）: 5.

［325］Willemsen R, Vanderlinden J, Deconinck A, et al. Hypnotherapeutic management of alopecia areata［J］. J Am Acad Dermatol, 2006, 55（2）: 233-237.

［326］LE PORS C, TALAGAS M, ABASQ-THOMAS C, et al. What do we know about pruritus in very young infants? A literature review［J］. Cells, 2021, 10（10）: 2788.

［327］YALÇıN B, TAMER E, TOY G G, et al. The prevalence of skin diseases in the elderly: analysis of 4099 geriatric patients [J]. Int J Dermatol, 2006, 45 (6): 672-676.

[328] GUNALAN P, INDRADEVI R, OUDEACOUMAR P, et al. Pattern of skin diseases in geriatric patients attending tertiary care centre [J]. J Evol Med Dent Sci, 2017, 6 (20): 1566-1571.

[329] YOSIPOVITCH G, MISERY L, PROKSCH E, et al. Skin barrier damage and itch: review of mechanisms, topical management and future directions [J]. Acta dermato-venereologica, 2019, 99 (13): 1201-1209.

[330] BONCHAK J G, SWERLICK R A. Emerging therapies for atopic dermatitis: TRPV1 antagonists [J]. J Am Acad Dermatol, 2018, 78 (3 Suppl 1): S63-S66.

[331] 王宏伟, 张洁尘. 老年皮肤瘙痒症诊断与治疗专家共识 [J]. 中国皮肤性病学杂志, 2018, 32 (11): 1233-1237.

[332] SCHUT C, MOLLANAZAR N K, KUPFER J, et al. Psychological interventions in the treatment of chronic itch [J]. Acta dermato-venereologica, 2016, 96 (2): 157-161.

[333] CHEN X J, SUN Y G. Central circuit mechanisms of itch [J]. Nat commun, 2020, 11 (1): 3052.

[334] LU D, ANDRAE B, VALDIMARSDOTTIR U, et al. Psychological distress is associated with cancer-specific mortality among patients with cervical cancer [J]. Cancer Res, 2019, 79 (15): 3965-3972.

[335] MITCHELL A J, CHAN M, BHATTI H, et al. Prevalence of depression, anxiety, and adjustment disorder in oncological, haematological, and palliative-care settings: a meta-analysis of 94 interview-based studies [J]. Lancet Oncol, 2011, 12 (2): 160-174.

[336] GIBSON A W, GRABER J J. Distinguishing and treating depression, anxiety, adjustment, and post-traumatic stress disorders in brain tumor patients [J]. Ann Palliat Med, 2021, 10 (1): 875-892.

[337] ABBEY G, THOMPSON S B, HICKISH T, et al. A meta-analysis of prevalence rates and moderating factors for cancerrelated post-traumatic stress disorder [J]. Psychooncology, 2015, 24 (4): 371-381.

[338] CORDOVA M J, RIBA M B, SPIEGEL D. Post-traumatic stress disorder and cancer [J]. Lancet Psychiatry, 2017, 4 (4): 330-338.

［339］YEHUDA R. Hypothalamic-pituitary-adrenal alterations in PTSD：are they relevant to understanding cortisol alterations in cancer? ［J］. Brain Behav Immun，2003，17 Suppl 1：S73-S83.

［340］BIRK J L, SUMNER J A, HAERIZADEH M, et al. Early interventions to prevent posttraumatic stress disorder symptoms in survivors of life-threatening medical events：a systematic review ［J］. J Anxiety Disord，2019，64：24-39.

［341］GIRGENTI M J, HARE B D, GHOSAL S, et al. Molecular and cellular effects of traumatic stress：implications for PTSD ［J］. Curr Psychiatry Rep，2017，19（11）：85.

［342］SZESZKO P R, LEHRNER A, YEHUDA R. Glucocorticoids and hippocampal structure and function in PTSD ［J］. Harv Rev Psychiatry，2018，26（3）：142-157.

［343］田甜，景慧，付佳. 恶性肿瘤患者谵妄发生风险的预测模型研究 ［J］. 实用医学杂志，2021，37（20）：6.

［344］BREITBART W, ALICI Y. Agitation and delirium at the end of life："We couldn' t manage him" ［J］. JAMA，2008，300（24）：2898-2910.

［345］邹韶红，任涛. 肿瘤患者心身疾病诊治指南 ［M］. 西安：陕西科学技术出版社，2021.

［346］ARYANKHESAL A, GHASHGHAEE A, SARDARI E, et al. Prevalence of depression in patients with cancer in Iran：a systematic review and meta-analysis ［J］. BMJ Support Palliat Care，2022，12（e4）：e518-e525.

［347］ABDEL-RAHMAN O, SALAS A S, WATANABE S M, et al. Burden of depression among Canadian adults with cancer；results from a national survey［J］. Expert Rev Pharmacoecon Outcomes Res，2021，21（4）：667-672.

［348］VAN DEN BREKEL L, VAN DER BAAN F H, ZWEERS D, et al. Predicting anxiety in hospitalized cancer patients［J］. J Pain Symptom Manage，2020，60（3）：522-530.

［349］ARCH J J, GENUNG S R, FERRIS M C, et al. Presence and predictors of anxiety disorder onset following cancer diagnosis among anxious cancer survivors ［J］. Support Care Cancer，2020，28（9）：4425-4433.

［350］GÖTZE H, FRIEDRICH M, TAUBENHEIM S, et al. Depression and anxiety in long-term survivors 5 and 10 years after cancer diagnosis ［J］. Support Care Cancer，2020，28（1）：211-220.

[351] WALKER J, MAGILL N, MULICK A, et al. Different independent associations of depression and anxiety with survival in patients with cancer [J]. J Psychosom Res, 2020, 138: 110218.

[352] BREIDENBACH C, HEIDKAMP P, HILTROP K, et al. Prevalence and determinants of anxiety and depression in long-term breast cancer survivors [J]. BMC Psychiatry, 2022, 22 (1): 101.

[353] 唐丽丽, 王建平. 心理社会肿瘤学 [M]. 北京: 北京大学医学出版社, 2012.

[354] 宗永华, 解金红, 关怀敏, 等. 麝香通心滴丸治疗稳定型心绞痛合并轻度焦虑-抑郁障碍患者临床观察 [J]. 中国临床医生杂志, 2020, 48 (3): 278-280.

[355] IRWIN S A, MONTROSS L P, CHOCHINOV H M. What treatments are effective for anxiety in patients with serious illness. In: Evidence-Based Practice of Palliative Medicine, Morrison RS, Goldstein N (Eds) [M]. Amsterdam: Elsevier Saunders, 2012.

[356] TRAEGER L, GREER J A, FERNANDEZ-ROBLES C, et al. Evidence-based treatment of anxiety in patients with cancer [J]. J Clin Oncol, 2012, 30 (11): 1197-1205.

[357] LINDEN W, VODERMAIER A, MACKENZIE R, et al. Anxiety and depression after cancer diagnosis: prevalence rates by cancer type, gender, and age [J]. J Affect Disord, 2012, 141 (2-3): 343-351.

[358] BLOCK S D. Psychological issues in end-of-life care [J]. J Palliat Med, 2006, 9 (3): 751-772.

[359] AMERICAN PSYCHIATRIC ASSOCIATION. Diagnostic and statistical manual of mental disorders [M]. 5th Ed (DSM-5). Arlington: American Psychiatric Association, 2013.

[360] HINZ A, HERZBERG P Y, LORDICK F, et al. Age and gender differences in anxiety and depression in cancer patients compared with the general population[J]. Eur J Cancer Care (Engl), 2019, 28 (5): e13129.

[361] PAYNE D K, MASSIE M J. Anxiety in palliative care. In: Handbook of Psychiatry in Palliative Medicine, Chochinov HM, Breitbart W (Eds) [M]. New York: Oxford University Press, 2000.

[362] MOLS F, HUSSON O, ROUKEMA J A, et al. Depressive symptoms are a

risk factor for all-cause mortality: results from a prospective population-based study among 3, 080 cancer survivors from the PROFILES registry [J]. J Cancer Surviv, 2013, 7（3）: 484- 492.

[363] 陈振东. 肿瘤病人精神心理问题识别 [J]. 中国肿瘤, 2006, 15（11）: 714-718.

[364] 姚树桥, 杨艳杰. 医学心理学 [M]. 7版. 北京: 人民卫生出版社, 2018.

[365] 张明园, 何燕玲. 精神科评定量表手册 [M]. 8版. 长沙: 湖南科学技术出版社, 2015.

[366] 和芳, 陈伟, 殷雯, 等. 胃癌患者心理痛苦的研究进展 [J]. 护理学杂志, 2022, 37（8）: 111-113.

[367] 周文竹, 周铁生, 黄劲松. 抗抑郁药物配合心理干预对胃癌伴发焦虑抑郁患者的影响 [J]. 中国肿瘤临床与康复, 2021, 28（7）: 810-813.

[368] SPERRY L, BINENSZOK V. Ultra-brief cognitive behavioral treatments: a new practice model for mental health and integrated care [M]. New York: Routledge, 2019.

[369] 唐丽丽, 詹淑琴, 于恩彦, 等. 成人癌症患者失眠诊疗专家建议 [J]. 中国心理卫生杂志, 2021, 35（6）: 441-448.

[370] 孙凌云, 庞英, 彭蓉晏, 等. 中西医结合症状管理与心身医学模式在结直肠癌肿瘤康复中的应用探讨 [J]. 中国肿瘤临床与康复, 2021, 28（6）: 689-694.

[371] MUNK-OLSEN T, LAURSEN T M, PEDERSEN C B, et al. New parents and mental disorders: a population-based register study [J]. JAMA, 2006, 296（21）: 2582-2589.

[372] WORLD HEALTH ORGANIZATION. World mental health report: transforming mental health for all [EB/OL]（2022-07-16）[2023-11-01]. World mental health report: Transforming mental health for all（who. int）.

[373] JAYNE C, MICHAEL E P. Psychological challenges in obstetrics and gynecology: the clinical management [M]. London: Springer, 2007.

[374] WOODY C A, FERRARI A J, SISKIND D J, et al. A systematic review and meta-regression of the prevalence and incidence of perinatal depression [J]. J Affect Disord, 2017, 219: 86-92.

[375] ORAM S, KHALIFEH H, HOWARD L M. Violence against women and mental health [J]. Lancet Psychiatry, 2017, 4（2）: 159-170.

[376] GAVIN N I, GAYNES B N, LOHR K N, et al. Perinatal depression: a systematic review of prevalence and incidence [J]. Obstet Gynecol, 2005, 106（5 Pt 1 ）: 1071-1083.

[377] BENNETT H A, EINARSON A, TADDIO A, et al. Prevalence of depression during pregnancy: systematic review [J]. Obstet Gynecol, 2004, 103（4）: 698-709.

[378] 丰有吉, 沈铿. 妇产科学 [M]. 2版. 北京: 人民卫生出版社, 2010.

[379] WENZEL A, STUART S C. Anxiety in childbearing women: diagnosis and treatment [M]. Washington DC: American Psychological Association, 2011 .

[380] WISNER K L, SIT D K, MCSHEA M C, et al. Onset timing, thoughts of self-harm, and diagnoses in postpartum women with screen-positive depression findings [J]. JAMA Psychiatry, 2013, 70（5）: 490-498.

[381] SIT D, ROTHSCHILD A J, WISNER K L. A review of postpartum psychosis[J]. J Womens Health, 2006, 15: 352-368.

[382] UGUZ F, AKAMN C, KAYA N, et al. Post-partum onset obsessive-compulsive disorder: incidence, clinical features and related factors [J]. J Clin Psychiatry, 2007, 68（1）: 132-138.

[383] 史樱, 金凤羽. 800例女性更年期症状的发生情况调查 [J]. 中国妇幼保健, 2017, 32（24）: 6217-6218.

[384] BLOCH M, DALY R C, RUBINOW D R. Endocrine factors in the etiology of postpartum depression [J]. Compr Psychiatry, 2003, 44（3）: 234-246.

[385] BLOCH M, SCHMIDT P J, DANACEAU M, et al. Effects of gonadal steroids in women with a history of postpartum depression [J]. Am J Psychiatry, 2000, 157（6）: 924-930.

[386] YONKERS K A, WISNER K L, STOWE Z, et al. Management of bipolar disorder during pregnancy and the postpartum period [J]. Am J Psychiatry, 2004, 161: 608-620.

[387] FRANK J B, WEIHS K, MINERVA E, et al. Women's mental health in primary care. Depression, anxiety, somatization, eating disorders, and substance abuse [J]. Med Clin North Am, 1998, 82（2）: 359-389.

[388] O'HARA M W, WISNER K L. Perinatal mental illness: Definition, description and aetiology [J]. Best Pract Res Clin Obstet, Gynaecol, 2014, 28（1）: 3-12.

[389] BUTTNER M M, O'HARA M W, WATSON D. The structure of women's

mood in the early postpartum〔J〕. Assessment，2012，19（2）：247-256.

［390］GONIDAKIS F，RABAVILAS A D，VARSOU E，et al. Maternity blues in Athens，Greece：a study during the first 3 days after delivery〔J〕. J Affect Disord，2007，99（1-3）：107-115.

［391］COHEN L S，WANG B，NONACS R，et al. Treatment of mood disorders during pregnancy and postpartum〔J〕. Psychiatr Clin N Am，2010，33（2）：273-293.

［392］GROTE N K，SWARTZ H A，GEIBEL S L，et al. A randomized controlled trial of culturally relevant，brief interpersonal psychotherapy for perinatal depression〔J〕. Psychiatr Serv，2009，60（3）：313-321.

［393］HERON J，MCGUINNESS M，BLACKMORE E R. et al. Early postpartum symptoms in puerperal psychosis〔J〕. BJOG，2008，115（3）：348-353.

［394］WISNER K L，PEINDL K S，GIGLIOTTI T，et al. Obsessions and compulsions in women with postpartum depression〔J〕. J Clin Psychiatry，1999，60（3）：176-180.

［395］SIT D，ROTHSCHILD A J，WISNER K L. A review of postpartum psychosis〔J〕. J Womens Health（Larchmt），2006，15（4）：352-368.

［396］HUDAK R，WISNER K L. Diagnosis and treatment of postpartum obsessions and compulsions that involve infant harm〔J〕. Am J Psychiatry，2012，169（4）：360-363.

［397］ABRAMOWITZ J S，SCHWARTZ S A，MOORE K M，et al. Obsessive-compulsive symptoms in pregnancy and the puerperium：a review of the literature〔J〕. J Anxiety Disord，2003，17（4）：461-78.

［398］中华医学会妇产科学分会绝经学组. 绝经期管理与激素补充治疗临床应用指南（2012版）〔J〕. 中华妇产科杂志，2013，10（48）：795-799.

［399］WYATT K M，DIMMOCK P W，O'BRIEN P M. Selective serotonin reuptake inhibitors for premenstrual syndrome〔J〕. Cochrane Database of Syst Rev，2002，4：CD001396.

［400］SAMUEL T W，GERARD S. Brexanolone（Zulresso）for Postpartum Depression〔J〕. Med Lett Drugs Ther，2019，61（1571）：68-70.

［401］BECK C T，DRISCOLL J. Postpartum mood and anxiety disorders：a clinician's guide〔M〕. New York：Jones and Bartlett Publishers，2006.

［402］孙艳格，张李松. 更年期妇女健康管理专家共识（基层版）〔J〕. 中国全科医

学，2021，24（11）：1317-1324.

［403］HARKNESS E，MACDONALD W，VALDERAS J，et al . Identifying psychosocial interventions that improve both physical and mental health in patients with diabetes：a systematic review and meta-analysis［J］. Diabetes Care，2010，33（4）：926-930.

［404］HUANG Y F，WEI X M，WU T，et al. Collaborative care for patients with depression and diabetes mellitus：a systematic review and meta-analysis［J］. BMC Psychiatry，2013，13：260.

［405］POWERS M A，BARDSLEY J K，CYPRESS M，et al. Diabetes self-management education and support in adults with type 2 diabetes：a consensus report of the American Diabetes Association，the Association of Diabetes Care & Education Specialists，the Academy of Nutrition and Dietetics，the American Academy of Family Physicians，the American Academy of PAs，the American Association of Nurse Practitioners，and the American Pharmacists Association［J］. Diabetes Care，2020，43（7）：1636-1649.

［406］NI COLUCCI A，KOVACS BURNS K，HOLT R I，et al. Diabetes Attitudes，Wishes and Needs second study（DAWN2™）：cross national benchmarking of diabetes-related psychosocial outcomes for people with diabetes［J］. Diabet Med，2013，30（7）：767-777.

［407］FISHER L，HESSLER D M，POLONSKY W H，et al. When is diabetes distress clinically meaningful ?：establishing cut points for the Diabetes Distress Scale［J］. Diabetes Care，2012，35（2）：259-264.

［408］AIKENS J E. Prospective associations between emotional distress and poor outcomes in type 2 diabetes［J］. Diabetes Care，2012，35（12）：2472-2478.

［409］FISHER L，HESSLER D，GLASGOW R E，et al. REDEEM：a pragmatic trial to reduce diabetes distress［J］. Diabetes Care，2013，36（9）：2551-2558.

［410］POLONSKY W H，FISHER L，EARLES J，et al. Assessing psychosocial stress in diabetes：development of the diabetes distress scale［J］. Diabetes Care，2005，28（3）：626-631.

［411］杨青，刘雪琴. 中文版糖尿病痛苦量表信效度评价［J］. 护理学报，2010，17（17）：8-10.

［412］LAWRENCE F，MULLAN J T，PATRICIA A，et al. Diabetes distress but not clinical depression or depressive symptoms is associated with glycemic control in both cross-sectional and longitudinal analyses [J]. Diabetes Care, 2010, 33 (1): 23-28.

[413] 杨龑晓晓, 孙子林, 袁勇贵. 糖尿病教育中的心理干预技术进展 [J]. 中华糖尿病杂志, 2014, 6 (6): 417-420.

[414] FRIIS A M, JOHNSON M H, CUTFIFIELD R G, et al. Kindness matters: a randomized controlled trial of a mindful self-compassion intervention improves depression, distress, and HbA1c among patients with diabetes [J]. Diabetes Care, 2016, 39 (11): 1963-1971.

[415] WEISSBERG-BENCHELL J, SHAPIRO J B, BRYANT F B, et al. Supporting Teen Problem-Solving (STEPS) 3 year outcomes: preventing diabetes specifific emotional distress and depressive symptoms in adolescents with type 1 diabetes[J]. J Consult Clin Psychol, 2020, 88 (11): 1019-1031.

[416] ANDERSON R J, FREEDLAND K E, CLOUSE R E, et al. The prevalence of comorbid depression in adults with diabetes: a meta-analysis [J]. Diabetes Care, 2001, 24 (6): 1069-1078.

[417] KNOL M J, TWISK J W, BEEKMAN A T, et al. Depression as a risk factor for the onset of type 2 diabetes mellitus: a meta-analysis [J]. Diabetologia, 2006, 49 (5): 837-845.

[418] 张玲, 王刚. 糖尿病共病抑郁症的诊断、评估与治疗 [J]. 中华糖尿病杂志, 2016, 8 (4): 195-198.

[419] 李凌江, 马辛. 中国抑郁障碍防治指南 [M]. 2版. 北京: 人民卫生出版社, 2015.

[420] PETRAK F, BAUMEISTER H, SKINNER T C, et al. Depression and diabetes: treatment and health-care delivery [J]. Lancet Diabetes Endocrinol, 2015, 3 (6): 472-485.

[421] 王芳, 袁丽, 李饶. 住院2型糖尿病患者焦虑抑郁状况及影响因素分析 [J]. 护理学报, 2015, 22 (14): 28-31.

[422] LI C, BARKER L, FORD E S, et al. Diabetes and anxiety in US adults: findings from the 2006 Behavioral Risk Factor Surveillance System [J]. Diabet Med, 2008, 25 (7): 878-881.

[423] 中华医学会糖尿病学分会. 中国2型糖尿病防治指南 (2020年版) [J]. 中华糖尿病杂志, 2021, 13 (4): 315-409.

[424] COX D J, GONDER-FREDERICK L, POLONSKY W, et al. Blood glucose

awareness training（BGAT-2）：long-term benefits［J］. Diabetes Care，2001，24（4）：637-642.

［425］钱荣立. 饮食紊乱与糖尿病［J］. 中国糖尿病杂志，2012，20（1）：5-6.

［426］GARBER A J. Novel GLP-1 receptor agonists for diabetes［J］. Expert Opin Investig Drugs，2012，21（1）：45-57.

［427］VANCAMPFORT D，CORRELL C U，GALLING B，et al. Diabetes mellitus in people with schizophrenia，bipolar disorder and major depressive disorder：a systematic review and large scale metaanalysis［J］. World Psychiatry，2016，15（2）：166174.

［428］XU W，CARACCIOLO B，WANG H X，et al. Accelerated progression from mild cognitive impairment to dementia in people with diabetes［J］. Diabetes，2010，59（11）：29282935.

［429］中华医学会内分泌学分会. 糖尿病患者认知功能障碍专家共识［J］. 中华糖尿病杂志，2021，13（7）：678-694.

［430］GEJL M，GJEDDE A，EGEFJORD L，et al. In Alzheimer's disease，6month treatment with GLP1 analog prevents decline of brain glucose metabolism：randomized，placebocontrolled，doubleblind clinical trial［J］. Front Aging Neurosci，2016，8：108.

［431］LINDHOLM J，JUUL S，JØRGENSEN J O，et al. Incidence and late prognosis of cushing's syndrome：a population-based study［J］. J Clin Endocrinol Metab，2001，86（1）：117-123.

［432］BARBOT M，ZILIO M，SCARONI C. Cushing's syndrome：overview of clinical presentation，diagnostic tools and complications［J］. Best Pract Res Clin Endocrinol Metab，2020，34（2）：101380.

［433］DAYA R，SEEDAT F，BLOMERUS E，et al. Neuropsychiatric symptoms in a patient with Cushing's syndrome［J］. S Afr J Psychiatr，2022，28：1706.

［434］中华医学会内分泌学分会. 成人甲状腺功能减退症诊治指南［J］. 中华内分泌代谢杂志，2017，33（2）：167-180.

［435］BODE H，IVENS B，BSCHOR T，et al. Association of hypothyroidism and clinical depression：a systematic review and meta-analysis［J］. JAMA Psychiatry，2021，78（12）：1375-1383.

［436］BODE H，IVENS B，BSCHOR T，et al. Hyperthyroidism and clinical depression：a systematic review and meta-analysis［J］. Transl Psychiatry，

2022，12（1）：362.

［437］SIEGMANN E M, MÜLLER H H O, LUECKE C, et al. Association of depression and anxiety disorders with autoimmune thyroiditis［J］. JAMA Psychiatry，2018，75（6）：577-584.

［438］KHALEGHZADEH-AHANGAR H, TALEBI A, MOHSENI-MOGHADDAM P. Thyroid disorders and development of cognitive impairment：a review study［J］. Neuroendocrinology，2022，112（9）：835-844.

［439］WEI I H, HUANG C C. Risk of mental illnesses in patients with hypopituitarism：a nationwide population-based cohort Study［J］. Psychiatry Investig，2022，19（6）：418-426.

［440］FAVA G A, COSCI F, SONINO N. Current Psychosomatic Practice［J］. Psychother Psychosom，2017，86（1）：13-30.

［441］FAVA G A, SONINO N. Psychosomatic medicine：emerging trends and perspectives［J］. Psychother Psychosom，2000，69（4）：184-197.

［442］中华医学会儿科学分会呼吸学组，中华儿科杂志编辑委员会. 儿童支气管哮喘诊断与防治指南（2016年版）［J］. 中华儿科杂志，2016，3（54）：167-181.

［443］苏林雁. 儿童心理行为及其发育障碍第18讲心身障碍［J］. 中国实用儿科杂志，2003，18（6）：381-383.

［444］苏林雁. 儿童精神医学［M］. 长沙：湖南科学技术出版社，2014.

［445］BITSKO M J, EVERHART R S, RUBIN B K. The adolescent with asthma［J］. Paediatr Respir Rev，2014，15（2）：146-153.

［446］中国抗癫痫协会. 临床诊疗指南癫痫病分册（2015修订版）［M］. 北京：人民卫生出版社，2015.

［447］中华医学会神经病学分会，中华医学会神经病学分会脑电图与癫痫学组. 国际抗癫痫联盟痫性发作新分类中国专家解读［J］. 中华神经科杂志，2019，52（11）：977-980.

［448］中华医学会儿科学分会内分泌遗传代谢学组，中华医学会儿科学分会儿童保健学组，中华医学会儿科学分会临床营养学组，等. 中国儿童肥胖诊断评估与管理专家共识［J］. 中华儿科杂志，2022，60（6）：507-515.

［449］祁璐，张延霞. 儿童肥胖症发病心理因素研究进展［J］. 甘肃科技，2021，37（23）：167-169，172.

［450］杨怡，陈洁，杨萱，等. 超重、肥胖学龄儿童心理健康状况调查［J］. 中国

健康心理学杂志，2015，23（10）：1586-1589.

［451］MADOWITZ J，KNATZ S，MAGINOT T，et al. Teasing，depression and unhealthy weight control behaviour in obese children［J］. Pediatr Obes，2012，7（6）：446-452.

［452］马冬静. 体育运动与超重、肥胖儿童执行功能的研究进展［J］. 当代体育科技，2015，5（8）：7-8.

［453］THAPAR N，BENNINGA M A，CROWELL M D，et al. Paediatric functional abdominal pain disorders［J］. Nat Rev Dis Primers，2020，6（1）：89.

［454］张芳，程文红，肖泽萍. 青少年非自杀性自伤行为研究现状［J］. 中华精神科杂志，2014，47（5）：308-311.

［455］NOCK M，FAVAZZA A. Nonsuicidal self-injury：Definition and classification. In M. Nock（Ed.），Understanding nonsuicidal self-injury：origins，assessment，and treatment［M］. Washington DC：American Psychological Association，2009.

［456］PLENER P L，KAESS M，SCHMAHL C，et al. Nonsuicidal self-injury n adolescents［J］. Dtsch Arztebl Int，2018，115（3）：23-30.

［457］余鸽，张媛媛，汤路瀚，等. 青少年非自杀性自伤行为的健康管理进展［J］. 中华健康管理学杂志，2022，16（1）：43-46.

［458］GRANDCLERC S，DE LABROUHE D，SPODENKIEWICZ M，et al. Relations between nonsuicidal self-injury and suicidal behavior in adolescence：a systematic review［J］. PLoS One，2016，11（4）：e0153760.

［459］尹慧芳，徐浩林，刘肇瑞，等. 青少年非自杀性自伤行为的理论模型研究（综述）［J］. 中国心理卫生杂志，2022，36（8）：707-713.

［460］HOOLEY J M，FRANKLIN J C. Why Do people hurt themselves? A new conceptual model of nonsuicidal self-injury［J］. Clin Psychol Sci，2018，6（3）：428-451.

［461］许春杏，王雅琴，蒙永彩. 青少年非自杀性自伤的发病机理、理论模型及其研究进展［J］. 大众科技，2022，24（6）：107-111.

［462］唐杰，郑毅. 青少年非自杀性自伤行为的磁共振成像研究进展［J］. 中国医刊，2022，57（7）：727-730.

［463］WITT K G，HETRICK S E，RAJARAM G，et al. Interventions for self-harm in children and adolescents［J］. Cochrane Database Syst Rev，2021，3（3）：CD013667.

［464］高俊波. 重复经颅磁刺激治疗对青少年抑郁症自我伤害的影响作用——低频刺激右背外侧前额叶疗效研究［D］. 成都：电子科技大学，2020.

［465］宋京瑶，王皋茂，李振阳. 青少年非自杀性自伤治疗的研究进展［J］. 神经疾病与精神卫生，2020，20（9）：643-646.

［466］尹斐，姜文龙，杨金伟，等. 基于辩证的引导自助程式干预对大学生非自杀性自伤行为的影响［J］. 中国健康心理学杂志，2023，31（4）：618-624.

［467］任江苹，陈娟，徐娜，等. 接纳承诺疗法在非自杀性自伤行为中的应用［J］. 国际精神病学杂志，2022，49（3）：394-397.

［468］GILBERT A C, DEYOUNG L L, BARTHELEMY C M, et al. The treatment of suicide and self-injurious behaviors in children and adolescents［J］. Curr Treat Options Psychiatry，2020，7：39-52.

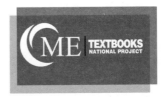

附　录

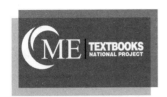

9项患者健康问卷
（PHQ-9）

附录一

指导语：在过去的两个星期，有多少时间您被以下问题所困扰？请在符合您的选项下打"√"。

项　目	选　项			
1. 做什么事都感到没有兴趣或乐趣	完全不会	几天	一半以上的日子	几乎每天
2. 感到心情低落	完全不会	几天	一半以上的日子	几乎每天
3. 入睡困难、很难熟睡或睡太多	完全不会	几天	一半以上的日子	几乎每天
4. 感到疲劳或无精打采	完全不会	几天	一半以上的日子	几乎每天
5. 胃口不好或吃太多	完全不会	几天	一半以上的日子	几乎每天
6. 觉得自己很糟，或很失败，或让自己或家人失望	完全不会	几天	一半以上的日子	几乎每天
7. 注意力很难集中，如阅读报纸或看电视	完全不会	几天	一半以上的日子	几乎每天

项　目		选　项		
8. 动作或说话速度缓慢到别人可察觉的程度，或正好相反——您烦躁或坐立不安、动来动去的情况比平常更严重	完全不会	几天	一半以上的日子	几乎每天
9. 有不如死掉或用某种方式伤害自己的念头	完全不会	几天	一半以上的日子	几乎每天

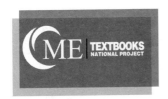

7项广泛性焦虑障碍量表（GAD-7）

附录二

指导语：在过去的两个星期，有多少时间您被以下问题所困扰？请在符合您的选项下打"√"。

项　目		选　项		
1. 感觉紧张、焦虑和烦躁	完全不会	几天	一半以上的日子	几乎每天
2. 不能停止或控制担忧	完全不会	几天	一半以上的日子	几乎每天
3. 对各种各样的事情担忧过多	完全不会	几天	一半以上的日子	几乎每天
4. 很难放松下来	完全不会	几天	一半以上的日子	几乎每天
5. 由于不安而无法静坐	完全不会	几天	一半以上的日子	几乎每天
6. 变得容易烦恼或急躁	完全不会	几天	一半以上的日子	几乎每天
7. 害怕将有可怕的事发生	完全不会	几天	一半以上的日子	几乎每天

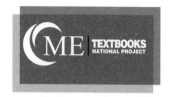

心身症状评估量表（PSSS）

附录三

指导语：请仔细阅读每一条，把意思弄明白，然后根据您最近一个月的实际情况，选择最适合您的答案。

序号	项目	没有	小部分时间	相当多时间	绝大部分或全部时间
1	头昏、头胀或头晕	0	1	2	3
2	两眼憋胀、干涩、视物模糊	0	1	2	3
3	部位不定的烧灼感、紧束感	0	1	2	3
4	四肢颤抖、发麻	0	1	2	3
5	情绪低落、消沉或绝望	0	1	2	3
6	心前区不适、心慌（心率加快）、心悸（心跳加强）	0	1	2	3
7	胸闷、气急、呼吸困难	0	1	2	3
8	喉部不适感	0	1	2	3
9	耳鸣或脑鸣	0	1	2	3
10	做事时无兴趣、不快乐、无动力、无意义	0	1	2	3
11	比平常更容易发脾气、冲动	0	1	2	3

续表

序号	项目	没有	小部分时间	相当多时间	绝大部分或全部时间
12	感到紧张、担心、害怕或濒死感	0	1	2	3
13	口干、舌苔厚腻	0	1	2	3
14	嗳气、反酸或烧心	0	1	2	3
15	打嗝、恶心、呕吐	0	1	2	3
16	肠鸣、腹胀、腹泻、便秘	0	1	2	3
17	常回避使你紧张的场景	0	1	2	3
18	尿频、尿急、夜尿增多、排尿困难	0	1	2	3
19	会阴部不适感	0	1	2	3
20	遗精早泄（限男性）/月经不调或痛经（限女性）	0	1	2	3
21	常有伤害自己的想法	0	1	2	3
22	手心和足心发热、全身阵热阵汗或怕冷、四肢发凉、感觉有凉气进入身体	0	1	2	3
23	疼痛，如全身或局部疼痛、游走性疼痛等	0	1	2	3
24	感到全身乏力	0	1	2	3
25	感到不得不去重复做某些事或想某些问题	0	1	2	3
26	入睡困难、易醒、早醒	0	1	2	3

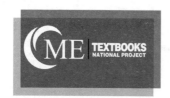

中文版简式健康焦虑量表（CSHAI）

附录四

指导语：以下是一份健康调查问卷，由18道题组成，每一道题均有4个短句，请仔细阅读每一道题的所有选项（a～d），从中选出一个最符合你实际情况的句子，将字母写在后面的空格中。

题目	选项	评分
1	（a）我不担心我的健康	
	（b）我偶尔担心我的健康	
	（c）我花费很多时间担心我的健康	
	（d）我花费绝大多数时间担心我的健康	
2	（a）相比大多数同龄人，我感受到的疼痛/痛苦少	
	（b）相比大多数同龄人，我感受到的疼痛/痛苦相同	
	（c）相比大多数同龄人，我感受到的疼痛/痛苦多	
	（d）我总是感觉到疼痛/痛苦	
3	（a）我通常不会感受到身体的感觉或变化	
	（b）我有时感受到身体的感觉或变化	
	（c）我经常感受到身体的感觉或变化	
	（d）我总是感受到身体的感觉或变化	

续表

题目	选项	评分
4	（a）对我来说，控制不想疾病的事从来不是个问题	
	（b）对我来说，大多数时间可以控制不想疾病的事	
	（c）我努力控制自己不想疾病的事，但时常不能奏效	
	（d）我难以控制自己不想疾病的事以至于我放弃抵抗了	
5	（a）我通常不会担心自己患重病	
	（b）我有时担心自己患重病	
	（c）我经常担心自己患重病	
	（d）我总是担心自己患重病	
6	（a）我脑海中不会浮现自己生病的画面	
	（b）我脑海中有时浮现自己生病的画面	
	（c）我脑海中经常浮现自己生病的画面	
	（d）我脑海中一直呈现自己生病的画面	
7	（a）对我来说，不想健康的事没有任何困难	
	（b）对我来说，不想健康的事有时候会有困难	
	（c）对我来说，不想健康的事经常会有困难	
	（d）没有任何事物能让我不想健康的事	
8	（a）如果医生告诉我没有病，我就不再担心	
	（b）如果医生告诉我没有病，开始我不担心，有时一段时间后又担心	
	（c）如果医生告诉我没有病，开始我不担心，总是一段时间后又担心	
	（d）如果医生告诉我没有病，我依然担心	
9	（a）如果听说某种疾病，我从不认为自己患这种病	
	（b）如果听说某种疾病，我有时认为自己患这种病	
	（c）如果听说某种疾病，我经常认为自己患这种病	
	（d）如果听说某种疾病，我总是认为自己患这种病	

题目	选项	评分
10	（a）如果身体有某种感觉或变化，我很少想它意味着什么	
	（b）如果身体有某种感觉或变化，我经常想它意味着什么	
	（c）如果身体有某种感觉或变化，我总是想它意味着什么	
	（d）如果身体有某种感觉或变化，我必须弄清楚它意味着什么	
11	（a）我通常认为自己患重病的概率极小	
	（b）我通常认为自己患重病的概率较小	
	（c）我通常认为自己患重病的概率较大	
	（d）我通常认为自己患重病的概率很大	
12	（a）我从不认为自己患重病	
	（b）我有时认为自己患重病	
	（c）我经常认为自己患重病	
	（d）我总是认为自己患重病	
13	（a）如果发现一种不明原因的身体感觉，我可以想其他的事情	
	（b）如果发现一种不明原因的身体感觉，我有时难以想其他的事情	
	（c）如果发现一种不明原因的身体感觉，我经常难以想其他的事情	
	（d）如果发现一种不明原因的身体感觉，我总是难以想其他的事情	
14	（a）我的家人/朋友认为我不够关心自身健康	
	（b）我的家人/朋友认为我能正常关心自身健康	
	（c）我的家人/朋友认为我关心自身健康过度	
	（d）我的家人/朋友认为我有疑病症	

续表

题目	选项	评分
15	（a）如果患重病，我仍然能很享受生活	
	（b）如果患重病，我仍然能有些享受生活	
	（c）如果患重病，我几乎不能享受生活	
	（d）如果患重病，我完全不能享受生活	
16	（a）如果我患重病，现代医学很可能治愈我的病	
	（b）如果我患重病，现代医学有可能治愈我的病	
	（c）如果我患重病，现代医学不太可能治愈我的病	
	（d）如果我患重病，现代医学不可能治愈我的病	
17	（a）重病会毁掉我生活的一些方面	
	（b）重病会毁掉我生活的很多方面	
	（c）重病会毁掉我生活的几乎所有方面	
	（d）重病会毁掉我生活的一切	
18	（a）如果患重病，我不会觉得失去尊严	
	（b）如果患重病，我觉得有失尊严	
	（c）如果患重病，我觉得非常有失尊严	
	（d）如果患重病，我觉得完全没有尊严	

学习培训及学分申请办法

一、《国家级继续医学教育项目教材》经原卫生部（现为国家卫生健康委员会）科教司、全国继续医学教育委员会批准，由全国继续医学教育委员会、中华医学会联合主办，中华医学电子音像出版社编辑出版，面向全国医学领域不同学科、不同专业的临床医生，专门用于继续医学教育培训。

二、学员学习教材后，在规定时间（自出版日期起1年）内可向本教材编委会申请继续医学教育Ⅱ类学分证书，具体办法如下：

方法一：PC激活

1. 访问"中华医学教育在线"网站 cmeonline.cma-cmc.com.cn，注册、登录。

2. 点击首页右侧"图书答题"按钮，或个人中心"线下图书"按钮。

3. 刮开本书封底防伪标涂层，输入序号激活图书。

4. 在个人中心"我的课程"栏目下，找到本书，按步骤进行考核，成绩必须合格才能申请证书。

5. 在"我的课程"－"已经完成"，或"申请证书"栏目下，申请证书。

方法二：手机激活

1. 微信扫描二维码 关注"中华医学教育在线"官方微信并注册。

2. 点开个人中心"图书激活"，刮开本书封底防伪标涂层，输入序号激活图书。

3. 在个人中心"我的课程"栏目下，找到本书，按步骤进行考核，成绩必须合格才能申请证书。

4. 登录PC端网站，在"我的课程"－"已经完成"，或"申请证书"栏目下，申请证书。

三、证书查询

在PC端首页右上方帮助中心"查询证书"中输入姓名和课程名称进行查询。

《国家级继续医学教育项目教材》编委会